国民皆保険の時代

1960, 70 年代の生活と医療

■■■

新村 拓

法政大学出版局

✲目　次

第一章　国民皆保険への途

一　はじめに

日本の漢方医学にもっとも大きな影響を及ぼした唐代の医書『備急千金要方』の序文には、人の命の貴きこと、それは千金よりも重いとあり、漢代の医書『黄帝内経素問《こうていだいけいそもん》』にも人身の尊厳ということが強調されている。その命の尊厳を守り、天寿を全うさせるには病を未然に防ぐための養生術、病を治すための医術の双方が必要であるという（1）。人に痛みや悲しみをもたらし、生を脅かす病は時代とともにその数を増やし、近世後期の武陽隠士は随筆『世事見聞録《せじけんもんろく》』巻三において「往古《おうこ》大同（平安初期）の頃は、病の数少く……後世に成《なる》に随ひ疾病も増し薬法も増し、医者も増し病人も増也……廃人も多く出来、種々の売薬も多く出来る也」と記している（2）。

今日のように高度先進医療が駆使されるようになった時代においても、病は一向に減る気配がない。たとえば、吉田茂首相によるバカヤロー解散のあった一九五三（昭和二八）年の推計患者数（調査日一日分）は二六七万人、総人口比にして三・一％、国民三三人に一人が患者という計算である。それが皆保険体制となった六一年には四七七万人、総人口比五・一％、国民二〇人に一人が患者という状態。さらに半世紀後となる二〇〇八年には受療率の向上もあって、患者数は八二六万人、総人口比六・五％、国民一五人に一人が患者となっている（厚生労働省「患者調査」）。戦後、まだ間もないころの川端康成が小説『川のある下町の話』において、「医者が理想に向かって戦うほど、病気の数はふえるんじゃないか」といっているとおりである(3)。ちなみに、国際保健機関（ＷＨＯ）が定めた一九七五年の「疾病及び関連保健問題の国際統計分類第九回修正（ＩＣＤ－９）」では、疾病・傷害・死因分類の項目数はおよそ七〇〇〇、それが二〇〇三年の「同第一〇回修正（ＩＣＤ－10）」では倍増して一万四〇〇〇である。

保守合同によって自民党の安定政権が築かれた一九五五年にはじまった高度経済成長(4)、その成長が持続した一八年間において病は姿を大きく変えることになる。六三年に厚生大臣から医療費問題の検討を委嘱された嘉治元郎《かじもとお》らは、一年後の三月に「医療費基本問題研究員研究報告」を提出しており、そのなかで「医学の進歩、公衆衛生の普及、社会環境の変化などによって、急性伝染病など過去において支配的であった疾病の急速な減少がおこっている反面で、人口構成の変化による老人性疾病、主として人為的な原因による交通事故傷害、職業病、都市化による各種疾病などが発生し、また増加している」とし、また「疾病観念の変化により、顕在化していない健康からの逸脱という軽い不健康への対策が今後の新しい医療の開拓されるべき分野であると考えられるようになった」と疾病構造の変化を述べ、さらに「一方では医学医術の進歩、生活の高度化によって、国民の健康水準は上昇し、疾病は減少するはずでありながら、他方新しい疾病の発生、医療の概念の変化により、医療の需要は今後さらに増大し、しかもその傾向は、将来にわたって持続するであろうと考えられるのである。しかもこれに加え経済成長にともなう消費生活の高度化は、医療に対し多様な欲求をもたらすようになり、新しい医療需要を発生」せしめることになると論じ、将来にわたって医療需要が伸びていくことを予測している(5)。

その後の歩みは、研究員報告の予測が正しかったことを証明している。疾病構造の変化についていえば、一九五七年ごろから成人病として括《くく》られ(6)、九七年には公衆衛生審議会成人病難病対策部会からの意見具申によって生活習慣病に改称されることになった悪性新生物、心疾患、脳血管疾患の三大疾患が急増している。総死亡に占める三大疾患の死亡割合をみると、戦前の三五年に二四・七%であったものが、朝鮮戦争による特需景気がはじまった五〇年には三二・七%。そして、第二次鳩山一郎内閣が「経済安定を基調として、経済の自立と完全雇用をはかる」ことを目的とした「経済自立五カ年計画」の決定をみた五五年になると(7)、四七・二%にまで上昇。高度経済成長の段階に入ってタンパク質や脂質などの摂取量が今日並みとなった六五年には六一・二%(厚生省「国民健康・栄養調査」)。さらにファミリーレストランができ、「外食産業元年」(8)といわれる食の外部化がはじまった七〇年には六三・七%。高度経済成長が終わって低成長の時期を迎えた七五年には六六・四%となっている。成人病(生活習慣病)は高度経済成長期を代表する病にまで成長したのである。

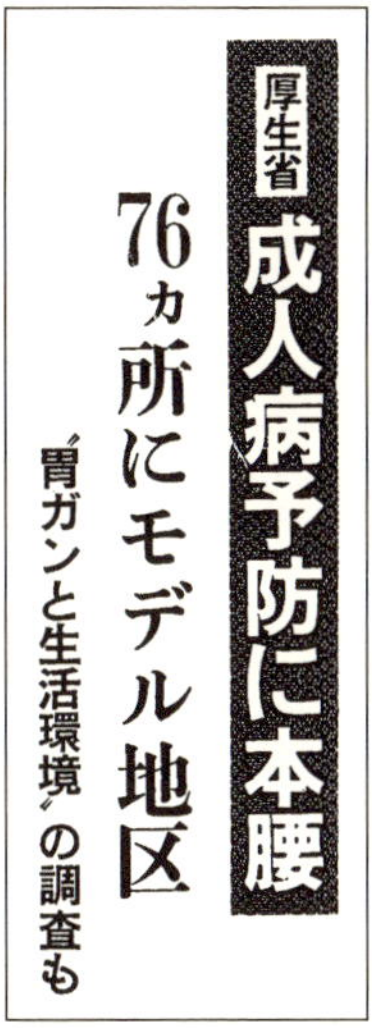
厚生省
成人病予防に本腰
76ヵ所にモデル地区
〝胃ガンと生活環境〟の調査も

(『朝日新聞』1962年10月1日)

一方、細菌感染死のほうは一九三五年の四二・七％が、五〇年には三五・六％に減り、衛生環境の好転や医療の進歩をみた高度経済成長期後の七五年になると八・五％にまで減少している（厚生省「人口動態統計」）(9)。

細菌やウィルスなどが栄養失調の者たちを無差別に襲って死へと追いやっていた、いわば個人差のない均質な死の時代が終わりを告げ、個人差の大きな生活習慣にもとづく病のもとで、多様な死に方をもたらす時代が到来したのである。二〇一〇年現在、総死亡に占める三大疾患の死亡割合は五五・六％となっている（厚生労働省「人口動態統計」）。

病因というものを特定できない成人病（生活習慣病）には痛みがなく、かなり進行しなければ症状も現れない。したがって、気づくのが遅れ、完全治癒を期待することはできない。生涯にわたって検査や服薬がつづき、医療費は増える。医薬品や医療機器の開発と医療保険の普及によって、医療対象は重篤な傷病にまで広がって医療費を押し上げ、一九六一年にはじまった皆保険は施行と同時に財政面で大きな壁に突き当たることになった。

医療の進歩や普及、疾病構造の変化が突きつけた課題に対して、誰がどのようなかたちで医療を提供し、誰からどれだけ医療費を徴収すればいいのか、果てしない議論がつづくことになる。本来、そうした議論は国民の生き方、社会のあり方の詰めをしてから行うべきものであるが、当時の議論にはそれがなかった。暉峻淑子《てるおかいつこ》は「豊かさとは創造的で自由な生き方ができること、それを最大限に可能にする政治・社会」と述べているが(10)、そうした生き方を可能にさせるには、まず食べること、住むこと、働くことにはじまり、教育を受ける機会の保障、傷病リスクに対する不安の最小化、といった要素を満たした環境の整備が求められる。

皆保険は病苦や早すぎる死、医療費の心配を回避させるための社会的装置であり、人生を設計するうえでの基盤となるものである。医療保障が進めば財政負担も増えるが、その負担は尊厳や誇りを持って生きていくための必要経費とみるべきである。その理解と確認が何よりも大事である。現代の医療が抱えている諸課題の生まれてきた道筋を探りながら、課題が大きく芽生えることになった高度経済成長期において、人びとは医療とどう向き合っていたのか、そのあたりを探ってみたいと思う。

二　成熟する医療化社会

最近における患者の増加は高齢化の要因がもっとも大きい。二〇一〇年三月末時点の住民基本台帳にもとづく人口動態調査によれば、総人口一億二七〇六万人に占める六五歳以上の割合は二二・七%、後期高齢者である七五歳以上の割合は一〇・八%であるが、七五歳以上の受療率は受療する機会のもっとも低い一五歳から二四歳の年代に比べて外来でおよそ六倍、入院でおよそ三二倍の開きとなっている。特に、高齢者の入院率では八〇歳代が七〇歳代の二倍強、七〇歳代が六〇歳代の二倍弱で、およそ一〇歳増えるごとに倍増しており（厚生労働省「患者調査」）、後期高齢者では外来よりも入院医療費のほうが高くなっている。そんなところから高齢者が国民医療費の高騰を招いているとして、老人医療切り捨て論や重荷論が飛び出し、老いることに引け目を感じさせるような風潮も生まれている。

高齢化で注目されているのは、一九四七年から四九年にかけて年間二六〇万人ほどの出生をみた団塊の世代である。彼らは二〇一二年より順次、高齢者の仲間入りをし、五年間で一〇〇〇万人の高齢者が生まれる。その全員が後期高齢者となるのは二〇二四年。そのとき高齢化率は三〇％を超え、三人に一人が高齢者という超高齢社会が出現する[11]。しかも、総世帯に占める高齢者の単独あるいは夫婦のみの世帯の割合が、現在の六五％という比率を超えることは確実である。また未婚・晩婚化の傾向が今後もつづくとすれば、少子化はますます進む。一九六二年版の『厚生白書』は当時の出生率の低下とそれにともなう人口構成の変化を評して「人口革命ともいうべき一大変革」と記しているが[12]、これからはその人口革命を日々実感することになる。

人生の最終地点となっている死への歩みは、戦争という大量死のなくなった平和な社会の到来とともに、テンポは急速に緩やかなものに変わっている。平均寿命は一九五五年の男六三・六〇歳、女六七・七五歳が、二〇〇九年には男七九・五九歳、女八六・四四歳になり、一七歳も伸長している（厚生労働省「完全生命表」）。高度経済

表１　死亡者総数に占める 65 歳以上の割合
（厚生省「人口動態統計」）

年	死亡者総数	65 歳以上の割合
1920	1,422,096	19.46 %
30	1,170,867	23.14
40	1,186,595	25.43
50	904,876	32.45
55	693,523	44.13
60	706,599	52.10
65	700,438	58.21
70	712,962	61.48
75	702,275	65.41
85	752,283	71.15
95	922,139	76.35
2004	1,028,602	81.10

表２　死亡場所別にみた死亡率
（厚生省「人口動態統計」）

年	施設内	施設外
1955	15.4%	84.6%
60	21.9	78.1
65	28.6	71.4
70	37.5	62.5
75	46.7	53.3
77	50.6	49.4
80	57.0	43.0
85	67.3	32.7
90	75.1	24.9
95	78.8	21.2
2000	83.4	16.7
05	85.2	14.8

成長がはじまって一〇年目の六五年には、平均寿命は男六七・七四歳、女七二・九二歳、六〇歳代前半の人口は三三四・五万人、その人たちの生存率は四三％であった。それが二〇〇八年には、六〇歳代前半の人口は八九五・八万人、生存率は八六％である（厚生労働省「人口動態統計」、総務省「国勢調査報告」）。高度経済成長の中間地点において六〇歳代前半まで生きることができたのはわずかに四割、それが現在では九割近くにまで達している。

高度経済成長のはじまった一九五五年には、年間死亡者のうちで六五歳以上が占める割合は四四％、病院死はわずかに一五・四％であった。若い人の死が半数を超え、家族に見守られて死ぬ在宅死が大半を占めていたのである。それが二〇一〇年、年間死亡者に占める高齢者の割合は八五％、病院死も八五％となって、「老いの果てに迎える病院死」が常態化している（厚生労働省「人口動態統計」、総務省「国勢調査報告」）。

平均寿命を低く抑えてきた青壮年の結核死亡率は高度経済成長の初期段階で大幅に改善され、また乳児死亡率

表３　施設内での出生割合
（厚生省「人口動態統計」）

年	全国	市部	郡部
1955	17.6 %	28.2 %	6.6 %
60	50.1	63.6	27.0
65	84.0	90.3	67.8
70	96.1	97.6	91.2
75	98.8	99.2	97.4

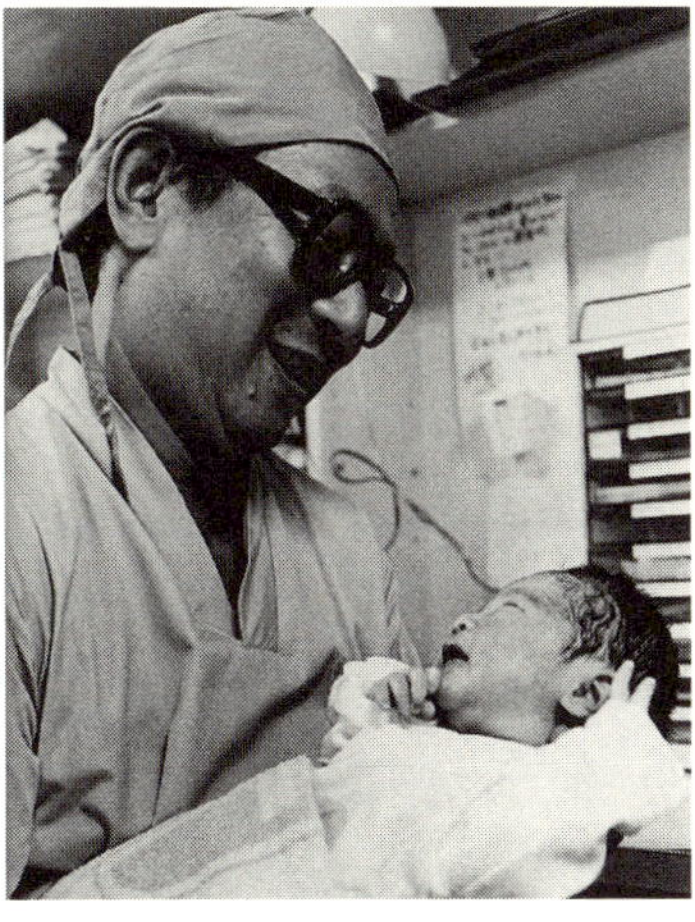
出産（『THE HOSPITAL　北里大学病院』1981 年より）

（出生数一〇〇〇人に対する生後一年未満の死亡数の割合）は一九五五年の三九・八人が、二〇〇九年には一七分の一の二・四人にまで減っている。また妊産婦死亡率（出産一〇万人に対する割合）も五五年の一六一・七人が、〇九年には三四分の一の四・八人にまで急減している（厚生労働省「人口動態調査」）。病院・診療所・助産所での分娩は、五五年の一七・六％が、〇七年には九九・八％となっており（同）、現在は病院で生まれ病院で死ぬ状態となっている。

日常生活のなかに病院医療が深く入り込み、医療の専門知が社会を支配する医療化社会は高度経済成長とともに成熟を遂げ、国民の間には医療依存の心性と科学的な判断を優先させる心性が広がることになった。しかし、それらの心性と来世を信じる心性とは別物であったようで、統計数理研究所が一九五三、五八年に行った「日本人の国民性」についての全国調査をみると(13)、死後の世界・来世の存在を信じている者の割合は二〇％、それに対して六三、六八年の同調査では四二％とある(14)。生の保障を支える医療の進歩が死後の保障を支える信仰を広める結果となっている。

三　医療保険を持つ者、持たない者

医療化社会を推し進めたのは皆保険である。その皆保険への道筋を作ったのは社会保障制度審議会（大内兵衛会長）が一九五〇年一〇月、第三次吉田茂内閣に提出した「社会保障制度に関する勧告」である(15)。社会保障制度審議会は四七年八月に来日したワンデル（W. H. Wandel）を団長とする米国社会保障制度調査団が、同年一二月にＧＨＱ（連合国最高司令官総司令部）のマッカーサー（D. MacArthur）

に提出した報告書の勧告にもとづいて(16)、総理大臣の諮問《しもん》機関として四九年五月に設置されたものである。日本国憲法第二五条が規定する社会保障の向上および増進に対する国の責任の具体化と、医療保険に対する国庫負担を強く求めた内容となっている(17)。

勧告がいう社会保障とは、「疾病、負傷、分娩、廃疾、死亡、老齢、失業、多子その他困窮の原因に対し、保険的方法又は直接公の負担において経済保障の途《みち》を講じ、生活困窮に陥った者に対しては、国家扶助によって最低限度の生活を保障するとともに、公衆衛生及び社会福祉の向上を図り、もってすべての国民が文化的社会の成員たるに値する生活を営むことができるようにすること」であるといい、「このような生活保障の責任は国家にある」と断言する(序説)。

その保障にあたっては「国民の自主的責任の観念を害することがあってはならない。その意味においては、社会保障の中心をなすものは自らをして、それに必要な経費を拠出せしめるところの社会保険制度でなければならない」とし、公的扶助(税)に頼るのではなく、保険料の負担と給付との関係が明確である社会保険を主軸にすえなければならないと説く。そして、戦後の特殊事情のもとで保険によって救済できない困窮者に対しては、「国家は直接、彼等を扶助し、その最低限度の生活を保障しなければならない」が、「社会保険制度の拡充に従って、この扶助制度は補完的制度としての機能を持」たせるべきであると述べる。

そのうえで社会保障制度は「社会保険、国家扶助、公衆衛生及び社会福祉の各行政が、相互の関連を保ちつつ総合一元的に運営されてこそはじめてその究極の目的を達することができる」といい(総説)、「国民の労働力を維持するとともに全国民の健康を保持することに力点をおき、わが国現在の各種の社会保険制度を統合して、それぞれの原因に対して給付の拡充と負担の公平をはかること」を強く求めた内容となっている（本論）。

この勧告に対して『朝日新聞』（一九五〇年一〇月二〇日）の社説は、地方自治および財政がまだ確立するに至っていない今日、都道府県が社会保障制度の運営といった重大な責務に耐えうるのかという疑問を呈し、また社会保障制度実施の重点が医療と予防におかれているが、診療報酬決定が懸案《けんあん》のまま残されていること、診療内容が未公開で、原価計算制が採用されない状況では医療費の給付があいまいになるうえ、診療と予防の区別がつきかねる状態にあっては、予防給付が悪用される危険があるとして、勧告に対して突き放した見方をとっている。

社会保障制度審議会は一九五五年三月に医療保障特別委員会を設置し、翌年一一月に「医療保障制度に関する勧告」を出しているが(18)、勧告は家内労働的な五人未満の事業所に対する健康保険の適用、国民健康保険組合の強制設立を求めるもので、当時の医療における問題点について次のように述べている。すなわち、「疾病が貧困の最大原因であることを思い、生命尊重の立場に立つならば、教育と並んで、医療の機会均等は最優先的に重視されなければならぬ。しかるに、古くからの懸案である無医村の解消には、はかばかしい進捗《しんちょく》もなく、医療機関の偏在も是正されず、政府はいたずらに少数の優秀病院の設立維持のみに重きをおいているとさえいわれる」と批判する。

つづけて「医療費の高騰と低所得者の増加から、大病にかかった場合には、一時に必要な自己出捐《しゅつえん》をすることはほとんど不可能となっているのに、医療扶助にも該当せず、いかなる医療保険からも締め出されている国民が、全体の三分の一もとり残されている。すなわち、単に零細企業に雇用されているということだけで、健康保険の適用から除外されているものが、今日なお三〇〇万人もある。その家族を合わすと、その数は恐らく一〇〇〇万人に達するであろう。また、その居住する町村が国民健康保険を実施していないため、被用者以外でなんらの医療保険にも加入できない人びとも二〇〇〇万人はあると推定される。この現状は、公平の見地からみても寒心に堪えないものがある」という。

さらに「健康保険に属する国民と、その他の国民との間における病床の利用率の開きは、ほとんど五対一といわれている。これを医療費一人当たり年額についてながめると、政府管掌健康保険の被保険者は六五〇〇円、同被扶養者は二〇〇〇円、日雇労働者健康保険の被保険者は三五〇〇円、同被扶養者は一〇〇〇円、国民健康保険においては総平均一三〇〇円、これらに属しない国民の分はおよそ七~八〇〇〇円程度と推定される。この数字は、とりも直さず医療保険を持つものと、持たないものとが、医療に対していかに不公平な立場におかれているかを示すものであるが、同時に、また、健康保険の被保険者と被扶養者および国民健康保険の被保険者との間における保険給付のアンバランスをも示唆《しさ》している。とくに、国民健康保険については、その給付範囲がせまく、その給付率が低い」と述べ、保険適用者と未適用者との間だけでなく、各種保険制度間における受療格差も大きな問題であると指摘する(19)。

勧告が取り上げた「疾病が貧困の最大原因である」とは歴史のなかで繰り返しいわれてきたことである。戦前、実費診療所や平民病院を設けて低医療費による市民救済活動に努めた加藤時次郎も、「相当の収入を有する中流の疾病者にあつても、その高価な診療費の請求に疲れて、遂に其家産を傾け、或は負債の淵に陥る者」が多く、ましてやそれ以下の下層民にあっては病のために仕事も生活の資も失い、やむなくいい加減な治療法で糊塗《こと》していると、「公設診療所設置に関する請願」（一九二五年）においてその状況を記している(20)。

「医療保障制度に関する勧告」がなされた一九五六年の厚生省「衛生年報」「社会福祉行政業務報告」「生活保護費事業実績報告」によれば、生活保護開始理由のなかで「失業や収入の減少による」とするものが六三・五％、「支出の増加による」が三一・二％とある。さらにその内訳をみると、前者では「世帯主の傷病」が二七・二％、「世帯員の傷病」が八・八％、後者では「世帯主や世帯員の傷病による」が二八・五％となっている。全体では生活保護開始理由の六四・五％が傷病によるとされ、同じく生活保護廃止理由でも傷病の治癒が最大を占めており、疾病が貧困を生んでいる状況にあった。救貧・防貧のための疾病対策が何よりも生活の安定にとって必要なことであった(21)。

四　傷病から貧困、そして医療扶助へ

生活保護に関する法律は一九四五年、敗戦にともなって本土に引き揚げてきた開拓民、復員兵、傷《しょう》痍《い》軍人、そして軍需工場から放出された徴用工員、被災民、戦争未亡人などを国が救済し自立の途《みち》を開く意図をもって、立法についての検討がはじめられている。四六年九月、ＧＨＱの救済福祉に関する基本方針のもとで、戦前からあった救護法、母子保護法、医療保護法、軍事扶助法、戦時災害保護法などの各種救済法を統合した旧生活保護法が、翌年には失業保険法が制定されている。

一九五〇年には新憲法の生存権の理念にもとづく改正生活保護法が成立。同法はすべての日本国民

が年齢・性別・社会的身分にかかわらず、また生活困窮に陥った原因について問われることなく、無差別平等に生活保護を権利として請求することができると定めている。しかし、急迫時の職権保護を除いて、申請がなければ生活保護は適用されず、また生活困窮者においてはその利用しうる資産、稼働能力その他あらゆるものを活用することが保護の要件とされており、受給にあたっては厳しい資産調査と三親等以内に扶養能力がないことの証明が求められている(22)。

旧生活保護法の公布から一〇年が経過した一九五六年当時の状況をみると、生活保護を受けている者の総数は一七七万五九七一人、そのなかで医療に要する費用の全額（付添い看護費や差額ベッドなどの費用は除外）が支給される医療扶助の占める割合は二一％、実数にして三七万二〇〇〇人であった。一人あたりの支給月額は五四〇〇円、その総額は生活保護費四二七億円の五六・五％を占めていた。生活保護費全体に占める医療扶助費の割合は、五一年が三六％、五二年が四〇％、五三年が四九％であり、五〇年代前半に医療扶助の対象者が急増している。医療扶助費が生活扶助費（衣食住などにかかる費用扶助）を追い越したのは五三年のことであった（厚生省「福祉行政報告例」）(23)。

厚生省の「国民健康調査」(24)によれば、被保護世帯の有病率や一人あたりの月間病日数、罹患《りかん》一件あたりの病日数はいずれも全世帯の平均をはるかに超えており、なかでも被保護世帯の罹患率が高い結核および精神病においては、医療扶助がなければ長期の療養や入院治療を支えきれず生きていくこともできない状況におかれていた。幸田文の小説には、結核療養所の患者の言葉として「入院もか

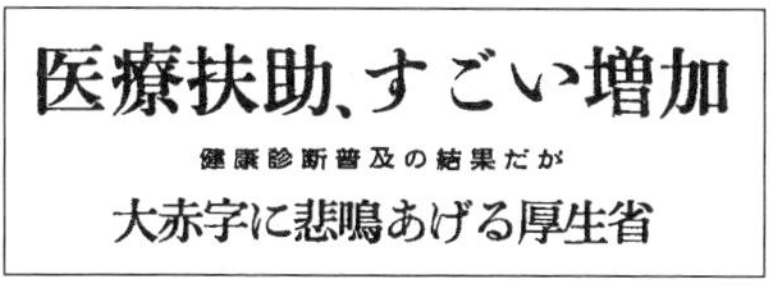
医療扶助、すごい増加
健康診断普及の結果だが
大赤字に悲鳴あげる厚生省

（『朝日新聞』1959 年 10 月 29 日）

かりが大変……肺と財布とが一緒に青息吐息になっちゃうから辛《つら》いのよ」とある(25)。

たとえ扶助を受けていたとしても、その生活は苦しいものであった。そのことは一九五六年当時、岡山県の国立結核療養所において生活保護法による生活扶助と医療扶助を受けていた朝日茂（一九一三年岡山県津山市生まれ）が提訴した、いわゆる朝日訴訟が如実に語っている(26)。行政訴訟に至った経緯は次のとおりである。すなわち、朝日は五六年八月から津山市福祉事務所長が探し出した実兄（扶養義務者）より毎月一五〇〇円の仕送りを受けることになったため、所長は仕送り分のうち六〇〇円は日用品費として使用を認める代わりに、これまで支給していた月額六〇〇円の生活扶助を打ち切り、仕送りの残額九〇〇円を医療扶助の一部自己負担金として国庫に納入するように求める通知を出したのである。

この生活保護変更の決定に対し朝日は、月額六〇〇円の日用品費では入院患者が給食を十分に摂取して体力をつけるための補食費をまかなうこともできないため、補食費として月額四〇〇円の留保を願い、仕送りのうち一〇〇〇円を手元に残してほしいと県知事に不服申し立てをしたのであったが、却下されたことから一九五六年一二月、最低生活の水準を算定した生活保護基準の設定責任者である厚生大臣に対し不服申し立てを行ったのである。それに対し、厚生省の方針に則って療養所は完全給食と同水準の給食をしており、また栄養補給のための補食が絶対不可欠なものであるとは思われないことを理由にあげ、五七年二月申し立ては却下されることになった。そこで厚生大臣の裁決取り消しを求めて、朝日は五七年八月東京地裁に提訴するに至った。

裁判では厚生大臣の定めた生活保護基準の違法性を問う生存権保障の主張を、朝日は展開する。すなわち、入院生活をしていくうえで、月額六〇〇円の生活扶助では健康で文化的な最低限度の生活を営むのに足りないという主張である。一九六〇年一〇月朝日は勝訴するが、つづく六三年一一月東京高裁の控訴審では原告敗訴となった。朝日は最高裁に上告するも、六四年二月本人の死亡により、最高裁は六七年五月訴訟を終了させ、原告の敗訴が確定することになった。

最高裁の判断は、憲法第二五条は個々の国民に対して具体的な権利を直接に賦与《ふよ》したものではなく、具体的権利は生活保護法によって与えられるものであり、その権利は厚生大臣が最低限度の生活水準を維持するに足りると認めた保護基準により保護を受けることにあって、何が最低限度の生活であるかの認定判断は厚生大臣の合目的的な裁量に委《ゆだ》ねられているというものであった(27)。最低限度の生活水準を維持するといっても、その基準の物差しは国の財政力、国民の担税力ということになる。一〇年の歳

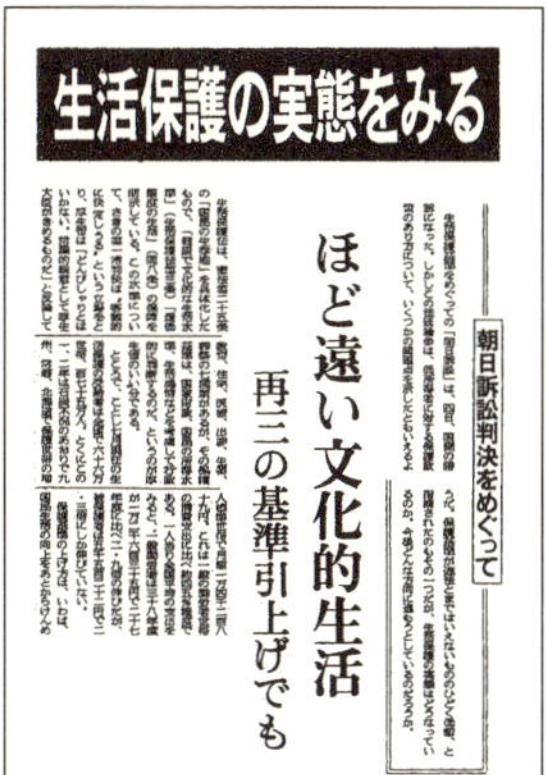
生活保護の実態をみる
朝日訴訟判決をめぐって
ほど遠い文化的生活
再三の基準引上げでも

(『朝日新聞』1963年11月5日)

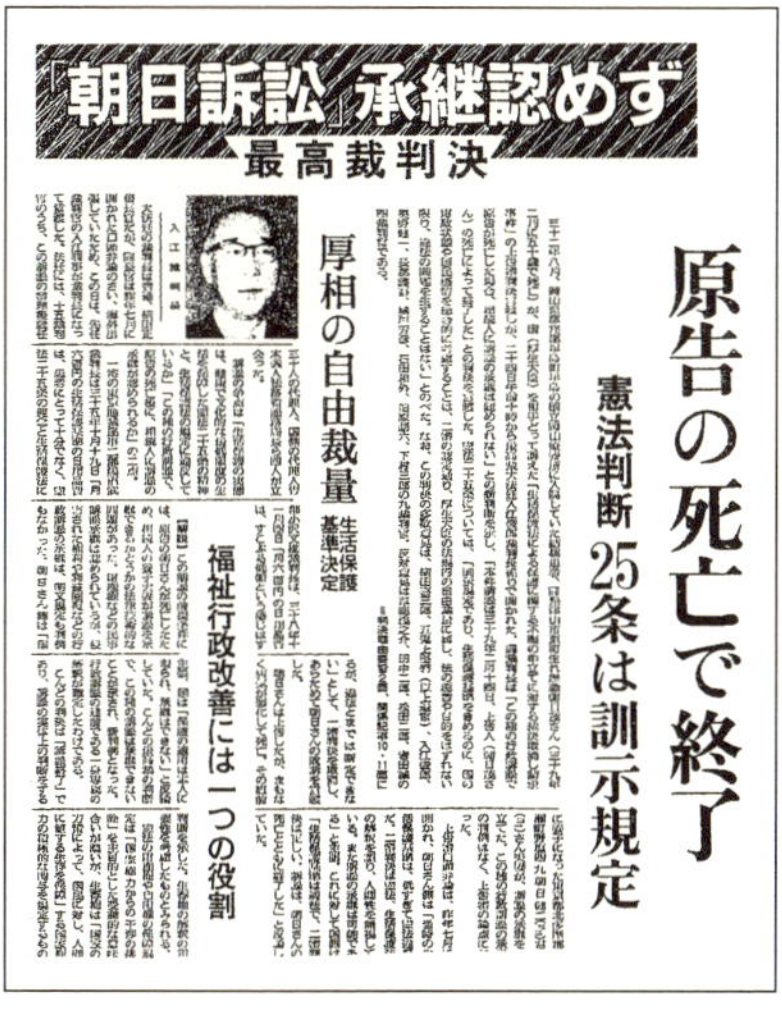
「朝日訴訟」承継認めず
最高裁判決
原告の死亡で終了
憲法判断 25条は訓示規定
厚相の自由裁量 生活保護基準決定
福祉行政改善には一つの役割

(『朝日新聞』1967年5月24日)

月をかけた朝日訴訟、そして、六七年から七〇年にかけて結核性脳脊髄《せきずい》炎のために国立村山療養所に長期療養を余儀なくされた藤木イキさんの生活保護申請をめぐる、いわゆる藤木訴訟（東京地裁）を受けて、厚生省は生活保護基準の改善に取り組まざるをえなくなった。

しかし、生活保護開始理由のなかで結核および精神病を中核とした傷病の占める割合は、その後の高度経済成長期を通じても増加する一方であり、一九七〇年には八〇・九％を占めるに至っている。高度経済成長期には医療扶助、なかでも入院外医療扶助が急増。六三年には医療扶助人員が教育扶助人員を、六八年には生活扶助人員を追い抜いている(28)。五九年国民年金法が成立して、六一年からは保険料の二分の一と事務費を国が負担する国民皆年金体制に入った関係で、生活扶助は年金や雇用保険を補完する立場に変わっているが(29)、医療扶助のほうは高齢化を背景に、総額および人員が国民健康保険の普及や公費負担制度の強化にもかかわらず増えつづけ、医学的にみて入院継続の必要がない社会的入院を生み出している(30)。五〇年の「社会保障制度に関する勧告」は「老齢のため独立して日常生活を営むことのできない者で、適当な扶養家庭のない者のために、国及び地方公共団体は、老齢者ホームを設け、これらの人々の便宜を図る必要」があると指摘していたが、その種の施設がなかなか作られなかったことも社会的入院の増加を招いた一因となっている。

生活保護に関わる業務は国より委託された都道府県・市町村・特別区の福祉事務所が担い、医療が必要となれば医療券を発行し、病人は指定医療機関において受診することになる。川端康成の小説『川のある下町の話』には、肺炎の幼児を抱え診察を求めてきた女に対し、「健康保険、また生活保護者の診察券を持って来る人」の多い病院に勤めている医師が、「医療保護も、一日二十五円にしかあたらないから、町医はみてくれないことがあるし、つい手おくれにしがちなんだよ」と同情している場面がある(31)。医療機関にとって医療扶助は利益の出ない医療であり、患者は粗診に甘んじなければならなかった。医療扶助の主対象は一九六〇年代前半、結核から精神病に移っている(32)。

実質国民総生産が戦前水準を超え、自由世界第二位の経済大国となった一九六八年においても、生活保護開始世帯の七割以上が傷病(33)を起因としている。物質的な豊かさを多くの人びとが実感できるようになった高度経済成長期といえども、「疾病が貧困の最大原因」であったことに変化はなかったのである。七〇年における被保護世帯全体に占める傷病・障害者世帯の割合は三五・九%、七五年には四六・一%となっている。その後は社会の高齢化を反映して九〇年代半ばには、傷病・障害者世帯のなかに占める高齢者世帯の割合が四〇%台後半にまで増え(34)、傷病と貧困の循環に高齢化という新たな要素が加わることになった(35)。

五　民間医療機関が担う国民皆保険

いろいろなことに挑戦し幸せを追いつづけるためには、医療保障というバックアップが不可欠である。憲法第一三条に定められている国民の幸福追求に対する権利も、必要に応じて医療が供給される体制にあってこそ生きてくる。「社会保障制度に関する勧告」がなされた一九五〇年当時の医療保険の普及状況は、総人口八三二〇万人のうち、政府管掌健康保険の被保険者と被扶養者が九六四万人、同じく組合管掌健康保険が八七三万人、船員保険が三一万人、国家公務員共済組合が六七九万人、国民健康保険の被保険者が二四三五万人であり、保険から締め出されていた者が三三三八万人、総人口の四〇%を占めていた(36)。

郡部では村の人口が少ないために、あるいは上層農民が下層農民の保険料分まで負担するのを嫌って国民健康保険の設置に反対しているところもあったが、医師確保のむつかしさが設置を遠ざける大きな原因となっていた。一九五〇年末の無医村数は一一四八カ村、全町村数に対する割合は一一・二%となっている(37)。五〇年代の農村には感冒・胃腸病・トラホーム・神経痛・鈎虫《こうちゅう》(十二指腸虫)症などの自覚症状を持ちながらも、暇と金がなくて受診を控える潜在的な病人が多く、長野県佐久地方で地域医療に従事した若月俊一によれば、潜在疾病は六~七割に及んでいたという(38)。

医療保険システムが確立される前の社会といえば、たとえば、神奈川県の北西部に位置する南足柄市の山村民俗調査(一九七一年)には、「最近まで医師にはなかなかかけられなかった……お医者様を神様の如く、有難く思っていたし、また仮に病気のために死んでも、お医者様に診察してもらえたということで、非常に喜んで死んでいった。家族の者たちも、それがためにせめてものあきらめと、満足して涙を流したのであった」と報告されており(39)、民俗学者の板橋春夫は一九五五年ごろまであった「病人籠《かご》」の話として、「雪国の山間部では急病人が出ると、集落の人が雪をかき分け、病人を乗せた戸板や籠を交替で担《かつ》ぎ、医者のいる町まで運んで」いた状況を記録している(40)。

また若月俊一の回顧によれば、「当時、往診で患者をみに行きますと、お腹がふくれてしまっていて、肝臓ガンなのか胃ガンなのか、あるいは腎臓が悪いためにお腹がふくれているのかわからない、ということがよくありました。『これはもうとても手術もできません』というと、『ありがとうございました』といって、回りの人間は喜ぶわけです。そこで『さあどうぞ』と隣の部屋に案内される。親類がズラッと座敷に並んでいる。『先生、まあ一杯』と酒が出る。とにかく病院から医者を呼んできたというだけで、本人も回りの者も十分満足したものなのです……医者を往診に呼ぶことを『医者を揚《あ》げる』といいましたが、それは『芸者を揚げる』と同じで、非常に贅沢《ぜいたく》なことだったのです」とあり(41)、郡部では医師に診てもらうことが経済的地理的な理由からむつかしい状況となっていた。

現在、無医地区といわれるのは、当該地区の中心的な場所を起点として、おおよそ半径四キロメートルの区域内に五〇人以上が居住し、かつ容易に医療機関を利用することができない地区となっている。高度経済成長期においても無医地区が増えているが、これは人口の流動化にともなって過疎地が拡大したこと、医師が子弟の教育や自分の研修機会の確保のこともあって都会志向を強めていたこと、医師数の抑制策によって増加する医療機関に見合った医師数の確保が困難になっていたこと、政府

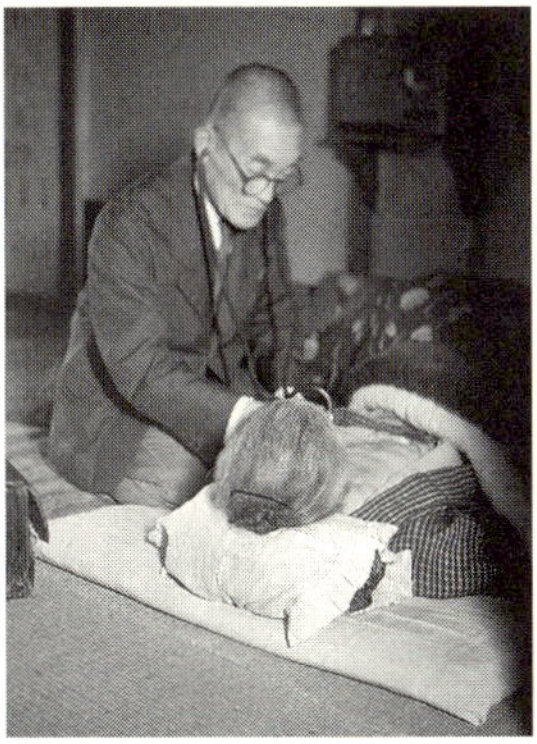

往診の医師（岩波写真文庫『農村の婦人——南信濃』岩波書店, 1954年より．撮影・熊谷元一）

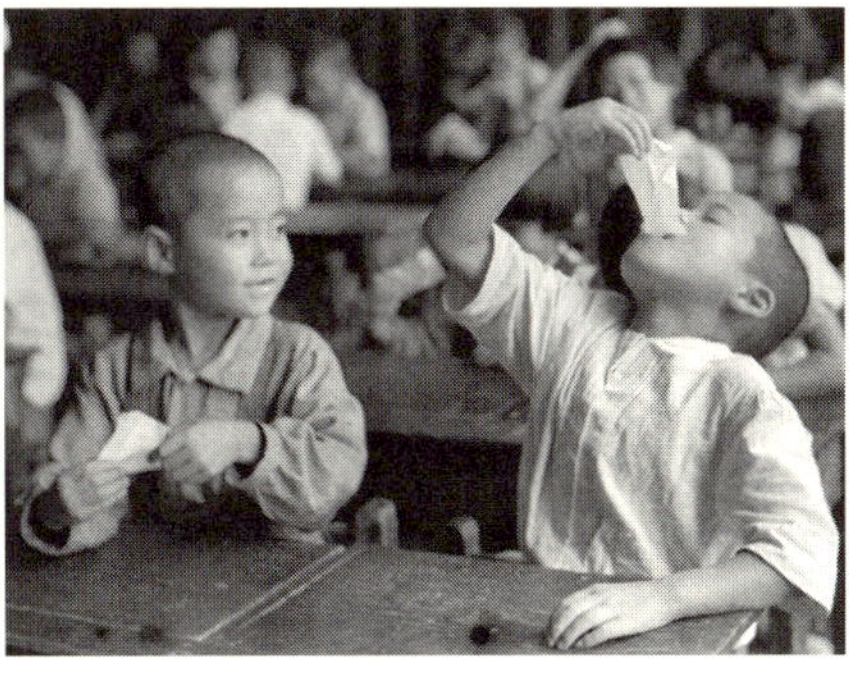

蛔虫薬を飲む児童（岩波写真文庫『一年生——ある小学教師の記録』岩波書店, 1955年より．撮影・熊谷元一）

が医療機関および医師の計画的な配置を行わず、自由な開業に任せてきたことなどが背景にあった。多くの農村に開設されている全国厚生農業協同組合連合会立病院の一九六〇年における医師の充足率は六割強で、国民健康保険直営診療施設においては医師の確保ができず、休廃止しているところが三割弱となっていた(42)。高度経済成長期に進行した木炭・薪《まき》からガス・石油への移行という「燃料革命」が山仕事を奪い、さらに養蚕《ようさん》・麦・芋類に対する需要の減少が農山漁村の過疎化に弾《はず》みをつけた結果(43)、患者数が減って生計に支障が出るようになった医師が離村し、経済力の高い都会に向かったことも無医地区の拡大につながっている。

皆保険となっても無医地区の解消が進まず、保険料を徴収されながらも医療が十分に受けられないという矛盾が生じていたのである。そのため国民健康保険の保険者は厚生省の国民健康保険直営診療施設整備費補助(国民健康保険調整交付金)を受けて、自前の医療を行う国民健康保険直営病院や診療所の設置に走り、巡回診察や市町村雇用の保健婦による予防指導を行うようになっている。一方、人口が急増した都市部では人口一〇万人に対する病院の一般病床数が一九六〇年代半ば以降、全国平均を下回る状態となり(44)、日曜祝日や夜間ともなれば農村同様、医療過疎に陥るところも現れた。

また大都市近郊では、開業医が増えたものの医療水準や診療科目の地域的な偏在もあって、重篤な傷病や診療科目以外の傷病への対処に困り、患者のたらい回しが問題となっていた。消防庁の調査によれば、救急患者のたらい回しが続発し、一九七五年には全国で三万四〇〇〇件の発生があったという(45)。全国自治体病院協議会が七三年三月現在で調べたところによれば、医師の充足率は常勤だけの場合で七〇%、非常勤も含めたところで八〇%、大病院で八五%、中規模病院で七五%、組合立病院で六九％、小規模な町村立病院では五五％であったとある（46）。生活水準・所得水準の向上とともに医療需要は拡大し、人口の高齢化と循環器系疾患・慢性疾患の増加がそれに拍車をかけていたが、医療供給に計画性がなかったところから、需要に追いつけない状況がつづいた。

話を戻すが、一九四七年二月に設置された医療制度審議会は翌年五月に「医療機関の整備改善に関する答申」を行い（47）、そのなかで医療機関の適正配置と公的医療機関への助成、公的医療機関を主体とする全国的な整備について提案している。医療機関整備中央審議会はそれを受けてその構想を五〇年二月の「医療機関整備計画に関する答申」に盛り込み（48）、具体策については「基幹病院整備計画要綱」「医療機関整備計画案」に示されたが、公的医療機関の全国配備計画は財政上の理由から放棄され、代わって民間病院の建設を促進させる措置がとられ

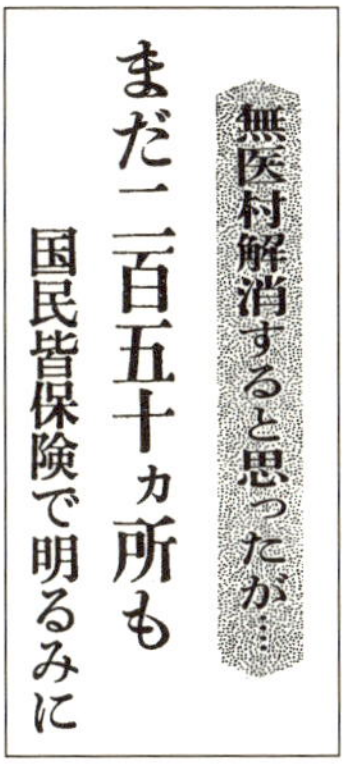
無医村解消すると思ったが…
まだ二百五十ヵ所も
国民皆保険で明るみに
（『朝日新聞』1961 年 11 月 6 日）

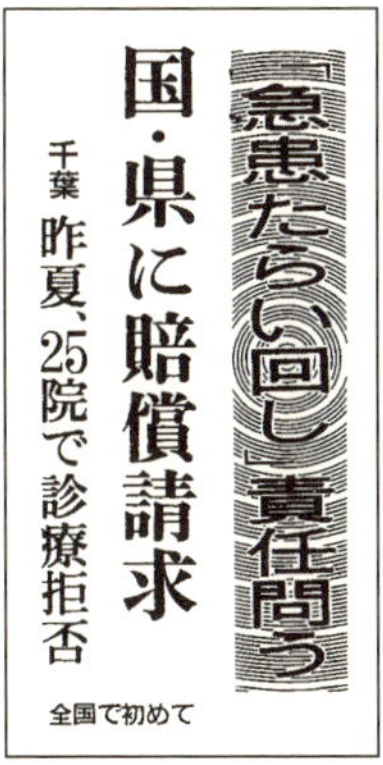
「急患たらい回し」責任問う
国・県に賠償請求
千葉 昨夏、25院で診療拒否
全国で初めて
（『朝日新聞』1976 年 2 月 10 日）

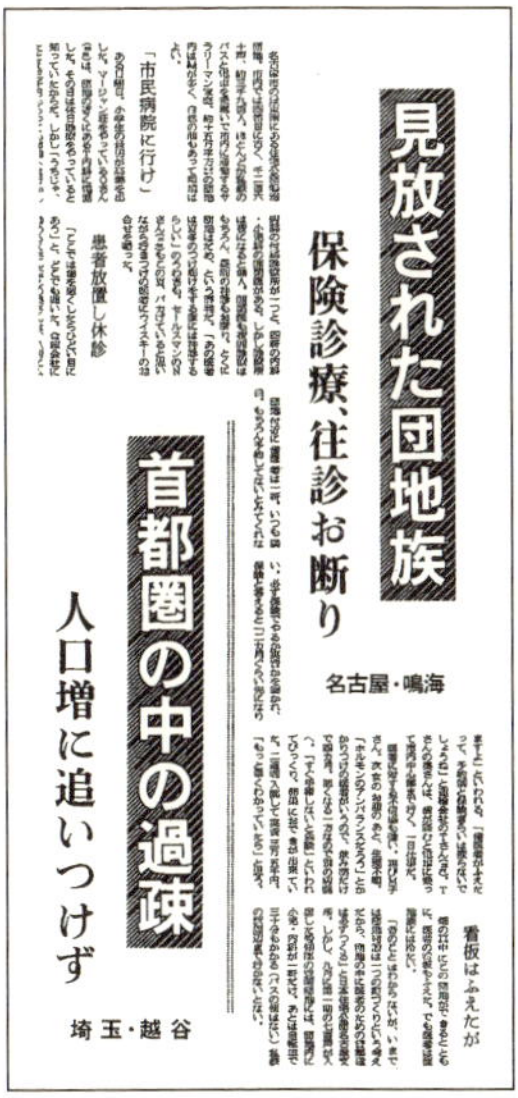
見放された団地族
保険診療、往診お断り
名古屋・鳴海
首都圏の中の過疎
人口増に追いつけず
埼玉・越谷
看板はふえたが
患者放置し休診
「市民病院に行け」
（『朝日新聞』1971 年 10 月 18 日）

ることになった(49)。

一九六三年三月、医療制度調査会は「医療制度全般についての改善の基本方策に関する答申」を行い、「地域社会を単位として、地域社会の医療需要の量と質の問題、医療施設の配置と整備に関する問題、医療関係者の充足に関する問題等医療および公衆衛生に関することがらを総合的に調査、協議する協議体として地域保健調査会(仮称)の設置」を求めるとともに、医療施設の体系に関しては「地域の病院診療所の業務の連携、医師等の修練組織、臨床検査センターや開放型病院の拡充等が重要である」とし、そのためには医師会および歯科医師会などが主導して進めるべきであると述べ、そのうえで「公的性格を有する団体が出資、開設または経営する医療施設の過床過剰地区における新増設」については抑制すべきであると結論づけている(50)。

これまで積み重ねられてきた公的医療機関の体系的な整備と、そこを基点として展開するはずであった治療および予防事業の計画をご破算にし、かつ公的病院の新設や増床については極力規制することにして医療の供給を民間に任せ、医師会が求める自由開業医制を堅持することにしたのである。医療の公共性を担保するためにとった措置は、診療報酬と薬価を国が管理することだけとなった。

六　一九五〇年代の医療実態

一九五六年の「医療保障制度に関する勧告」は健康保険の適用者と未適用者の医療費負担における大きな格差を取り上げていたが、五〇年および五五年における厚生省「国民健康調査」「厚生行政基礎調査」によれば、医療保険加入者のなかで支払いに保険を利用した者の割合は、五〇年が八五・六%、五五年が九一・四%、同様に全額自費による支払いは一三・二%と六・九%、医療扶助による支払いは五五年が一・〇%であった。それに対し医療保険未加入者では、全額自費による支払いが、五〇年では九三・五%、五五年で八五・九%、同様に医療扶助が三・九%と一一・六%となっている。

収入階層別における有病率をみると、低所得層ほど有病率が高く、五五年における一〇〇〇人あたりの月間傷病件数では、被保護世帯で二八三・〇件、社会保険加入世帯で一八六・三件、耕地面積三反以上の世帯で一五〇・三件、同未満の世帯で二〇〇・七件となっている。なお、同年一一月の一カ月間の全国における傷病件数は一六六三万件、傷病者数は一四五六万人、全人口の一六・五%(およそ六人に一人の割合)、一人あたりの年間傷病日数は二〇・九日、罹患《りかん》一件あたりの傷病日数は一一・七日であった。

保険の種類別による支払いの推移については、被用者保険による支払いが一九五五年には五六・五%、六五年が五九・六%と横ばいの状態、国民健康保険による支払いは五五年が一五・六%、六五年が二八・五%と急増している。全額自費(保険未加入者と保険加入者のなかで買薬などによって対処した者を含めた自費診療)の割合は、五五年が一八・〇%、六〇年が六・二%、六五年が三・一%と急減しており(厚生省「患者調査」)、皆保険達成による変化がうかがえる(51)。

話を戻して、五五年における市郡別の保険加入状況をみると、国民健康保険の加入世帯の割合は市部で一一・四%、郡部で三五・四%、同じく被用者保険の加入世帯の割合は市部で五二・五%、郡部で三一・一%、被保護世帯の割合は市部で二・四%、郡部で二・七%、無保険世帯の割合は市部で三三・七％、郡部で三〇・七％となっていて、医療保険から締め出されている世帯が国民のおよそ三分の一という状況であった。

医療の特徴としていえることは、治療はすべて終わってみなければ、医療費の全体がわからないことである。そのため常に費用についての不安がつきまとうことになる。たとえ保険に加入していても、患者負担が五割となっている被扶養者では、費用に対する不安は消えない。被保険者においても付添い看護料や差額ベッド代といった保険外負担があり、それゆえ不時の医療に備えた貯蓄は不可欠となっている。

前の一九五五年における「国民健康調査」のつづきをみると、医療機関を受診して医師の治療を受けている者の割合は、医療扶助を受けている被保護世帯においてもっとも高く六〇・九％、医療保険加入世帯で四一・七％、その他の世帯で二七・七％、保険加入者の被保険者で五五・二％となっている。それに対して被扶養者（半額自己負担）は四一・七％、国民健康保険の加入者は三六・七％、保険未加入者は三〇・二％である。受診は夏場に多く、冬場に少ないが、受診者の傾向として、自己負担の低い者ほど受診率(52)が高いが、保険加入者の受診で四割、未加入者で三割であるから、それほどの差はない。保険の有無にかかわらず、病気となれば医師を頼っていたということである。

医師にかからなかった場合、どんな治療をしていたのかといえば、鍼灸・按《あん》

表4　治療方法別治療延件数の割合（厚生省「国民健康調査」）

年	医師	歯科医	鍼灸按摩など	調剤薬	買薬	その他
1950	53.6%	3.2％	3.7％	–％	44.1％	1.6％
55	38.9	4.6	3.9	0.6	50.3	1.6
60	49.3	5.2	4.2	0.6	39.4	1.2
65	53.3	8.4	3.7	0.4	33.2	0.9

摩《ま》・柔道整復師の利用が被保護世帯で二・四%、保険加入世帯で三・六%、その他の世帯で五・二%である。買薬の利用は被保護世帯で三〇・〇%、保険加入世帯で四七・四%、その他の世帯で六一・六%とある。買薬のなかで配置薬の利用は郡部の国民健康保険加入者において飛び抜けて高くなっている[53]。

一九五五年一一月の治療費に関する世帯調査によれば、医師・歯科医師にかかった場合の一人あたりの費用は二六六九円(そのうち患者負担は一〇三四円)、鍼灸・按摩・柔道整復師を利用した場合は九三円(同八七円)、買薬では二八〇円(同二八〇円)となっている[54]。伝統医療を利用する者の割合は年を追うごとに減少しており、従事者数も戦前に比べて激減し、同年末の鍼師の人数は三・六万人、灸師は三・四万人、按摩師は四・六万人、柔道整復師は〇・二万人となっている(複数の免許を所持する者も含む)[55]。皆保険後の状況をまとめると、全般的に歯科治療が増え、買薬・配置薬、医療類似行為、代替医療の割合が減り、多元的な医療から一元的な医療への移行が進んでいる。調剤薬の割合が低いのは、医薬分業が未確立なためである。

以上、「社会保障制度に関する勧告」および「医療保障制度に関する勧告」において指摘されていた医療問題について、その実態を数値で追いかけてみた。問題点の解消には予算的な裏付けが

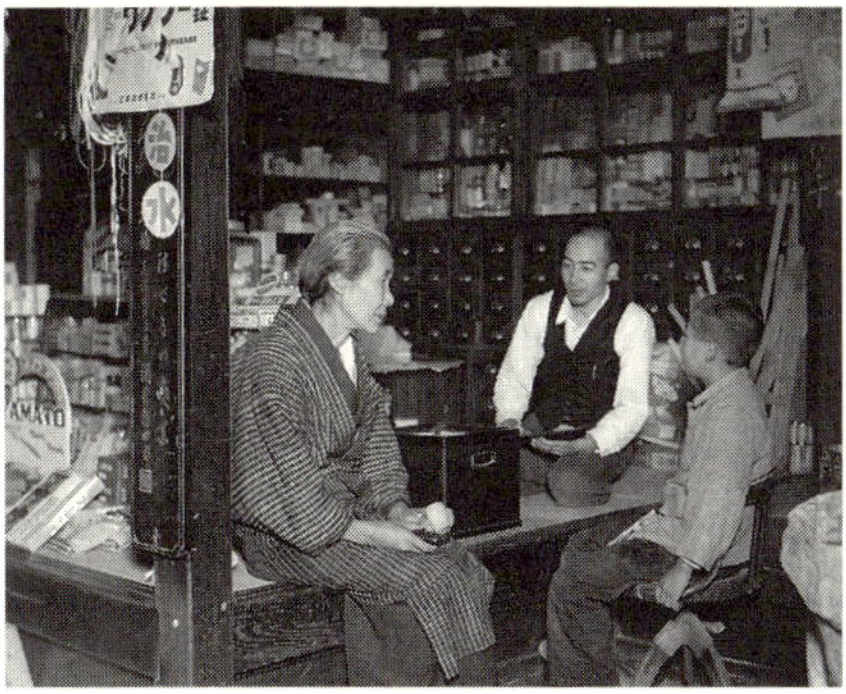

調剤薬局に症状を話す(岩波写真文庫『農村の婦人――南信濃』岩波書店，1954年より．撮影・熊谷元一)

必要になるが、第五次吉田茂内閣は一九五四年三月、アメリカとの間で相互防衛援助にかかわる協定を締結し、六月には自衛隊法・防衛庁設置法を成立させたことから大幅な防衛予算を必要としていた。そのため五四年度の社会保障関連予算は削られ、「バターか大砲か」という議論が起こっている(56)。その後、好景気の到来とともに総予算に占める社会保障関連予算は上昇し、防衛予算は相対的に低下していった(57)。

社会不安を緩和し民生の安定を図るうえで、社会保障が果たしてきた役割は大きなものであったが、経済審議会が一九六〇年に「七〇年度の一人あたりの国民所得を、五七年度の西ドイツ・フランスとイタリアのそれの中間あたりの水準にまで引き上げ、国民総生産については七〇年度までに五六～五七年度平均の二・六六倍、年率七・八％の成長を実現」させるという国民所得倍増計画に対して、池田勇人首相に提出した答申の第二部第四章には、「所得格差の拡大を防止する面において社会保障の役割は、ますます重くならざるをえない。また、有効需要の喚起、景気変動の調整、各種年金制度の発展にともなう膨大な資金蓄積などの点から考えて社会保障のもつ経済効果は看過できない。なお、今後この計画にともなって生ずる大幅な労働力の産業間流動、とりわけ農家人口の大規模な移動を促進し、農工間の所得不均衡を是正するうえにおいて社会保障の果たす構造改善的役割を忘れてはならない」と記されている(58)。社会保障には高度経済成長の促進と、それがもたらすゆがみの是正という役割が期待されてい

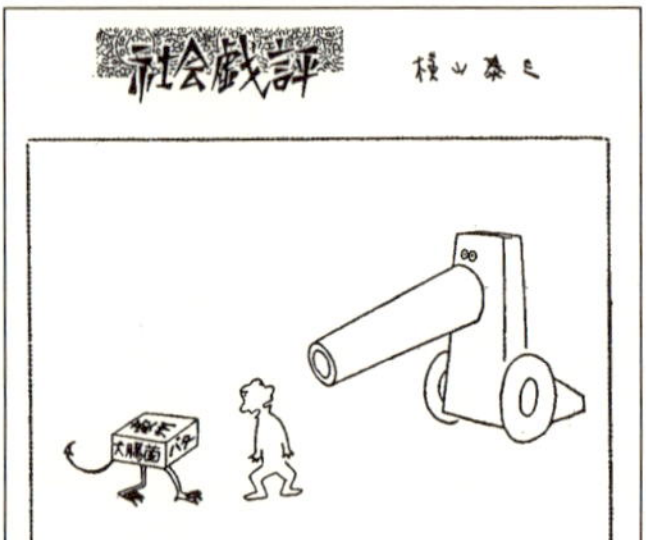

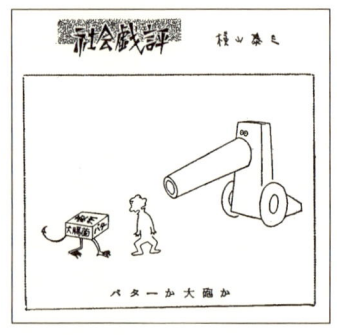

バターか大砲か
(『朝日新聞』1954年5月27日)

たのである。

七　国民皆保険前夜の医療課題

一九四五年から五〇年代初めにかけて、急激なインフレーションに対処するための診療報酬の引き上げがつづき、保険財政は赤字に苦しむことになった。朝鮮戦争がもたらした特需景気によって保険料収入が潤った時期もあったが、受診者の増加と保険料の徴収率の低迷もあって、保険は構造的な赤字体質となっていた(59)。五〇年一〇月、政府管掌健康保険および船員保険の赤字対策を検討するための七人委員会（今井一男、稲葉秀三、近藤文二、清水玄、高橋長太郎、中村建城、平田富太郎）は、保険の赤字に対して国庫負担することの十分な理由づけがないといい、「厳格な意味における負担ではなく、助成的な国庫補助として考えるほど」のものであれば認められると結論づけ、そのうえで医療機関が努めるべき支出削減策および負担の軽減（特別な金融措置、優遇税制など）策を提案し、加えて保険医制度、被用者保険間の財政調整、診療報酬の支払い方式、新医療費体系、差額徴収などについて意見を述べている(60)。

一九五五年に国庫補助の法制化をみた国民健康保険も財政赤字に苦しんでいた。五七年一〇月発表の自治庁「国民健康保険事業の現況と問題点」によれば、国民健康保険事業を実施している市町村数は五七年五月末において三七二市、二二九一町村、全市町村の六七・七％（市の七四・四％、町村の五九・四％）であり、国民健康保険事業に対する一般会計からの繰入金は五六年度で三三億円、五二年度からの累計で一一〇億円に達していた。また療養費の五割を負担する被保険者が支払う保険料（税）の五六年度における収納率は七四％、保険料（税）の療養給付費総額に占める割合は三五・三％で、慢性的な赤字体質となっていた(61)。

厚生省は一九五八年三月、組合管掌健康保険と国民健康保険がどの程度に利用されているのか、給付内容を向上させることによって生ずる負担の増加に対してどう考えるのか、国民健康保険が未実施の市町村において国民健康保険がどの程度に理解され、要望されているのかといった調査を実施し、九月に報告書をまとめている。皆保険に向けての世論調査である(62)。それによれば、保険を利用して受診する者が健保で九二％、国保で九五％、この二、三年医師にかかったことのない者が健保で二八％、国保で三九％、保険をやめたい者が健保で一％、国保で一〇％、負担増については健保でやや賛成が多く、国保で反対が多い。国保への加入希望は賛成六五％、反対一七％となっている。

一九五六年七月、医療保障のあり方と国民皆保険への道筋を検討する「医療保障五カ年計画」（五六年五月に厚生省が発表）を具体化させるための医療保障委員五人（長沼弘毅、葛西嘉資、橋本寛敏、中鉢正美、川上和吉）が選任され、五九年三月に最終答申を第二次岸信介内閣に提出している(63)。盛りだくさんな内容で、興味深い議論の跡もみられる。要点を拾うと、第一の「基本となるべき考え方」では、医療保障の目的を「医療費の経済的保障のみではなく、疾病の予防と治療の一体的推進の見地からの維持向上を図ること」にあり、その包括医療においては「すべての国民に対しできる限り最高の医療と保健サービスとを保障すること」、それが理想であるとしている。そして、現今においては社会保険の進出、国民皆保険の普及、「医療制度の中での公的医療機関の比重の増大」などによって、「医療の社会化」、すなわち「国民のすべてに対し、治療給付及び予防給付を受け得る機会が均等に与えられるよう、国家ないし社会の責任において給付の提供方法について措置を講じてゆくこと」が進められていると述べる。

だが、開業医はそうした事態の進行に対して大きな不安を抱いているという。それは「医師と患者との何ものにも妨げられない人格的な交流を基盤とする本質を有する医療」を、第三者である社会保険等が介入し、「社会保険等の手段によって、国がこれを保障しよう」としているところを問題視するものであったと論じる。日本医師会は医療の社会化を医療の国営化、所有の社会化（国有化）と捉《とら》えていた。

第二の「医療のあり方」では、(1)「現行医療制度批判」として、現行の「医師中心主義」の医療から「患者中心主義」に改めるべきであるとし、また「商業意識」と結びついた「出来高払方式」

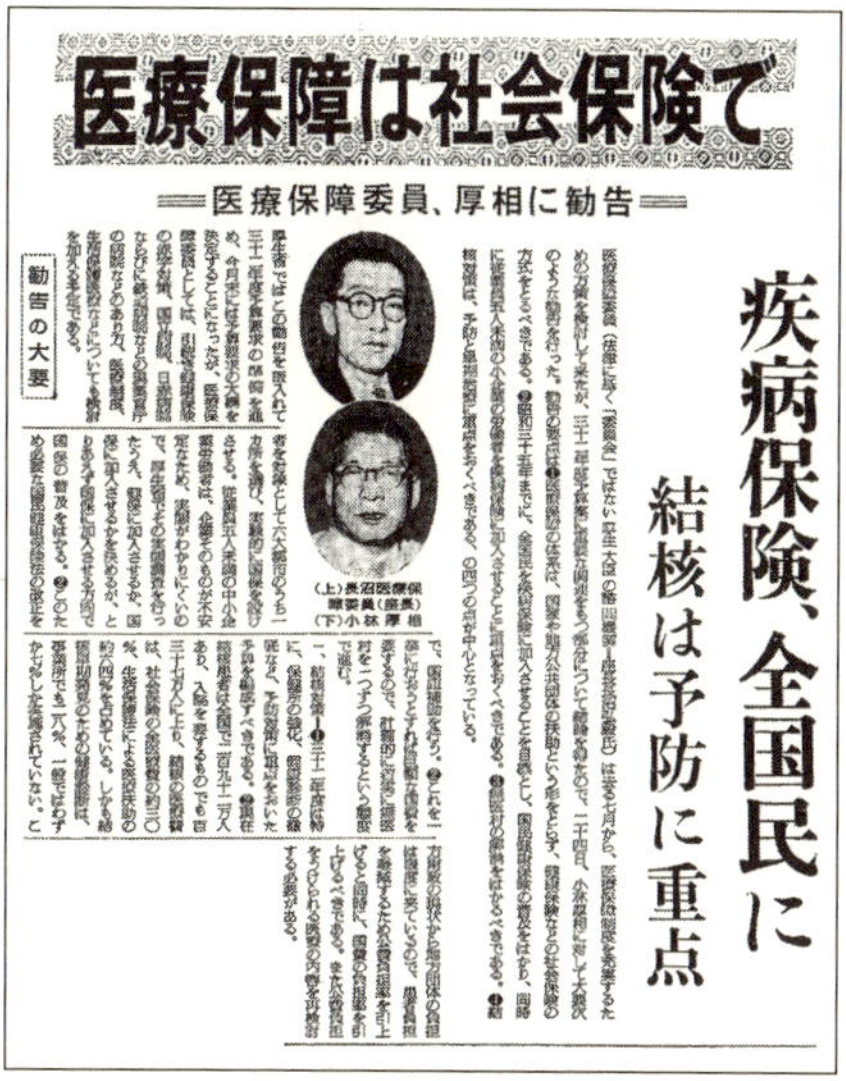
医療保障は社会保険で
医療保障委員、厚相に勧告
疾病保険、全国民に
結核は予防に重点
勧告の大要
（上）長沼医療保障委員（委員長）（下）小林厚相

（『朝日新聞』1956年8月25日）

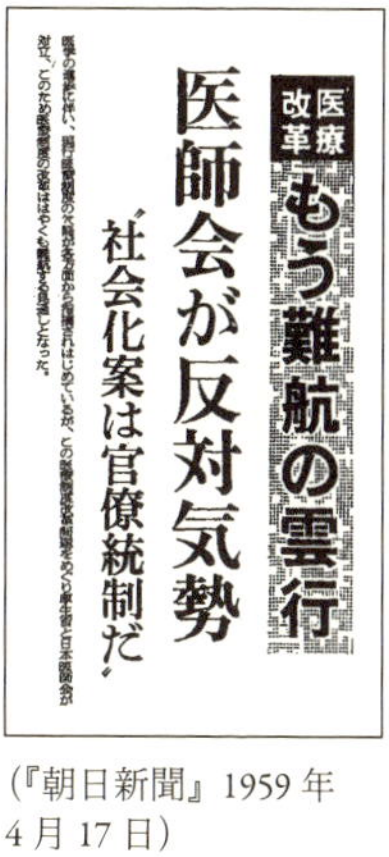
医療改革
もう難航の雲行
医師会が反対気勢
"社会化案は官僚統制だ"

（『朝日新聞』1959年4月17日）

の医療を憂慮する。(2)「保障すべき医療」では、理想的な保健サービスというものは「いかなる場合においても、いかなる点においても所得の制限と経済的障壁がなく、すべての国民に対し、あらゆる種類の予防措置、治療措置を提供すること」にある。しかし、現実には国が提供する保健サービスの量は、「国民総所得中のある枠内で賄《まかな》われねばならぬという制約がある以上、そこにある種の規制があることは認めざるを得ない」し、また「医師のほしいままな判断による医療を認めて、これに出来高払方式を原則として支払うというのであれば、公正な医療給付を期待し得べくもない」。したがって、診療の自由を制限し、安価で効率の良い「社会保険において適正診療」といわれる「規格診療」とならざるをえないと論じる。いうならば費用対効果の視点から、医師の裁量に任せておくのは妥当ではないということである。なお、社会保障制度審議会は規格診療について賛否両論を併記するのみであったが、七人委員会では規格診療を推奨し、基準以上の医療については差額を患者から徴収する必要があるとしている(64)。

さらに、「医学医術の発展と皆保険の実現による潜在医療需要の顕現、並びに将来予想される老人病の推移に対処して、医療保障の適切な運営を図る」ためには、「国民総所得中医療保障に振り向けられる枠をできる限り拡大するよう政策の重点を指向」し、また「公衆衛生活動、結核対策等の実施によって各種伝染病の治療に充当されている医療費を近い将来に縮減し、縮減された部分をその他の医療費に振り向けられるようにすること」が求められると述べる。

つづいて(3)「医療の機会均等の確保」では、「医療機関が経済力の高い地域に偏在」している状況を是正し、無医地区解消の対策を立てる必要があると説く。(4)「機能分化の必要」では、「専門医制度による医師の専門分化が、国民医療に貢献するところは絶大なものがあるが、専門分化が進む」につれて、かえって「患者の医師選択に不便を招」いているため、「家庭医の健全な発展を期待し得るような配慮」が必要である。また「家庭医の医療の根拠」となる診療所と、「患者を診療し収容するために一定の人と設備を有し、専門医による組織的な医療」の行われる病院とを機能区分すべきである。すなわち、病院はその地域の家庭医との競合を避けるために、病院医療を必要とする患者のみを扱うべきで、その他の外来診療はできるかぎり抑制し、家庭医へのよき助言者としてこれと緊密な連携を図るようにすること。専門医制度の確立をうたっていた一九五六年勧告を是認するとともに、専門医のいる病院を「機能的観点から数段階」に分け、「地域ごとに系列をもった病院網を整備」すること(65)。病院の設置運営については「もはや私的な財力では賄いえない限度に達している」ので、公的資本による病院を増やし、それらには「本来の病院医療のほかに、無医地区対策、公衆衛生活動、医療従事者の養成、訓練、一般医療機関に対する相談機関及び災害救助等」を担わせるようにすべきであるという。

(5)「教育制度の改革」では、わが国の医学教育は「特殊な伝統をもっていて、卒業後の教育・修練を含めて極端に大学付属病院の内部で行われている」。しかし、今後は一般病院など社会的施設の利用を図るべきである。また「社会保障に関するカリキュラム」を国家試験の必須科目に取り入れることも考慮すべきであるという。医師の養成定員に関しては、現状のままでいけば近い将来に医師過剰となる。過大な医師数は医療の質を低下させることになると憂慮する。

第三の「医療費のあり方」では、医療費は「国民所得並びに生活水準の上昇と医学医術の進歩発展とに伴って漸次増大することは当然」であり、その伸びが「国民所得の増大に比例して円滑に処理されるように調整」する必要があるとし、経済の伸びの範囲内に医療費の上昇を抑えようという。そして、さしあたっては病院医療費に関して、「国庫及び各種社会保険からの拠出金等をプールすべき病院基金の如きものを公的機関として置き」、そこから公費として負担すべきものを支出するようにする。診療所医療費については、今後、家庭医が予防衛生的な活動もすることになるので、「サービス量に応じた報酬に固執すること」は賢明ではない。「必要な医療費の一括払い」をなすべきであろうと提案する。

患者の自己負担に関しては、「給付率の低い社会保険ほど受診率は低く、一人当たりの医療費は小さい」ので、受益者負担をなくすべきであるとする主張を退け、「社会保険方式をとる限り、その経済上の理由から自己負担を課すことはやむを得ない」とする。それは「受診についての患者の責任を自覚せしめる意味」からも必要であるという。社会保障制度審議会においても、自己負担の額が僅少《きんしょう》で納得のいくかたちのものであればよいと論じている。

しかし、「各種社会保険の制度間に著しい自己負担率の差があるのは、医療の機会不均等を容認しているばかりでなく、支払制度を複雑にしている」ので、法定給付率の差を縮小すべきであるし、また被保険者と被扶養者の間の自己負担率の格差も是正すべきであると提言する。そのほか、標準報酬を基準として階層ごとに自己負担額を定めて徴収する方法のこと、「人間ドック」（短期入院検診システム）などを含めた健康診断による疾病の早期発見のことなどにも触れる。

患者の支払い方式には、医師が患者から公定診療報酬以外に報酬を窓口で徴収する「差額徴収方式」

と、医師が報酬を自己の定めた基準によって患者から窓口で徴収し、保険者は患者が受領した領収書にもとづいて保険者の定める一定の基準に従い、患者に何割かの現金を償還させる「償還方式」があるが、両者を比較してみたところ、後者のほうが「償還率の調整によって保険財政を安定させる」ことができ、総医療費に対する抑制効果が高いと述べる。

さらに付け加えて、国民皆保険になった場合、「全国民に公定報酬による医療を強制し、それ以上を許さないことは医療の多様性に応じきれないのみならず、より以上の医療を自己の費用を追加して受けよう」とする者に対して、「被保険者に権利のすべての放棄を強要する」のは酷なことであるとし、「差額徴収方式」にも理解を示す。また「医療報酬は少なくとも医師の技能の程度に応じて支払わるべき」ものであるが、「差額徴収方式」が乱用された場合の害は大きい。差額徴収は「患者にとって不安の最たるもの」であるから、「第三者による評価が容易であって、規格化しやすいもの」について考慮することが望ましいという。社会保障制度審議会においては、「現行制度の下では医師の技術はほとんど評価されず、薬品や注射の使用量などの外形的な要素に依存して支払われている」状況は望ましいものではないので、「将来は診療の個人的技術差を取り入れるべきである」と論じている。

第四の「公衆衛生のあり方」では、近年、急性伝染病患者の減少にともなって結核予防、精神衛生、母子衛生、成人病対策に重点を移すに至っているが、「公衆衛生活動が総医療費と深い関係にある」ことを踏まえ、まずは時代に即応した保健所の改革を進めるべきであると述べる。すなわち、保健所はその行政事務を他機関に移し、「第一線のサービス機関としての性格に徹するとともに、一種の保健衛生の技術的統轄調整機関」になるように再編する。また精神衛生対策では精神衛生技術担当者の育成と組織化、精神病院の病床数の倍増、精神衛生指導相談所の設置、「精神障害者に対する入院外治療並びにホームケア」の創設などについて提案する。

第五の「結核対策」については、「階層別にみて結核の有病率が所得の下がるにつれて高くなる」こと、死亡者数の減少はあっても「要医療患者の人口に対する比率」が減少していないこと、「老齢層における患者数」が増え「老齢層の結核死亡率」が減っていないこと、「開放性の乳幼児及び学童の結核患者の場合は、その七割以上が家族内の成人に患者がいる」こと、「入院患者の半数、外来患者の一割が結核患者で、その医療費も年間国民総医療費の五分の一に相当する六三〇億円を占めている」こと、「生活保護法による医療費の六〇％、社会保険医療費の二六％は結核医療費である」ことを示し、現行の結核予防法による医療費公費負担制度の見直しと、結核対策についての抜本的な改正が必要であると説く。

第六の「医療保障に関する法令及び行政機構」では、厚生省が設置されて二〇年が経過するなかで幾多の機構の変動をみたが、基本的には「旧内務省衛生局と社会局とが合体した当時の形態をほとんど維持」してきた。しかし、「国民皆保険の実現を控え」、「国民年金制度の創設をみようとする等の情勢に対処」するためには、「医療保障と所得保障との二大支柱を中心として、その全機構を全く新たな観点から編成し直すこと」と、「行政機構と表裏する形において医療保障に関する法令も整備統合」する必要があるとしている。

以上は医療保障委員の間で議論された課題であるが、それをもう一度、箇条書きにしてまとめると、第一に予防医学を推進し早期発見・早期治療の体制を築くこと、第二に第三者である社会保険の介入にともなって生じた開業医の不安や不満に対処すること、第三に医師中心から患者中心への医療を推進すること、第四に医療費の押し上げにつながる出来高払い方式の診療報酬には改変が必要なこと、第五に理想とする無制限診療ではなく、医師の裁量権を抑制する規格診療を選択せざるをえないこと、第六に老人病など医療需要の増大を見据えた適正規模の医療費を確保すること。

第七に医師・医療機関の偏在と無医地区を解消すること、第八に家庭医の健全な発展を図ること、第九に診療所と病院の機能分化を図ること、第一〇に病院の機能分化を図ったうえで病院間の地域における系列網を築くこと、第一一に公的病院を増やすとともに、それらに第三次医療法改正（一九九七年）において導入された地域医療支援病院の役割を担わせること、第一二に大学付属病院以外にも医師の臨床研修の場を広げ、医師国家試験のなかに社会保障に関する科目を取り入れること、第一三に医師の養成定員を抑制すること、第一四に公的な病院基金を設置し病院の公的医療費の支払いに充てること。

第一五に診療所に対しては医療費の一括払いをすること、第一六に患者には自己負担を設けること、第一七に各種の社会保険制度間、被保険者と被扶養者間における給付率の格差を是正すること、第一八に医師の裁量権にもとづく自由診療を認め、公定診療報酬以外に差額を徴収する方式（混合診療）を検

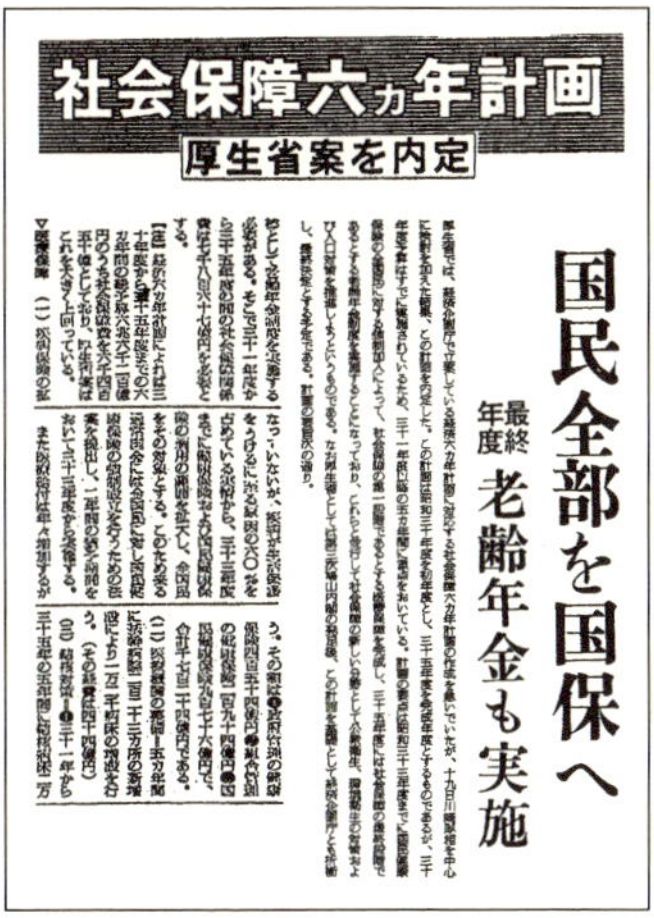
社会保障六カ年計画
厚生省案を内定
国民全部を国保へ
最終年度 老齢年金も実施

（『朝日新聞』1955年11月20日）

討すること、第一九に総医療費に対する抑制効果の高い償還方式について検討すること、第二〇に医師の技能を評価した診療報酬のあり方を検討すること、第二一に公衆衛生活動を担う保健所の改革を推進すること、第二二に多額の医療費を消費している結核対策を見直すこと、第二三に厚生省の機構改革を推進することである。

掲げられた課題は多岐にわたっており、その後の展開のなかで、特に一九八〇年代半ば以降において実現したものも少なくない。五八年一二月に公布された国民健康保険法にもとづく皆保険体制は、医療保障委員によって指摘されたさまざまな課題を抱えての出発となった。

(1) 新村拓『健康の社会史』一二一―一二五頁、法政大学出版局、二〇〇六年。
(2) 原田伴彦ほか編『日本庶民生活史料集成』第八巻所収、三一書房、一九六九年。
(3) 川端康成『川のある下町の話』四七六頁、新潮社、一九五四年。
(4) 浅井良夫「日本の高度経済成長の特徴」、国立歴史民俗博物館編『高度経済成長と生活革命』所収、吉川弘文館、二〇一〇年。
(5) 社会保障研究所編『戦後の社会保障　資料』六五八―六五九頁、至誠堂、一九六八年。最近の研究によれば、医療費増加の最大要因は高齢化ではなく、医療の高密度化および範囲の拡大にあるという(権丈善一『再分配政策の政治経済学Ⅰ』二〇二―二一〇頁、慶應義塾大学出版会、二〇〇五年)。
(6) 佐藤純一ほか編『先端医療の社会学』一〇八―一〇九頁、世界思想社、二〇一〇年。
(7) 中村隆英ほか『岸信介政権と高度成長』二頁、東洋経済新報社、二〇〇三年。
(8) 岸康彦『食と農の戦後史』一三九―一四五頁、日本経済新聞社、一九九六年。

(9) 厚生統計協会『厚生の指標』一九七七年版、五四頁。
(10) 暉峻淑子『豊かさとは何か』岩波書店、一九八九年。
(11) 内閣府『高齢社会白書』二〇一〇年版、四、一四頁。
(12) 『厚生白書』一九六二年版、一頁。
(13) 統計数理研究所国民性調査委員会『日本人の国民性』一八四頁、至誠堂、一九六一年。
(14) 統計数理研究所国民性調査委員会『第2日本人の国民性』五三頁、至誠堂、一九七〇年。
(15) 注5同書一八七 - 二〇一頁。
(16) 注5同書二四 - 九七頁。
(17) 菅谷章『日本医療政策史』二四七 - 二四八頁、日本評論社、一九七七年。全国保険医団体連合会編『戦後開業医運動の歴史』一二二頁、労働旬報社、一九九五年。中静未知『医療保険の行政と政治』三一〇 - 三一二頁、吉川弘文館、一九九八年。小川政亮著作集編集委員会編『小川政亮著作集』第一巻『人権としての社会保障』一八八 - 一八九頁、大月書店、二〇〇七年。伊藤周平『権利・市場・社会保障』一五 - 一六頁、青木書店、二〇〇七年。
(18) 注5同書二二一 - 二三六頁。
(19) 注5同書二二一 - 二二三頁。
(20) 加治甚吾監修・成田龍一編『加藤時次郎選集』四三〇頁、弘隆社、一九八一年。
(21) 『厚生の指標』一九五八年版、一〇八頁。
(22) 小野哲郎ほか監修『現代の貧困と公的扶助行政』一一九頁、ミネルヴァ書房、一九九七年。
(23) 生活保護の動向編集委員会編『生活保護の動向』二〇〇七年版、七四 - 八一頁、中央法規出版。
(24) 「国民健康調査」とは世帯から調査員による聞き取り調査であり、医療施設を利用する患者について施設からの申告による調査である「患者調査」とは異なる。

(25) 幸田文『闘』一一頁、新潮社、一九七三年。
(26) 川上武『現代日本医療史』五三一－五三二頁、勁草書房、一九六五年。朝日訴訟運動史編纂委員会編『朝日訴訟運動史』草土文化、一九七一年。厚生省社会局保護課『生活保護三十年史』七三〇－七六六頁、社会福祉調査会、一九八一年。
(27) 最高裁判所判例委員会編『最高裁判所民事判例集』二一巻五号、一九六七年五月。
(28) 注23同。西岡幸泰『現代日本医療政策論』五八－五九頁、労働旬報社、一九八五年。
(29) 京極高宣『社会保障と日本経済』七八－七九、八二頁、慶應義塾大学出版会、二〇〇七年。
(30) 厚生省「医療扶助による長期入院患者の実態調査報告」『社会保険旬報』九五二号、一九六九年一二月。
(31) 注3同書四七三－四七五頁。
(32) 副田義也『生活保護制度の社会史』二二八頁、東京大学出版会、一九九五年。
(33) ここでいわれている傷病とは、「身体または精神が異状状態になったため、治療処置はしたが、床につくか一日以上、日常の業務を中止した場合」を指しており（厚生労働省「国民健康調査」における定義）、治療処置と休業を指標とするものである。
(34) 注23同書八六－八九頁。
(35) 藤村正之編『福祉化と成熟社会』八九－九一頁、ミネルヴァ書房、二〇〇六年。岩田正美『社会的排除』一五一－一五三頁、有斐閣、二〇〇八年。
(36) 厚生省医務局『医制八十年史』八三一－八三二頁、印刷局朝陽会、一九五五年。
(37) 『厚生の指標』一九五四年版、七頁。
(38) 若月俊一『農村医学』五四－五五頁、勁草書房、一九七一年。
(39) 神奈川県教育委員会『足柄地区民俗資料調査報告集』二、三六－三七頁、同委員会、一九七三年。
(40) 板橋春夫『誕生と死の民俗学』一九〇－一九五頁、吉川弘文館、二〇〇七年。

(41) 若月俊一『若月俊一の遺言』一六三、一八二頁、家の光協会、二〇〇七年。
(42) 「昭和三五年度における公的病院の経営実態調査」『厚生白書』一九六二年版、一一一頁。国保直営診療施設については全国国民健康保険団体中央会編『国民健康保険二十年史』(同会刊、一九五八年)三六〇頁以下に詳しい。
(43) 今井幸彦『日本の過疎地帯』五二－五四頁、岩波書店、一九六八年。森井淳吉『「高度成長」と農山村過疎』五三－六六頁、文理閣、一九九五年。
(44) 『厚生白書』一九七四年版、一四二頁。
(45) 『朝日新聞』一九七六年一一月一五日。
(46) 『社会保険旬報』一〇八八号、一二－一三頁、一九七三年九月。
(47) 注5同書五三二－五三三頁。
(48) 注5同書五三三－五三四頁。
(49) 菅谷章『日本の病院』一三八－一四四頁、中央公論社、一九八一年。
(50) 注5同書六五二－六五四頁。
(51) 『厚生の指標』一九六六年版、一二三頁。
(52) 受診率は被保険者または被扶養者一人あたり、あるいは一〇〇人あたりの年間診療件数をもって表している。診療件数は同一疾患の場合、何回受診しても初診と同じ月内であれば一件として計算される。
(53) 『厚生の指標』一九五七年版、九三頁。
(54) 『厚生の指標』一九五七年版、九九頁。
(55) 『厚生の指標』一九五五年版、一九、二〇頁。
(56) 注17全国保険医団体連合会同書一二二、一二六－一二七頁。中央社会保障推進協議会編『人間らしく生きるための社会保障運動』四五－五〇頁、大月書店、二〇〇八年。

(57) 注26厚生省社会局保護課同書五六頁。注30同誌六四頁。野口悠紀雄『1940年体制』一一〇頁、東洋経済新報社、一九九五年。
(58) 注5同書三一四－三二一頁。
(59) 注17中静同書三〇八－三〇九頁。
(60) 注5同書五八一－六一八頁。
(61) 注5同書五二五－五二七頁。
(62) 『社会保険旬報』三三一巻七・八・九合併号、一〇六－一一三頁、一九五八年九月。
(63) 注5同書六二三－六三七頁。
(64) 注5同書五八一－六一八頁。吉原健二・和田勝『日本医療保険制度史』一五六頁、東洋経済新報社、一九九九年。
(65) 専門医制度については猪飼周平『病院の世紀の理論』(有斐閣、二〇一〇年) 二〇九－二一〇、二九二－二九三頁参照。

第二章　国民皆保険が進める医療の社会化

一　職域から地域に進んだ医療保険

病気や死亡に際して金銭による相互扶助を図るといった行為は、たとえば、中世や近世の「無尽《むじん》」や「頼母子《たのもし》」と呼ばれるもの、すなわち、少額の米や銭を集めて、それを講中と呼ばれる構成員に融資する金融組織のなかにみられるが、いつ襲われるかもしれない傷病に対する不安を和らげ、医療を確保し、不時の出費と収入減のリスクを分散させる近代的な意味での保険というシステムを導入するかどうか、そのことが政治の場で議論されるようになったのは明治も半ばを過ぎてのことである。

ドイツ留学を終えて内務省衛生局長となった後藤新平は、一八九二（明治二五）年一二月の大日本私立衛生会において、「無告の窮民を仏家の布施《ふせ》同様の方法」をもって救うことには限界があり、また「人民自立の心」を起こさせるという意味においても、ドイツの「ビスマルク疾病保険」のような保険（疾病金庫）が必要であるといい、さらに、世の中は「個人的衛生法から公衆衛生へ」と変じており、衛生法の運動においても「数多の合資本会社の運動と同じ様に、共同運動で行く」時代となっている折であるから、保険機構の確立がぜひとも必要であると論じている。後藤新平が掲げる保険の効用とは、「偏《ひとえ》に富国強兵の基を弼《たす》けるといふ所」にあって、保険によって第一に、疾病による労働力の減少と家の崩壊を食い止めることができる。第二に「日々文明の勢力に従」って都府に流れ込んできた「無資産の徒」は「唯《ただ》手から取つて口を養ふ」だけの日々を送っており、傷病によって生活が破綻《はたん》をしている。保険はそれを救済するものである。保険というものは「禍福《かふく》平均法、また長短補充法で、社会に免《まぬかれ》るべからざる欠点を補ふもの」、すなわち、傷病による貧困を防ぎ、貧富の差が拡大するのを止めて、「社会党や其他急激なる禍《わざわい》を起す所の党派の養成」を防ぐことのできるものという(1)。

医療保険は後藤新平の論に示されているように、治安対策、社会主義運動に対する懐柔策、伝染病(感染症)対策、そして労働力の再生産を確保して国富を拡大させ、また国民に相互扶助の精神を植え付け強化するための策として出発したものであった(2)。それはやがて産業社会の進展にともない、欠勤の発生を防いで生産性の向上を図るとともに会社への帰属意識を高めたいとする、会社側の労務管理的な意向に沿って補強されていくことになる。

高度経済成長期を迎えると、医療保険は企業の従業員に対する福祉(保険料は所得から控除され、企業の保険料も非課税)として、また社会権としての健康権を保障する手立てと位置づけられるようになる。二〇〇八年度の社会保障給付費は九四・一兆円、国民所得三五一・五兆円に対する割合は二六・七六%、給付費全体に占める医療費の割合は三一・五%、二八兆一〇二七億円という膨大な額となっている。一九六〇年代から七〇年代における国民医療費の財源は、公費が二〇%から三六%に、保険料が五〇%から五三%に増え、患者負担は三〇%が一一%に減っており(厚生省「国民医療費」)、税収の伸びが比較的高かった高度経済成長期において公費割合が高まっている。

わが国最初の労働者保護法である工場法は一九一一年に公布され、一六（大正五）年の施行となっているが、業務上の傷病に対する事業主の扶助義務を定めただけのものであった。業務外の傷病を含めた社会保険としての医療保険は、二二年四月公布の健康保険法が最初となる。その施行は関東大震災の復興事業の影響から二七（昭和二）年まで延期されたが、同法は第一次世界大戦後に頻発した労働争議、緊迫した労資関係の改善と労働力の保全を目的に農商務省工務局労働課が立案し、大臣の諮問機関である労働保険調査会での審議を経て、高橋是清《これきよ》内閣において成立をみたものである（3）。

健康保険は従業員一五人以上の事業所に常時勤務する従業員本人のみを対象として（家族給付の導入は一九三九年）、療養の給付（給付率一〇割）および傷病手当金（所得保障）を支給し、その支給期間を一八〇日、また受診できる範囲を国および保険者との間で診療契約を結んだ開業医などとし、国庫補助と保険料（事業主および被保険者による折半）によって運営するものとなっていた。なお、同法は本来、事業主の負担となっている業務上の事故補償（労務災害に対する損害賠償）を、組合員の相互扶助を基調としている健康保険の被保険者にも負担させる仕組みとなっており、労務災害と健康保険との分離は労働者災害補償保険法ができた四七年四月のことである。

その後、被保険者には受診心得を配布してみだりに受診することを禁じ、医師には健康保険診療方針を設定して乱診乱療の防止を図るなど、健康保険教育が進められている（4）。健康保険の対象が従業員五人以上の事業所となった

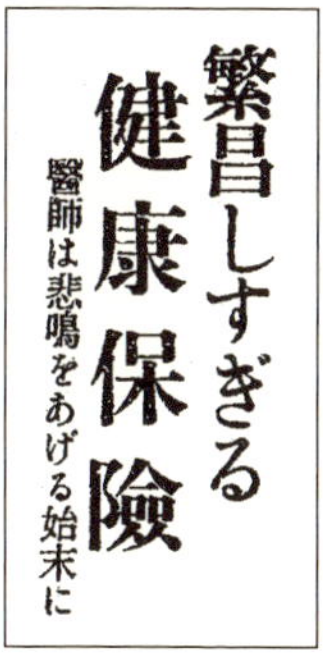
繁昌しすぎる
健康保険
醫師は悲鳴をあげる始末に
健康保険法の施行（『朝日新聞』1927年6月11日）

一九三四年からは被保険者が増え、それにつれて保険の適用範囲も拡大して安定的な運用がなされるようになった。

一方、郡部では一九三〇年代、米と繭《まゆ》の価格暴落から農村恐慌が深刻化し、医療費は高騰し、離村する医師がつづいていた。そこで農山漁村民の医療確保を目的に国民健康保険法が制定されている。三八年一月国民体位の向上と福祉の増進を目的に新設された厚生省より提案され、同年四月公布、七月施行であった。任意設立の国民健康保険組合には市町村ごとに世帯主を組合員とする普通国民健康保険組合と、同業種の者を組合員とする特別国民健康保険組合の二種があり、組合員は原則、任意加入で給付率および保険料率はそれぞれの組合において定める自治が認められていた(5)。職域保険にはじまった医療保険は、ここに職域保険に包含されない者を対象とする地域保険が作られ、国民全般をカバーする道が開かれることになったのである。

一九三九年三月になると、健康保険法の適用外となっていた給料生活者や商店の使用人らを対象に、療養費の二割を被保険者が負担する職員健康保険法（四二年に健康保険法と統合）が、また海上での長時間勤務という特殊な職場にいる船員を確保するために、政府が保険者となる船員保険法が制定されている。

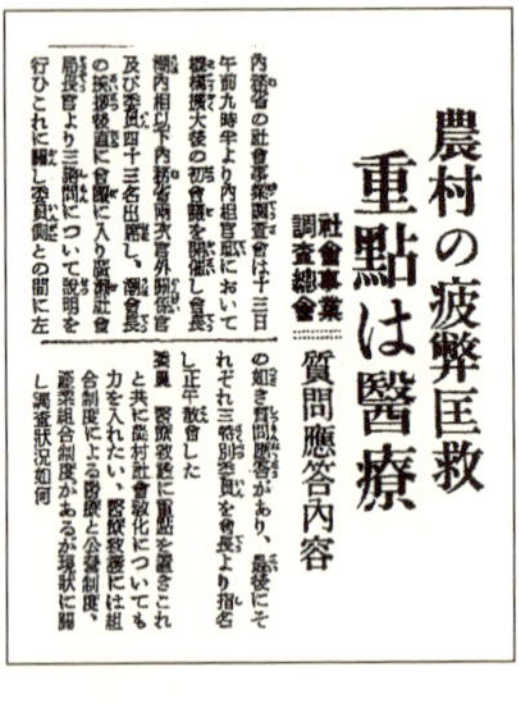
農村の疲弊匡救
重點は醫療
社會事業調査總會 質問應答内容

内務省の社會事業調査會は十三日午前九時半より内相官邸において機構擴大後の初會議を開催し會長潮内相以下内務省兩次官外關係官及び委員四十三名出席し、潮會長の挨拶後直に會議に入り當局社會局長官より三諮問について説明を行ひこれに關し委員側との間に左の如き質問應答があり、最後にそれぞれ三特別委員を會長より指名し正午散會した

委員 醫療救護に重點を置きこれと共に農村社會教化についても力を入れたい、醫療救護には組合制度による醫療と公營制度、産業組合制度があるが現狀に關し調査狀況如何

農村の医療救護
（『朝日新聞』1936年6月14日）

二　出来高払いとした診療報酬

保険医療機関（保険医）が保険者より受け取る診療報酬の取り決めは、政府管掌健康保険であれば日本医師会が内務省と、組合管掌健康保険であれば日本医師会が保険組合と、それぞれ一括団体請負《うけおい》の契約を結ぶかたちで行われていた。その際、政府はあらかじめ年度ごとに被保険者一人あたりの年間医療費を定めておいた。健康保険法が施行される前年の一九二六年度におけるその算定額は、被保険者一人一日あたりの医療費を五〇銭、年間平均診療日数を一七・三日、平均年額を八円六五銭として、そこから看護費、移送費、療養費などを差し引いた七円四二銭六厘七毛であった。

日本医師会に支払われるのは、一人あたりの年間医療費に被保険者数を乗じた額である。被保険者は登録医を定めずに、医師会の会員であって保険医となっている医師のなかから自由に選んで治療（療養の給付）を受ける。人頭割請負という、いわば予算の範囲内で医療費のすべてをまかなう方式のもとで、日本医師会は診療報酬の総額を道府県の被保険者数に応じて道府県医師会に配分する。道府県医師会のほうでは管内の医師の診療実績・内容を点数化した点数表を作っておき、その総点数で日本医師会からの配分額を除して一点単価を決めていた。各医師には稼働点数に応じた出来高払いをしていたが、被保険者の罹病率や受診率の違いから単価は地域差の大きなものとなった（6）。

単価というのは年間の総医療費を患者数で除したものであるから、患者が増えれば単価は下がることになる。当初、二〇銭ではじまった単価も患者数の増加に応じて一五銭から一二銭となった。そのため保険医は低医療費に加えて診療上の制限もあり、保険診療はなるべく敬遠して自由診療で収支を合わせようとした。そこで、一九三六年からは罹患率・受療率を勘案して定める方式に変更されている。

一九四二年には国民健康法が改正され、「人的資源の培養」「健兵健民の育成」を目的とした普通国民健康保険組合が強制的に設立され、強制加入となった被保険者本人にも一部負担の導入、家族給付五割、給付期間六カ月が適用され、医師に対しても保険医の強制指定制が敷かれた。しかし、この改正も戦局が厳しさを増し、医療資材の不足に拍車がかかる状況下では実質のないものとなった。

一九四三年二月「点数単価表」の厚生省告示によって従来の診療報酬団体請負による契約方式は廃止され、代わって厚生大臣が日本医師会や健康保険組合・国民健康保険組合などの意見を聞いて診療報酬を決める点数単価方式に切り替えられ、一点単価は全国一律で医科二〇銭、歯科一〇銭と定められた。この公定診療報酬の決め方については、四四年に有識者からも意見を聞く社会保険診療報酬算定協議会が、また四八年には保険診療の指導や監督を任務とする社会保険診療協議会がそれぞれ設置されている。五〇年には両協議会が統合されて中央社会保険医療協議会が生まれ、今日に至っている。委員は支払い側の保険者・被保険者・事業主と診療側の医師・歯科医師・薬剤師、そして公益代表者といった構成である(7)。

国民健康保険は戦後も医薬品や資材などの不足、医療費の高騰、保険料の滞納といったことから事業を休止したり縮小するところが続出しており(8)、一九四八年の米国社会保険制度調査団による報告書「社会保障制度え《(へ)》の勧告」にも、「国民健康保険組合一万中約四、〇〇〇が医療給付を中止し、あらゆる保険制度の積立金は致命的打撃を受けて、当初の機能を全く喪失するに至」っていると記されている(9)。そのため四八年国民健康保険法が改正され、保険組合を市町村公営で任意設立とし、設立地区内の世帯主およびその世帯に属する者については、被保険者として強制加入させる方式をとることになった。強制という措置は、所得の高い者や健康な若者が保険から逃げ出さないように、また疾病リスクの高い者が保険から排除されないように、クリーム・スキミング（cream skimming）を排除するためであった。その後、五九年に社会保障制度審議会の「医療保障制度に関する勧告」を受けて、保険組合の設立は任意から義務に変えられている。

保険医療機関からの保険診療請求に対して、診療報酬明細書（レセプト）の審査と適正円滑な支払いに努めることを求めた社会保険診療報酬支払基金法が一九四八年に制定され、これまで審査および保険者からの支払い業務を担ってきた日本医師会・日本歯科医師会に代わって、公法人社会保険診療報酬支払基金（都道府県に支部）が設けられることになった。また四二年から強制設立となっていた官立医師会は四七年一一月に解散して任意設立となり、医師も任意加入となっている(10)。

戦中戦後の激しいインフレーションのなかで診療報酬単価の引き上げがつづき、健康保険財政の赤字は大幅に拡大している。一九五一年、国民健康保険料の収納率を上げて赤字を減らすために、保険料に代わって国民健康保険税という目的税の設定に踏み切っている（地方税法等の改正）。保険料とするか保険税にするかは保険者（市町村）の任意となっていたが、世帯単位の徴収となっている保険料（税）は保険加入者の収入（世帯員全員の所得を合算）や資産に応じて課す応能割と、所得や能力などに関係なく一律均等に課す応益割を組み合わせたもので、組み合わせ比率は保険者に任された。被用者保険にはない応益割の導入は国民健康保険における所得捕捉率の低さ、すなわち源泉徴収される被用者とちがい申告にもとづく自営業者らを対象としていたことに由来していた。国民健康保険のおもな対象である農村では、現金収入が農産物の収穫の時期に限られていたため保険料（税）の徴収も思うようにいかず、そのため一九五三年には国民健康保険の給付費の二割、六六年には四割を国庫負担（助成）とすることになった。

雇用主がなく労使折半とはいかない国民健康保険に対する国庫の導入について、すでに米国社会保障制度調査団の報告書は「もしもこの国民保険制度がないとしたならば、全部を国庫の税収入によって賄《まかな》はれている生活保護法によって与へられる医療（医療扶助）によって処理されることになる。「前者（健康保険）の場合にあっては、被保険者の直接負担は費用の一部のみである。少なくとも同額が使用主負担となっている。この使用主の負担額は生産費となり、生産物品の価格に含まれるが故に、それは全消費者大衆に転嫁《てんか》せられるのである。自治体健康保険制度に参加する人々の場合に、この様な費用の転嫁は余り明らかではない。従ってこの二種（国民健康保険と健康保険組合）の制度の間の差異を、医療の為の実費の一部を支弁する補助金制度によって平均化することは適当である」との見解を示していた(11)。国庫負担の導入には国民健康保険加入者に多い低所得層に対する保険料の負担軽減、所得再分配機能の強化(12)、保険間格差の是正といった意味も込められていた。

当初、医薬分業の実施予定となっていた一九五五年に間に合わせるかたちで作業が進められていた新医療費体系は、医薬分業の遅れもあって五八年一〇月の導入となった。新医療費体系は薬剤などのモノ（投薬・注射）と技術料（診察料）とが一体となっていた薬代的な診療報酬のあり方を改め、原価計算などにもとづく規格化された医療費体系を打ち立てようとするものであった。しかし、医療内容の標準化や質の担保がなされていない状態での体系化には限界があった。そこで技術料は医療者が得ている現実の所得を基礎にして算定し、診療行為の難易度にもとづく診療報酬の調整に関しては将来の問題として先送りすることになった(13)。

新医療費体系における診療報酬の設定水準は低く、モノと技術料との峻別《しゅんべつ》も不十分なものであったが(14)、完全な実施をみないまま診察・検査・手術など技術を要する医療行為に高い点数を付ける甲表と、モノと技術を分離せず薬価差益のある投薬・注射料に高い点数を付ける乙表の両表を設定することになった(15)。医療機関は甲乙両表のどちらでも選べたが、国公立・公的病院の多くは甲表を選び、中小の民間病院や診療所の多くが乙表を選んでいる(16)。一九六二年度の政府管掌健康保険の一診療日あたりの診療行為別点数をみると、甲表の病院では入院と外来の点数が一〇二・四と三五・六であるのに対し、乙表の病院のそれは九四・六と二九・一であった。また甲表の診療所では入院と外来の点数が八四・五と一六・三であるのに対し、乙表の診療所のそれは九〇・一と二五・四であった。病院においては甲表のほうが高く、診療所では乙表のほうが高くなっている(17)。なお、診療

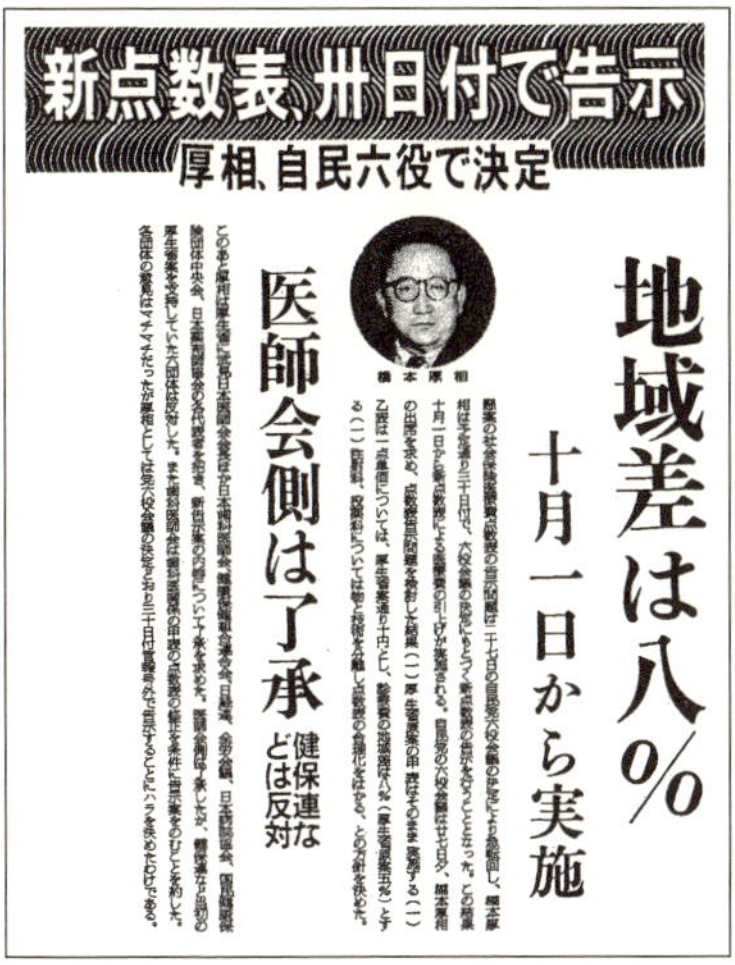

(『朝日新聞』1958年6月28日)

報酬は大都市とその周辺の甲地とその他の市町村の乙地との間で差を設けていたが（四八年）、新医療費体系は両地の間で甲表五％、乙表八％の地域差を設定している（六三年甲乙地の区分撤廃）。

この新医療費体系では診療報酬を引き上げようとする場合、単価をそのままにして診療行為の点数のほうを引き上げるかたちとなる。出来高払いを原則としていたが、それは提供した医療行為ごとに、それぞれの項目に対応した点数が加算され、診療報酬が計算される仕組みであった。その対局にあるのが包括払いで、医療行為の量によらず傷病に応じて一定額を支払う仕組みである。出来高払いのもとでは医師の裁量で濃厚な医療に傾きがちとなり、国民医療費を押し上げる大きな要因となっている。その一方で、医師たちに多くの患者を診させる動機を与え、医療の普及に貢献をしている。

国は国庫負担率や診療報酬点数を上下させることによって医療の供給量を調整し、新しい技術の普及にあたっては新技術に高い点数を付与し、医師をそちらに誘導する手法をとった。その意味では、出来高払いは政策を反映させやすい方式であったが、乱診乱療のおそれが常につきまとうことになった[18]。診療報酬は一九六三年九月に三・七％引き上げ、それ以降、およそ二年に一回の引き上げを行っているが、物価の上昇との関係でいえば低水準であった。特に経営費のほぼ五〇％を占めていた人件費では、給与ベースの引き上げに連動しない診療報酬であったため、病院は赤字を抱えることになった。

診療所とちがい多職種の職員を抱える病院では、人件費負担が重く、また稼働させている医療機器類も多いため減価償却費などの必要経費も大きかった。赤字のしわ寄せは患者に及び、長い待ち時間、薬の大量投与、入院時の差額ベッド代、看護婦不足に起因する付添い負担となって現れた。規模の異なる診療所と病院の診療報酬は別建てにすべきものである。

三　地域と職域からなる国民皆保険

戦後、日本経済の回復のスピードはめざましく、「消費者は常にもっと多く物を買おうと心掛け、起業者は常にもっと多く投資しようと待ち構えていた」と、一九五六年版の経済企画庁『経済白書（年次経済報告）』は表現している(19)。しかし、五〇年代半ばに至ると、その経済の回復による浮揚力はほぼ使い尽くされ、欲望の熾烈《しれつ》さも減少することになった。同白書はあの有名なフレーズ「もはや戦後ではない」と記し、「回復を通じての成長は終わった。今後の成長は近代化によって支えられる」といい、「経済社会の遅れた部面は、一時的には近代化によってかえってその矛盾が激成されるごとくに感ずるかもしれない……〔近代化の〕遂行に伴う負担は国民相互にその力に応じて分け合わねばならない」と決意を促している(20)。

近代化によって生じた矛盾、その矛盾の拡大によって生じた社会のひずみを直に受ける社会的弱者、増えつづける弱者の救済は大きな課題となっていた。その課題のひとつに無保険者の存在があった。幸いにも医療保険の普及は一九五四年一一月から五七年六月までつづいた「神武景気」、五八年六月から六一年一二月までの「岩戸景気」に支えられて進み、五八年度の保険加入率をみると、町村で八一・二%、六大都市で六二・一%、その他の市で七九・六%に達している。未加入者の多くは被保険者の資格認定問題を抱える都市に集中していたが、世帯業態別の加入率では、常用勤労者のいる兼業世帯で九五・二％、耕地面積三反未満の常用勤労者世帯で八七・三％、その他の兼業世帯で七七・六％となっており、加入率が低かったのは家内労働者世帯で四〇・七％であった(21)。

総務庁の「家計調査年報」によれば、一九五九年の可処分所得は五五年に比べ一・三倍となっている。生活に余裕が生まれ、また公費を保険に投入して患者負担分を減らしたことによって（厚生省「国民医療費」）、加入者は順調に拡大していった。

「岩戸景気」も二年目となった一九五九年度には、国民健康保険組合の設置を促す運動の効果が現れ、国民健康保険の加入者数は被用者保険のそれを上回る逆転現象も生じている。六〇年度末には被用者保険四三五二万人（政府管掌健康保険一八五八万人、組合管掌健康保険一二七四万人、日雇健康保険一九八万人、船員保険六〇万人、各種共済組合保険九六三万人）に対し、国民健康保険は四八三二万人。両者を合わせた保険適用者数は総人口九三八四万人の九七・八七％となって、生活保護法の適用者と国立らい療養所、児童福祉施設などの施設収容者を除けば、皆保険体制はほぼ達成というレベルに至った(22)。六一年末の医療保険未加入者は人口の一・六％である。なお、六三年の国民健康保険法の改正によって、生活保護法の適用者は国民健康保険の被保険者から適用除外となり、皆保険体制は同法の医療扶助によって補完されるものとなった。

皆保険への歩みを前進させたのは、石橋湛山《たんざん》内閣が一九五六年に策定した「国民健康保険法改正方針試案」「国民健康保険普及促進法要綱」、すなわち五七年度から国民健康保険の被保険者を計画的に毎年増やし、六〇年度までに五人未満の零細な事業所の被用者を含む医療保険未適用者、およそ三〇〇〇万人のすべてを国民健康保険に吸収するという「国民健康保険全国普及四カ年計画」であった(23)。

五八年三月内閣総理大臣官房審議室が行った「社会保障に関する世論調査」によれば、疾病による生活不安を解消させるための手段として、医療保険制度の確立をあげる者が多く、皆保険への期待は大きなものとなっていた(24)。そうした世論を背景に法案の準備が進められ、第二次岸信介内閣の五八年一二月皆保険を定めた新国民健康保険法が公布され、翌年の一月施行となった。

岸信介といえば、一九五一年九月に締結した日米安全保障条約の強行改定にともなう争乱で後世に名を残した政治家である。六〇年一月に調印された新安全保障条約には、在日米軍基地が攻撃を受けた際、自衛隊が共同防衛にあたるとした規定が設けられていたところから、アメリカの戦争に日本が巻き込まれるとして激しい安保反対闘争が展開されたのである。岸内閣は同年六月に改定条約の自然成立を待って総辞職したが、そのあとを受けて同年七月に生まれた池田勇人内閣は国民の所得を一〇年以内に倍増させる政策を一二月に閣議決定し、国民の目を政治から経済に向かわせている。

宮本太郎によれば、岸信介は広範な国民を包摂する社会保障制度の実現に力点を置いたのに対し、池田勇人は就労および所得の拡大によって福祉を代替させ、経済成長にともなって生ずる所得格差については、あらゆる階層の所得水準を高めることによって解消を図ろうとするものであったという(25)。実際のところ高度経済成長にともなって生じた労働力不足が労働生産性の上昇率を上回る賃上げを可能にさせたことにより、所得格差は縮小に向かい、企業の生産性向上に積極的に協力する労働組合も生まれ、保守政権の支持基盤が形成されることになった(26)。

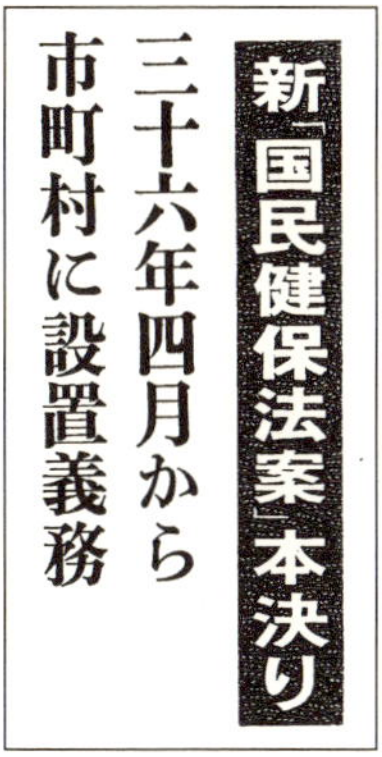
新「国民健保法案」本決り
三十六年四月から
市町村に設置義務

(『朝日新聞』1958年3月11日)

日本の社会保障の手本はイギリスのベヴァリッジ(W. H. Beveridge)が一九四二年の報告書のなかで示したもので、厚生省はそれにもとづいて医療の国営化を視野に入れた医療計画を進めていた。それに対し日本医師会は戦前の医療統制の再現となる国営化に強く反発し、医師の裁量が尊重される医療のあり方を主張していた。六一年四月の施行となった皆保険は厚生省と日本医師会の妥協のうえにできあがったものであったが(27)、その皆保険体制とは市町村の任意の固有事務とされていたこれまでの国民健康保険事業を国の団体委任事務として、全市町村および特別区に実施義務を負わせ、国民に強制加入させるシステムであった。

公的医療保険の普及率九八%をもって出発した皆保険体制は、三五一三市町村の九九・九%で実施されていた国民健康保険を基本とするものであった。国民健康保険法第五条は「市町村又は特別区の区域内に住所を有する者は、当該市町村が行う国民健康保険の被保険者とする」としながらも、第六条では被用者保険に加入している間は第五条の被保険者としないと定めている。すなわち、皆保険は国民健康保険を基本とし、職域保険である被用者保険を併用することによって組み立てられたのである。なお、一九五九年にはすでに就業者に占める雇用者割合が五割を超えていた。

保険加入者には保険料(税)負担の義務が発生するが、被用者保険であれば事業者がその二分の一を原則負担する労使折半となっている。退職後は住居地の国民健康保険に加入することによって保険の連続性が保たれることになるが(国民健康保険側の負担を調整するために、退職者が支払う保険料と被用者保険からの拠出金でまかなう退職者医療制度が創設されたのは一九八四年のこと)、そのことによって国民健康保険は所得水準の低い高齢者を抱え、財政面で大きなハンディを負わされることになった。構造的な課題である(28)。

皆保険は「個人の責任や自助努力では対応しがたいリスクに対して、社会全体で支え合い、個人の自立や家庭の機能を支援し、健《すこ》やかで安心できる生活を保障する社会的な安全装置（セーフティネット）」としての役割を担うように設計され(29)、貧富や健康不健康の差にかかわりなく、所得に応じた保険料の支払い（応能割）と患者負担で、必要に応じて全国のどこの医療機関においても（フリーアクセス）、公平平等な医療を権利として受けられることを建前としている。医療費についての心配を軽減させて受診能力を向上させることになった皆保険、それがもたらした「安心感と労働力の確保は国民の消費活動を支え、経済成長に大きく寄与すること」にもなっている(30)。

しかし、国は医療保険に税を投入するなど医療費の支払いについては社会化を進めたが、医療機関の社会化、すなわち、全国津々浦々に一定レベル以上の医療水準にある医療機関を配置することに関しては踏み込まず、医療機関の都市偏在や無医村・無医地区の問題を残存させることになった。医療機関の国営化については非効率への危惧《きぐ》と財政面から早々にあきらめ、民間の医療機関を育成し、それらを公定の診療報酬によってコントロールするという道を選んだのである。

皆保険が推し進めたものは医療の社会化、すなわち、「国民のすべてに対し治療給付及び予防給付を受け得る機会が均等に与えられるよう国家ないし社会の責任において給付の提供方法について措置を講じてゆくこと」(31)と「医療の低価格化」であった。その恩恵は前にふれたように大きなものであったが、他方で国民の間に健康の自己管理に対する意欲を低下させて、安易な受診と専門家任せの心性を育み、国民医療費を高騰させていくことになった。

(1)「疾病の保険法」『大日本私立衛生会雑誌』一一六号、一八九二年。
(2)新村拓『健康の社会史』一〇一-一〇二頁、法政大学出版局、二〇〇六年。
(3)佐口卓『日本社会保険制度史』一一三-一二三頁、勁草書房、一九七七年。吉原健二・和田勝『日本医療保険制度史』三四-四一頁、東洋経済新報社、一九九九年。全国保険医団体連合会編『戦後開業医運動の歴史』二七-三五頁、労働旬報社、一九九五年。
(4)『朝日新聞』一九二七年三月五日、一九二八年八月一六日ほか。
(5)清水玄『国民健康保険法』三七-三九、六六-六八頁、羽田書店、一九三八年。注3佐口同書二四一-二四二頁、全国保険医団体連合会同書四九頁。
(6)日本医師会編『国民医療年鑑』一九六四年版、一六八頁、春秋社。社会保障研究所編『医療保障と医療費』第二章「診療報酬決定のメカニズムに関する歴史的考察」(西村万里子)、東京大学出版会、一九九六年。注3吉原同書五四-五五頁。
(7)注6日本医師会同書一七〇頁。中静未知『医療保険の行政と政治』三〇四-三〇九頁、吉川弘文館、一九九八年。
(8)鍾家新『日本型福祉国家の形成と十五年戦争』一二三-一二四頁、ミネルヴァ書房、一九九八年。
(9)社会保障研究所編『戦後の社会保障　資料』二九頁、至誠堂、一九六八年。
(10)注7中静同書三〇六-三〇九頁。島崎謙治「わが国の医療保険制度の歴史と展開」、池上直己・遠藤久夫編『医療保険・診療報酬制度』所収、勁草書房、二〇〇五年。
(11)注9同書八〇頁。
(12)中村隆英『日本経済　その成長と構造』二八四-二八六頁、東京大学出版会、一九九三年。
(13)注9同書五七七頁(厚生省保険局医療課「新医療費体系資料」一九五四年九月)。
(14)池上直己、J・C・キャンベル『日本の医療』一四九-一五二頁、中央公論新社、一九九六年。

(15) 注6社会保障研究所同書。注3吉原同書二五一－二五二頁。
(16) 『厚生白書』一九六〇年版、二三八－二三九頁。
(17) 『厚生の指標』一九六四年版、一六四－一六五頁。
(18) 注14同書一六八頁。
(19) 経済企画庁『経済白書（年次経済報告）』一九五六年版、四二頁。
(20) 右同。
(21) 『厚生の指標』一九五九年版、一三六頁。
(22) 『厚生白書』一九六一年度版、二六八頁、同一九六二年度版、一〇九頁。
(23) 注9同書五二三－五二四頁。
(24) 『厚生白書』一九五八年版、三〇頁。
(25) 宮本太郎『福祉政治』六九－七四頁、有斐閣、二〇〇八年。
(26) 勝又寿良『戦後50年の日本経済』一一五－一一七頁、東洋経済新報社、一九九五年。渡辺治編『日本の時代史』第二七巻『高度成長と企業社会』四二、六四－六九頁、吉川弘文館、二〇〇四年。
(27) 注14同書三〇－三三頁。水野肇『誰も書かなかった日本医師会』四九－五〇頁、草思社、二〇〇三年。
(28) 注10池上同書二頁。
(29) 社会保障構造の在り方について考える有識者会議「21世紀に向けての社会保障」、二〇〇〇年一〇月。
(30) 右同。
(31) 注9同書一八七－二〇五頁。

第三章　医療を支える仕組みの変化

一　国民皆保険を嫌う医師、差別医療を疑う患者

医療産業の第一の基盤は患者であり、第二に医療産業人である。基盤の拡大には疾病の増加も必要で、インフルエンザの流行が医療機関の経営を立ち直らせることもある。一九六〇年代、医療の社会化、医療保険の普及によって潜在患者が掘り起こされ、医療機関は活況を呈することになった。

皆保険が達成される以前、医師たちの多くは保険診療に対して快く思わず消極的であった。米国社会保障制度調査団の報告書「社会保障制度え《（へ）》の勧告」（四八年七月）は医師たちの保険診療に対する見方について、次のように記している(1)。すなわち、物価は高騰しているのに保険診療報酬のほうは低く抑えられていたため、「医師は保険料率のあがるよりも早く、一般患者への料金を上げることが出来るので、被保険者よりも一般患者をみる方を好んで」いたこと、医師は保険診療によって大量の書類を処理しなければならず「診療簿作成だけでなく、凡《すべ》て行った診療の請求原簿を備へなくてはならないし、更に、保険基金に対しての請求のために転写するといふ手数」がかかり面倒に思っていた

こと、診療報酬の支払いが遅れがちで、「〔延滞が〕平均四ヶ月、最高は一〇ヶ月にも及ぶと報告せられている。かういふ延滞は、物価の昂騰《こうとう》を続ける時代に在っては、医師にとっては重大なこと」で、生活に支障が生じていたこと。

さらに医師たちが保険診療を忌避し自費診療を患者に勧めていた理由として、自分の行っている治療法が外部の保険者や審査委員に知られてしまうのを恐れていたこと、医師の間で患者獲得のための値引き競争がはじまり、医療収入が減るのではないかといった疑心が生じていたこと、低所得層の多い都市部での保険診療は医療機関の持ち出しとなること、人口の流動化によって被保険者の資格認定がむつかしくなること、患者との関係が疎遠なものになることへの危惧《きぐ》があった[2]。一九五九年の「医療保障委員の最終答申」もそのことにふれて、医師にとっての医療とは「医師と患者との人格的な交流を基盤」とするもの、権利や義務といった関係ではなく信頼関係のうえに成り立っているものであって、そこに第三者である社会保険などが介入すべきではない、と医師たちは考えていたと記されている[3]。

また医師たちが強く忌避していたのは「制限医療」であった。一九五五年の「七人委員会の報告」によれば、「制限医療」とは政府が定めた治療指針（療養規定）や薬の使用基準に従った場合にのみ診療報酬を支払い、それ以外の診療行為に対しては公定の診療報酬を支払わないとするものであった。「制限医療」は医師という専門職に与えられる自由で創造的な判断である裁量権を制約するだけでなく、

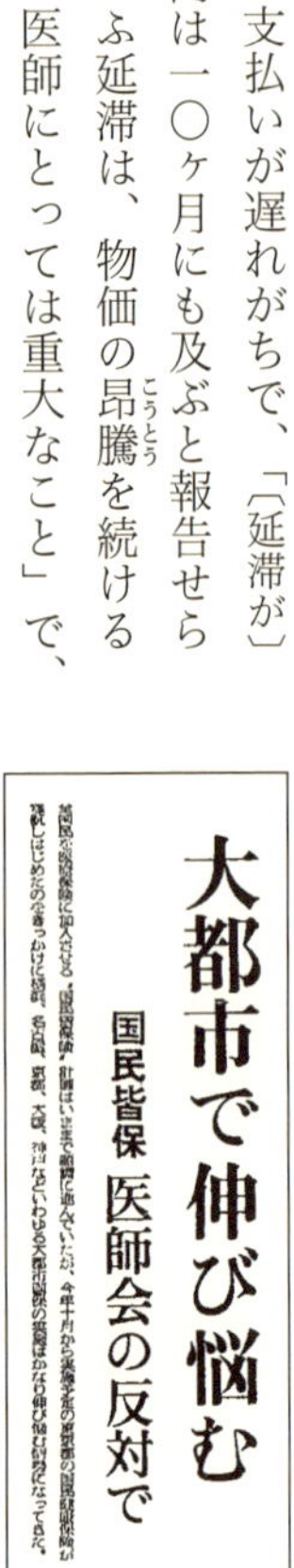

（『朝日新聞』1958年9月3日）

医師と患者の自由な契約にもとづく医療を否定し、追加の費用を負担しようと思っている被保険者の選択的な受診の機会を奪うものでもあると、医師たちは主張していた(4)。

医師たちが危惧した医師と患者との人格的な交流、それは井伏鱒二《いぶせますじ》が一九四九、五〇年に発表した小説『本日休診』にみられる「一度に治療代が出せないので月賦払にする」とか、「病人の気にしているらしい手術料とか入院料は、いつでも都合のついたときで差支《さしつか》えないと云《い》ってきかせた……それで先生が手術料も普通の半金でよろしいと云う」と描写される行為(5)、すなわち、患者の生活事情に精通した医師が善意の裁量で医療内容も費用も決めることができる人情味のある触れ合いを指している。健康保険法では患者の一部負担金の減免を認めていないが、医師の自律性を制限する「制限医療」は医師の誇りを傷つけるものなっていた。

保険医および保険医療機関の二重指定制も不満の種であった。二重指定制とは、保険医療機関の指定を受けようとする病院・診療所の開設者は所在地の地方厚生局長にその旨を申請し、地方社会保険医療協議会の諮問を得てから決定をみるという手続きが必要であること、それと同時に、医師・歯科医師個人においても同様な申請をして保険医としての登録手続きをしておかなければならないというものである(「保険医療機関及び保険薬局の指定並びに保険医及び保険薬剤師の登録に関する省令」)。

「七人委員会の報告」は個人と医療機関の双方を指定する二重指定制の意義を次のように記している(6)。「病院内において一、二の保険医が指定を取り消されたとしても、病院自身としてはなんらの反省をも行われないということも生じる。また病院によっては、取り消されるべき原因が保険医個人の行為というよりは事務長その他の事務職員の行為に基づく場合も少なくはない。したがって、病院では個人指定制を貫くことは問題である」として、保険医あるいはそれ以外のスタッフが不祥事を起こしたときに、医療機関にも責任を負わせるうえで二重指定制が必要であると述べている。厚生省は医療機関による診療報酬の不正請求を食い止める手段として二重指定制を強く推し、五六年には二重指定制を盛り込んだ健康保険法改正案を準備したが、日本医師会の強い抵抗にあっている(7)。

一方、患者側の皆保険に対する見方はどうであったかといえば、保険診療は差別医療につながり、医師が手抜きをするのではないか、と疑ってかかっている。「あれだけ注射をしてよくならないというのは、健康保険なので医者はいい薬を使ってくれなかったのかも知れない。よしこんどは自費でかかってやろう」とか、「健康保険だからといって手術材料を節約されてはこまるのです」といった患者のつぶやきが聞かれる。医師のほうでも「健康保険で補塡《ほてん》されない医療を患者に施すわけにもいかない」し、「レントゲンの設備を買うには何十万という金がいります。よほど病人がたくさん来る病院でもないと、そんなにたくさんの金を用意することはできません。借金をしてレントゲンをそなえても、借金をなしくずすのに高い費用を病人からもらわなければなりません。病人はそんなに高い代金を払うことはできません。健康保険で払ってくれません」と、医師と患者の双方の思いを医師の松田道雄は述べている(8)。

皆保険前夜の郡部では、病人が出れば村人が合力《ごうりき》をし、集まった金で医師に診せるとか、村が一時的に立て替えをするとか、個人で医師へ支払う場合でも盆暮の二季払いが多かった(9)。そのため盆暮の時期には前もって集金の日時を農家に知らせ、医師は掛け取りに走り回らなければならなかった。しかし、農家は天気がよければ畑に出て不在がちで(10)、また不作の年ともなれば医療費の回収もできなかった。未収金が積もれば医師も生活に困って離村せざるをえない。その意味では皆保険は医師に掛け取りの手間を省かせ、患者を増やして生活を安定させる役割を担ったのである。

二　社会の変化に追いつけない医療改革

ＧＨＱ（連合国最高司令官総司令部）のＰＨＷ（公衆衛生福祉局）が一九四九年に改革を断行するまでは、医師の養成機関として国立一三、公立一、私立四からなる医科大学・医学部一八校と医学専門学校九校のほか、軍医の養成を目的とした四年制の臨時医学専門学校・専門部が多数あり、一万人を超える入学定員となっていた。そこから巣立った応召医師たちが戦後、戦地や外地から引き上げてきて、都会では戦災による医療施設の不足も加わり、医師が飽和状態となっていた(11)。そのためＰＨＷはレベルの低い多くの医学専門学校を閉鎖させ、入学定員二八〇〇名、人口一〇万人あたりの医師数の目安を一〇〇人として医師数の抑制を図ることになった。

一九四六年から六〇年までの一四年間、医学部数は四六に据え置かれたものの、それでも医師数は六万五一五七人が一〇万三一三一人に、年平均二七〇〇人強の増加をみている(12)。医師の過剰感を緩和させ、医師の生活確保と医療の社会化を促進させる意図も含んでいた皆保険は、施行と同時に予想を超える受療者をみたため医学

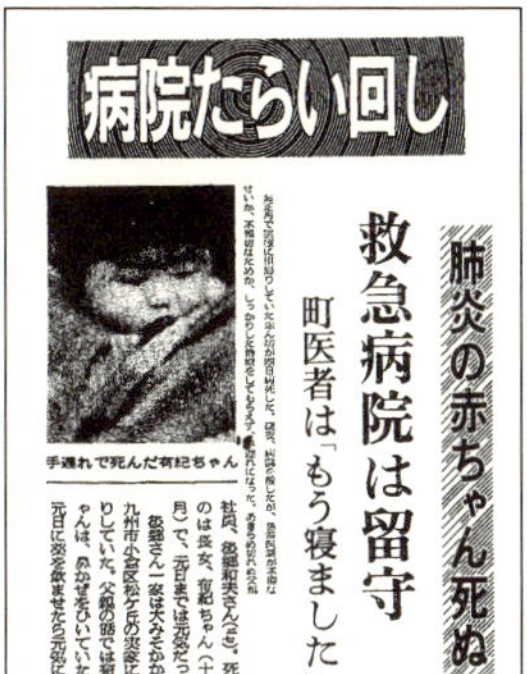

（『朝日新聞』1972年1月5日）

部の入学定員を徐々に増やしていったのである。それでも六〇年代末には医療需要の急激な増加にともなう医師不足から「患者のたらい回し」が社会問題となっている。

一九六九年四月、自民党の医療基本問題調査会（西村英一会長）は人口一〇万人あたりの医師数を一五〇人程度とする「国民医療対策大綱」を発表している。それを受けた文部省のほうでは八五年までに入学定員を六〇〇〇人程度とする目標をたて、医学部の新設に踏み出すことになった。七〇年、北里大学は開発途上国に対する医療国際協力、無医地区解消のための医師派遣、職業病や公害病に対処するための公衆衛生・予防衛生・産業衛生の推進を掲げて（「医学部設立趣意書」一九六八年）、財界および地方自治体首長らの支持を取り付け医学部の設置にこぎつけている。同年には秋田大学、杏林大学、川崎医科大学、七一年には帝京大学、東洋医科大学（聖マリアンナ医科大学）、愛知医科大学に医学部が設置され、入学定員は五六〇〇名、一〇年前の二倍となっている。七三年二月に「経済社会基本計画（一県一医科大学構想）」が閣議決定されたことから、七五年には医科大学・医学部数が七〇、入学定員七一二〇名となり、七九年の琉球大学まで医学部の新設はつづいた。

少し話が先に進んでしまったが、医師の不満や不安を抱えたままに移行した皆保険体制は、保険料の負担能力が比較的低い国民健康保険財政の基盤を安定化させるために、保険者である各市町村に交付される療養給付費の国庫負担率を継続的に引き上げていくことになるが（一九八四年から国庫負担率は引き下げとなる）、経営規模も賃金も大幅に異なる経済の二重構造を投影させた各種の保険制度そのものには手をつけず、分立した状態で施行に踏み切ることになった。一九六〇年当時の賃金格差は、従業員一〇〇〇人以上の製造業に勤務する者の賃金を一〇〇とした場合、五〇〇人以上で七六・一、一〇〇人以上で六一・〇、五〇人以上で四九・四、一〇人以上で四〇・六となっていた(13)。

皆保険体制は経済を下支えしていた中小企業(常時五人以上の労働者を雇用している事業所)に適用される一九二七年施行の政府管掌健康保険、大企業(常時三〇〇人以上の労働者を雇用している事業所)に適用される同年施行の組合管掌健康保険、三九年施行の船員保険、四八年施行の国家公務員共済組合、五三年施行の私立学校教職員共済組合、同年施行の日雇労働者保険、五六年施行の公共企業体職員等共済組合(国鉄・専売公社・電電公社)、六二年施行の地方公務員等共済組合といった被用者保険と国民健康保険との間に横たわる保険料負担、給付率、給付範囲における格差問題、親方日の丸的な運営と批判される政府管掌健康保険の赤字問題、従業員五人未満の零細企業の被用者およびその家族を被用者保険ではなく国民健康保険に編入した問題など(14)、未解決なままでの出発であった(15)。

池田隼人首相から「社会保障制度の総合調整に関する基本方策」について諮問された社会保障制度審議会は、一九六二年八月「社会保障制度の総合調整に関する基本方策についての答申および社会保障制度の推進に関する勧告」を出し、そこにおいて次のように述べている(16)。すなわち、社会保障は「国民生活を安定させる機能をもつとともに、なおそれが所得再分配の作用をもち、消費需要を喚起し、また景気を調節する等の積極的な経済的効果をもつ」ものであって、「公共投資および減税の施策と並んで、あるいはそれ以上重要な意義」を持っているとし、高度経済成長がもたらす社会保障の充実とともに、再分配機能がもたらす消費刺激が経済成長を促すことにもなると指摘し、日本は今後、「〔社会保障〕制度が比較的に完備している自由主義の諸国の現在の割合を、少なくとも下回らない程度にまで引き上げる」ように努めなければならないが、社会保障の計画を立てるにあたっては

「国庫負担、保険料および受益者負担の割合についての原則をあらかじめ確立し、その原則により費用の配分の原則を定めること、また各種の社会保障についても、その間の均衡の基準を定めること」が必要であるという。

そして、これまでの応急的に作り上げられた社会保障制度は「制度全体を通じた一貫した計画に欠けている。またそれはそのときどきにおいてやむをえないものに対して、財政的に最小限度の措置のみをしたこともあって、自然、諸制度間のバランスが考えられていない。その結果、たとえば被用者に対する医療保険制度のように高い水準のものもある一方、名ばかりの貧弱な制度もある」ので、「どういう部分を税金でまかなうべきか、どういう部分を保険料でまかなうべきか、またどういう部分を関係者の負担とすべきか」を議論の核にすえなければならない。分立している保険制度の統合については、それはにわかにできることではないので、まずは「諸制度間の財政の不均衡を解消」させるための国庫負担を増やす必要がある。しかし、それにもおのずから限度があるので「保険者間においてプール制による財政の調整をはかること」を考えなければならない。

今後は「所得再分配の観点にたつとともに費用の効率的な使用を考えて、できる限り保険料と給付との比例関係を廃し、保険料は能力に、給付は必要に応ずる方向に進むべき」であること、「社会保障の対象として夫婦と未成熟の子を世帯の単位とし、それを基礎として親族または扶養義務者との関係を正確に規定するべき」であること、それをしたうえで「従来の勧告および答申にあたって採用した医療、年金、国家扶助、公衆衛生、社会福祉というような事業別区分による考察をやめ」、今後は「社会保障の対象たる国民階層を、貧困階層、低所得階層、一般所得階層というふうに分け、それぞれの階層に応ずる対策とこれらの諸階層に共通する対策に分けて考察」する必要があるとしている。

そこで貧困階層に対しては生活保護制度を充実させること、貧困に陥るおそれのもっとも強い低所得階層に対しては税金を重点的に投入すること、一般所得階層に対しては「被用者とそうでない者に分けて、これに対する制度を二本立て」とし、分立している制度間の給付水準や条件の違いの是正に努めること、給付率については「それぞれの制度ごとに被保険者、被扶養者を通じて九割程度にまで、さしあたっては最低七割程度にまで引き上げる」こと、給付期間については「どの制度においても転帰〔傷病が経過して治癒または死、その他の状態に移行〕まで」とし、給付の範囲についても「できるだけひろげ、通常必要と考えられるような診療や薬剤はすべて提供するようにする」ことを求めている。

被用者保険については「将来の方向性として一本の制度にすべき」であるが、当面は現行の健康保険組合や公務員等の共済組合は残し、プール制による財政の調整を行うようにする。国民健康保険については将来、「国営にもってゆくのが理想であるが、医療機関の分布が不均等な段階では、健康管理がゆき届くという点も考えて市町村営のままとしておき、所得再分配という点は都道府県ごとに財政調整のためのプール制度をつくって行うことが現実的である」と述べている。以上、改革の方向性は示されたものの、その実現には多くの困難が待ち受けていた。その後、保険制度改革の議論は国会の場で年中行事のように繰り返されることになるが、制度の組み立ての前提となっていた雇用労働者の夫と専業主婦と子どもから成る標準世帯や労働のあり方の変化は早く、制度改革がそれに追いつけない状況となっていた。

三　経営の苦しさを訴える開業医

社会保障制度審議会の「社会保障制度の総合調整に関する基本方策についての答申および社会保障制度の推進に関する勧告」(17)が出される前年、一九六一年四月一日時点における組合管掌および政府管掌健康保険の被保険者は初診時に一〇〇円以下、入院当初の一カ月間は一日あたり三〇円を負担するのみであったのに対し、被扶養者のほうは医療費の五割を負担(七三年に三割負担)することになっている。ただし、組合管掌健康保険のなかには法定を上回る給付をしているところも多かった。一方、国民健康保険の被保険者および被扶養者は五割負担(六七年に三割負担)であり、被用者保険よりも給付の範囲は狭く、入院時の給食、寝具の給付など行われないところも少なくなかった。被用者保険も国民健康保険も同一傷病についての療養給付期間は三年で打ち切りとなっている。

患者に自己負担を求めていたのは、基本的には財源の乏しさからきていることであったが、患者負担をなくした場合、国民がリスク回避の行動をとらないで安直な受診に走ることが予想され、また医師のほうでも患者の経済的な負担を考慮しなくてもよいため、過剰な検査や治療に傾くおそれがあった。前田信雄によれば、被保険者と被扶養者の間における給付率の差は、保険というものが生活費を稼《かせ》ぎ出す世帯主の早期治癒と所得補償に主眼をおいており、家族の医療は世帯主がみてきたという歴史的な経緯から来ているという(18)。

皆保険の開始以後、給付率の改正があり、療養給付期間の制限は一九六三年に撤廃されている。また療養担当規程外の療養をすれば保険診療扱いにしないという「制限診療」も撤廃され、保険外の扱いとなっていた抗生剤の適用範囲も拡大されて、受療率は上昇の一途をたどることになった[19]。

被用者保険と国民健康保険における給付率の差は、そのまま受療件数（年度間給付件数を年度平均適用者数で除した受診率）や受療内容（一件あたりの平均診療報酬点数）に反映されている[20]。一九六五年と七五年における一人あたりの受診件数をみると、政府管掌健康保険の被保険者は五・六三件と六・四六件、被扶養者は三・九六件と六・一一件、それに対して組合管掌健康保険の被保険者は五・四一件と五・三五件、被扶養者は四・五八件と六・二二件、また国民健康保険は三・三五件と五・三八件となっており[21]、被保険者の受療内容では政管、組合、国保の順で高く、被扶養者のそれでは組合、政管、国保の順で高くなっている。

また一九七〇年度の一般診療一件あたりの点数（一月から三月の診査分における一件あたりの月平均診療報酬点数）は、政府管掌健康保険の被保険者が五四九・八点、被扶養者が二八六・九点で二倍の開きとなっている。組合管掌健康保険の被保険者は四五二・三点、被扶養者は二八八・四点で一・六倍の開き、国民健康保険は三八七・〇点である[22]。給付率が高くて自己負担の少ない者ほど受療に積極的であり、低所得者が比較的多く保険料負担の重い国民健康保険は他の保険のそれに比べて、自己負担の多い分だけ受療を控える傾向にあった。傷病の治療において被用者保険を利用する者が五五％、国民健康保険を利用する者が四五％であったが、療養の給付金額に占める割合は被用者保険が七〇％、国民健康保険が三〇％となっている。

高度経済成長期の医療といえば、国民相互の助け合いを前提とする皆保険体制の樹立と定着ということに尽きるが、それは同時に拡大する保険財政の赤字との闘いでもあった。なかでも政府管掌健康保険は一九六四年以降、組合管掌健康保険よりも一日あたりの診療費も受診率も高くなって、累積の赤字が国鉄と米と並んで3Kと呼ばれていた。赤字問題の余波は保険診療に大きく依存するようになった医師の生活にも及んでいた。皆保険によって患者は増えたものの、物価や人件費が上昇したため、保険診療収入は相対的な低下をみたのである。

話は少し前後するが、診療単価の引き上げを求めた日本医師会は一九六一年二、三月に一斉休診を、また保険診療を拒否して自由診療を実施するという保険医総辞退（保険医登録抹消の申し出）を図っている。要求項目には診療単価の三円引き上げ、「制限診療」の撤廃、甲乙二表の一元化（一九九四年に実現）と地域差の撤廃、社会保険請求事務の簡素化が掲げられている。二月には一斉休診に突入。保険医総辞退のほうは政府との間で「制限診療」の撤廃、診療報酬の地域差解消についての合意が得られたことから回避されることになった(23)。

開業医の生活は困窮疲弊している、というのが日本医師会の主張であったが、当時の平均的な開業医像を、日本医師会が一九六五年に行った医療経済実態調査から構成すれば、およそ次のようなことになる(24)。すなわち、開業医の経験年数は一五・二年で、三四、三五歳に開業し、平均年齢は五〇歳。内科系が七割、外科系が二割弱である。無床診療所と有床診療所の割合は半々で、医業用建物の平均面積は無床診療所が六五・三四平方メートル、一～一〇床の診療所が一六七・六四平方メートル、一一～一九床が三七七・五二平方メートル。木骨モルタル造りが五割弱、木造が三割強といったところである。

エックス線装置の保有率が八割強、顕微鏡が一〇割、心電計が六割、冷蔵庫が七割強、自家用車が九割である。五年前のエックス線装置の保有率が六割弱、心電計が二割強であったから(25)、診断精度の向上がうかがわれる。しかし、それは同時に開業設備費の上昇をもたらし、投下資本回収のための乱療を招くことにもなった。

医師の医療活動は普通診療日で一日一〇時間。内訳は診療に八・八二時間、診療外活動に〇・五五時間、診療報酬請求明細書の作成に〇・九七時間である。慢性的な看護婦不足から家族も医療活動に動員されており、配偶者の六五%が一日六・三時間働いている。その内訳は診療に三・二四時間、診療外活動に一・二七時間、診療報酬請求明細書の作成に〇・八六時間である。その他の家族も二一%が一日六時間働いている。家族内労働に依存している点では農家経済と同じである(26)。平均的な診療所の職員構成は医師一・一人、看護員一・九人、その他の使用人一・〇人で、計四・〇人。看護員とは看護婦・保健婦・助産婦・准看護婦・看護補助者・看護学校生

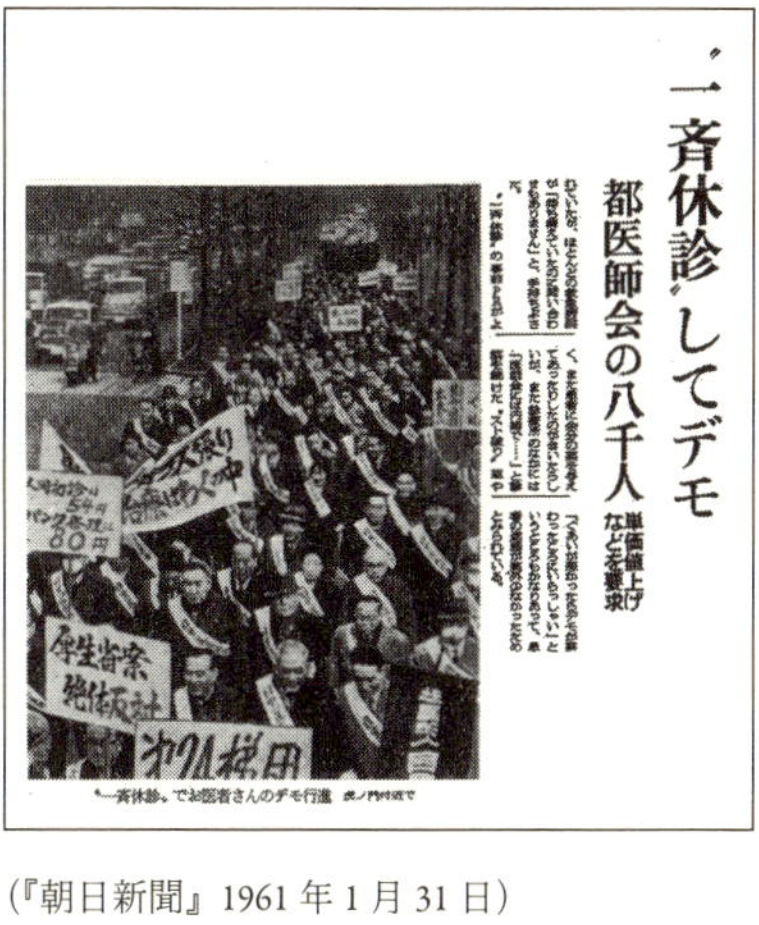
"一斉休診"してデモ
都医師会の八千人
単価値上げなどを要求

（『朝日新聞』1961年1月31日）

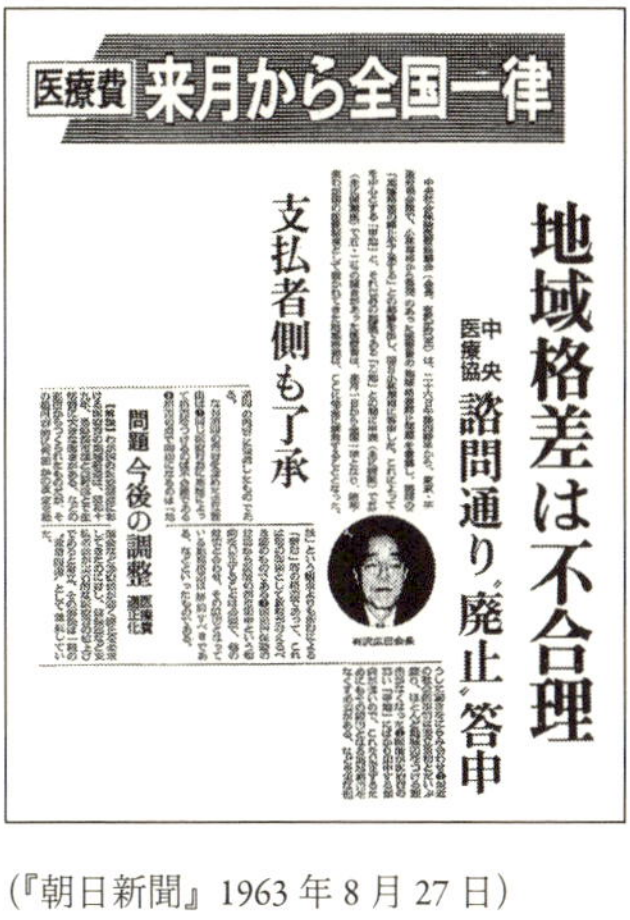
医療費 来月から全国一律
地域格差は不合理
中央医療協 諮問通り"廃止"答申
支払者側も了承
問題 今後の調整

（『朝日新聞』1963年8月27日）

徒をいい、一九六三年時の構成割合でいえば、看護婦一四％、准看護婦一九％、看護補助者四五％、看護学校生徒一九％である。

一日の平均患者数（全日休診および半日休診を含む）は無床診療所で四〇・二人、一～一〇床で五〇・一人、一一～一九床で八〇・一人、全体では四八・〇人。普通診療日のみでは五六・一人、半日休診日で三二・四人、休診日でも六・八人の患者が来ている。一九六三年時の患者一人に対する診療時間は、患者数二五人以下の診療所で約三五分、二六～五〇人の所で約一六分、五一～七五人の所で一〇分、七六～一〇〇人の所で八分、一〇一人以上では五分となっている。

患者の疾患で多いのは、乳幼児から青年層までは急性上気道感染・気管支炎、二〇歳代から四〇歳代では胃および十二指腸の疾患・呼吸器系の疾患、五〇代以上では高血圧性疾患・胃および十二指腸の疾患、老年層においては神経および末梢神経節の疾患・関節炎およびリューマチとなっている。

医業関係の実収入については、一九六三年を一〇〇としたとき、六五年が一四九、六七年が一八八、六九年が二七一、七一年が三一二となり、八年間で三・一倍の伸びとなっている。医業関係の実支出も同じく六三年を一〇〇としたとき、六五年は一三四、六七年は一九五、六九年は二九八、七一年は三一五となり、八年間で三・二倍の伸びである。収入よりも支出の伸びが高く、収益は低下している。支出の最大のものは薬品・衛生材料費で、六三年には全体の三四・三％を占め、六五年には四二・六％、六九年には四四・〇％となっていた。

四　保険医総辞退に向けられた世間の目

日本医師会は一九六一年につづいて、七〇年一月にも一斉休診と保険医総辞退を決議している。武見太郎会長の主張は、赤字の政府管掌健康保険と財政豊かな組合健康保険との間における格差の是正と財政調整、物価や人件費の上昇に応じて診療報酬の改定を行うスライド制の導入、医療の基本理念を規定した医療基本法の制定、健康保険組合から従業員の家族を分離して国民健康保険などへの移し替え、地域保険が家族の健康増進の責任を負う体制の樹立、といったことであった。また武見は地域医療を担う開業医が病床を持つことにも反対し、入院が必要な患者が出れば医師会病院へ送ればよいという。開業医は外来と往診に専従し、予防検診も含めた家庭医としての役割を果たすべきであり、その分業ができれば病院の乱立や医療費の無駄遣いはなくなるといった考えを持っていた。

医師会立病院は開放型オープン・システム(27)をとっていたが、一九六三年三月の医療制度調査会の答申はそのオープン・システムについて、次のように述べている(28)。すなわち、現在の非開放型クローズド・システムの病院は、院内医師団のみによる診療が行われているため、他の病院・診療所の医師・歯科医師との間に遊離をきたし、地域社会を中心とした医療態勢の確立が困難となっている。開放型病院の問題で過去において最も多く議論された点は、「診療管理が困難なこと、経営が不確定なことなど病院の開設者または管理者の立場からの批判や意見」であった。開放型病院の問題を考えるにあたって、「医師・歯科医師が社会的機能を発揮するために必要な施設としての医療施設は、いかにあるべきかという観点にたって再検討されなければならない。この見地にたてば、開放型病院は医師・歯科医師対患者の人間関係の保持、診療の一貫性、いわゆる開業医の技能の向上、医療施設に対する投資の節減等、種々の利点を有している」ことがわかるとし、医療施設は開放型の形態をとることが望ましいと結論づけている。武見がいうように、診療所は病床を持たないで外来に特化すれば、入院中心の病院との機能連携も進むことになる。

日本医師会は一九七一年七月、一斉休診と保険医総辞退の指示を出し、それに応じて四二都道府県の六万余人の医師が保険医を辞退するに至った。患者は保険医の辞退がなかった国公立病院に殺到し、保険医の辞退があった民間の医療機関では、受診のたびに患者は煩わしい手続きを求められた。すなわち、政府管掌健康保険適用の患者においては現行の診療報酬の単価にもとづいて計算された全額をその場で支払い、後日、受診の医療機関が発行した簡易請求書・領収書を持参して社会保険事務所から療養費の償還を受ける。国民健康保険適用の患者はそのまま現行の診療支払い体制が維持されたが、組合管掌健康保険適用の患者においては、医師自身が定める基準に従って現行点数の数倍の医療費が徴収され、後日、患者は保険者の定める一定の基準に従って医療費が償還されるという方式がとられた。この現金償還制（療養費払い制）は現行システムを否定し自由診療の復活をめざしたものであ

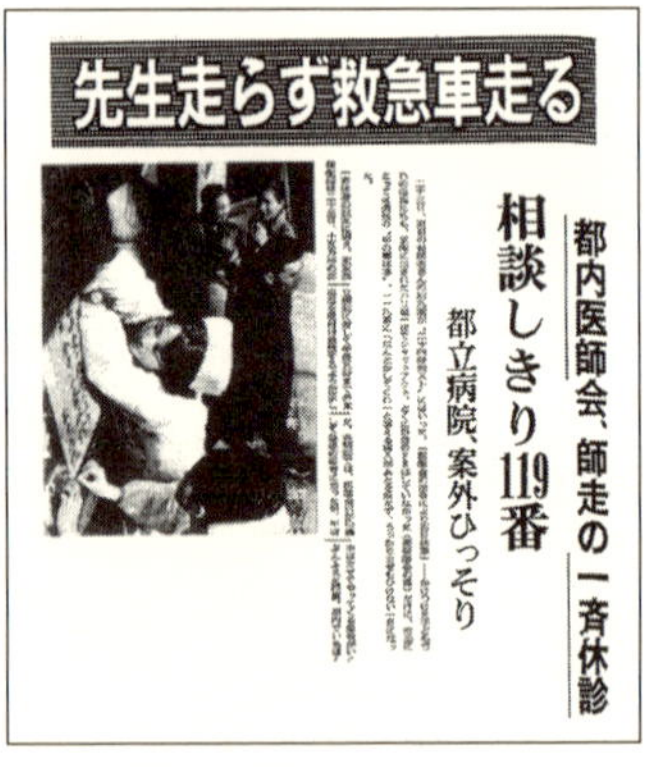
先生走らず救急車走る

都内医師会、師走の一斉休診

相談しきり119番

都立病院、案外ひっそり

（『朝日新聞』1969年12月23日）

るが、結果として民間の医療機関は患者を大幅に減らすことになった。

現金償還制は医療費の有力な調節弁として、今日でもその是非が議論されているが、この方式は保険者が医療費の全額償還を保証しているものではなかった。「医療保障委員の最終答申」でも触れられていたが、同方式を採用している国では五割から八割程度の償還であったという(29)。償還制は手続きが煩雑で事務コストもかさみ、また現金の持ち合わせのない病人の受診を拒否する結果となるため、皆保険の理念を打ち消すものであった。そのため一カ月にもおよんだ一斉休診と保険医総辞退への世間の反発は強かった。

総辞退を契機に、開業医に対する不満や「医者たたき」がマスコミなどより噴出している。作家の近藤啓太郎は卵巣がん末期の妻を看取った記録である『微笑日記』のなかで、「先頃の保険医総辞退の問題にしても、医者の汚《きたな》さが目立つ。現在の保険の料金では医者は赤字だから、料金を上げると言う。赤字が真実ならば、医者は働けば

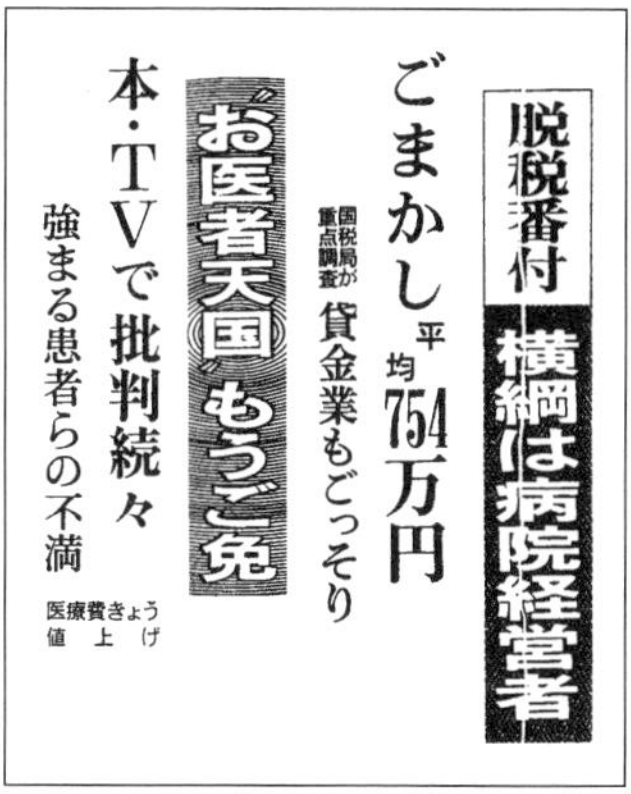

脱税批判の見出し（『朝日新聞』1970年2月1日, 1971年2月4日）

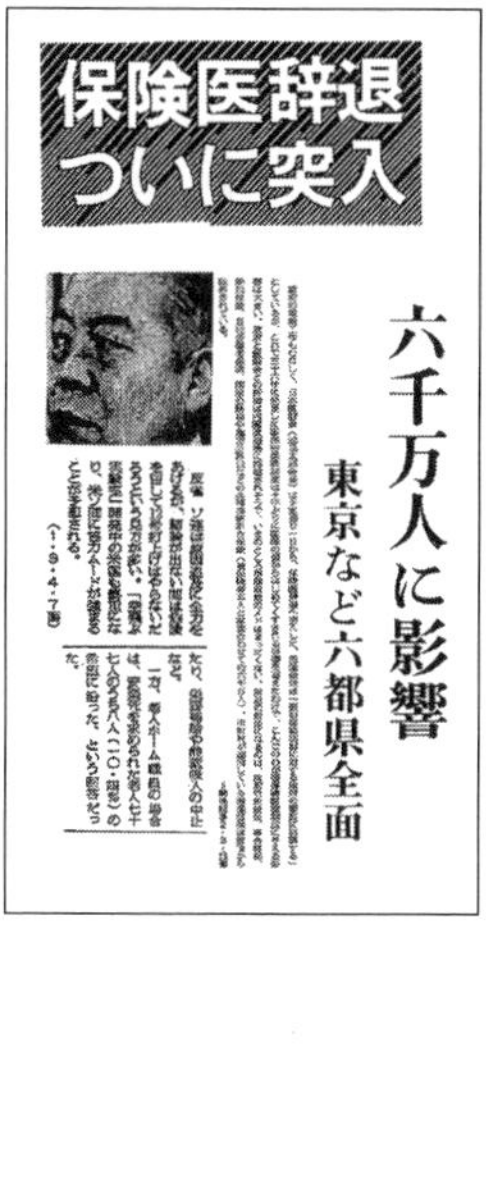

（『朝日新聞』1971年7月1日）

働くほど貧乏するわけだが、現実は開業医のほとんどがきわめて裕福な暮らし向きである。昨年、ある友人は長男の中学生をスイスの夏季学校に参加させた。数十万円の費用がかかるのだが、参加者の三分の二は医者の子どもだったという。それほどに医者は裕福なのであるから、保険料金が安くて赤字だというのはおかしい。赤字だというのが嘘《うそ》か、もし本当だとしたならば、医者は保険料金の水増しその他、何らかの不正を働いているとしか考えられない。しかも、その上で医者は脱税もする。毎年、発表される脱税ワーストスリーに、必ず医者が挙げられているのは、周知の事実である」と批判している(30)。

一方、看護婦も看護要員の不足にともなう労働強化と人権を無視した勤務の強制に対抗して、待遇改善の要望を掲げ、一九六〇年一〇月から翌年四月にかけて病院ストを構えている。東邦医大、東京女子医大、北里研究所のそれぞれの付属病院のほか、日赤や厚生年金病院などの公的病院も参加し、ストは京都、岩手、新潟、大阪へと拡大していった(31)。その後も看護婦不足が改善されず、病棟閉鎖や制限の状態がつづいた。六八年には新潟県立病院で看護婦の増員と夜勤の二人体制、夜勤日数を月八日以内とすることを求めた「二・八闘争」が起こり、その闘争はやがて全国化していった。

看護婦の養成についての問題点は、すでに一九五五年の「七人委員会の報告」でも指摘されている(32)。すなわち、「各病院あるいは医師会等が、その資金を以て所定の規格を整えた専門の学校をつくり、その宿舎を整え、全面的にその生活を保障し、無月謝で、被服小遣《こづか》いまで給して、それぞれ養成をはかるのが通例であって、これに対する国庫の補助などは一文もない。しかも職業安定法の関係から、その卒業生がその資金を提供した病院に勤務するという保障は全くないのである。この種の出費が、結局、医療費を高くし、最終的に患者の肩にかかるものであることは明らかである。こういうような措置を講じなければ志望者を集め得ない現状からいっても、医療に不可欠な看護婦養成の国民全体に与える利益からみても、この種の養成こそは、むしろ国が自ら当たって然るべきものと思われる」とある。

病院病床に対する看護婦数をみると、一九六〇年は一〇・八人、六五年は九・九人、七〇年は一〇・〇人と減少気味である。これに対して准看護婦数は六〇年が七・五人、六五年が九・〇人、七〇年が一〇・八人と増加、看護補助者数は六〇年が四・一人、六五年が五・六人、七〇年が五・六人と横ばいの状態となっている（厚生省「医療施設調査・病院報告」）。

保険医総辞退が収拾された後、社会保障制度審議会は「医療保険制度の改革について」（一九七一年九月）を、また社会保険審議会は「医療保険制度の根本的改正について」（同年一〇月）をそれぞれ提出している。それら答申によれば(33)、保険制度については被用者保険と国民健康保険の二

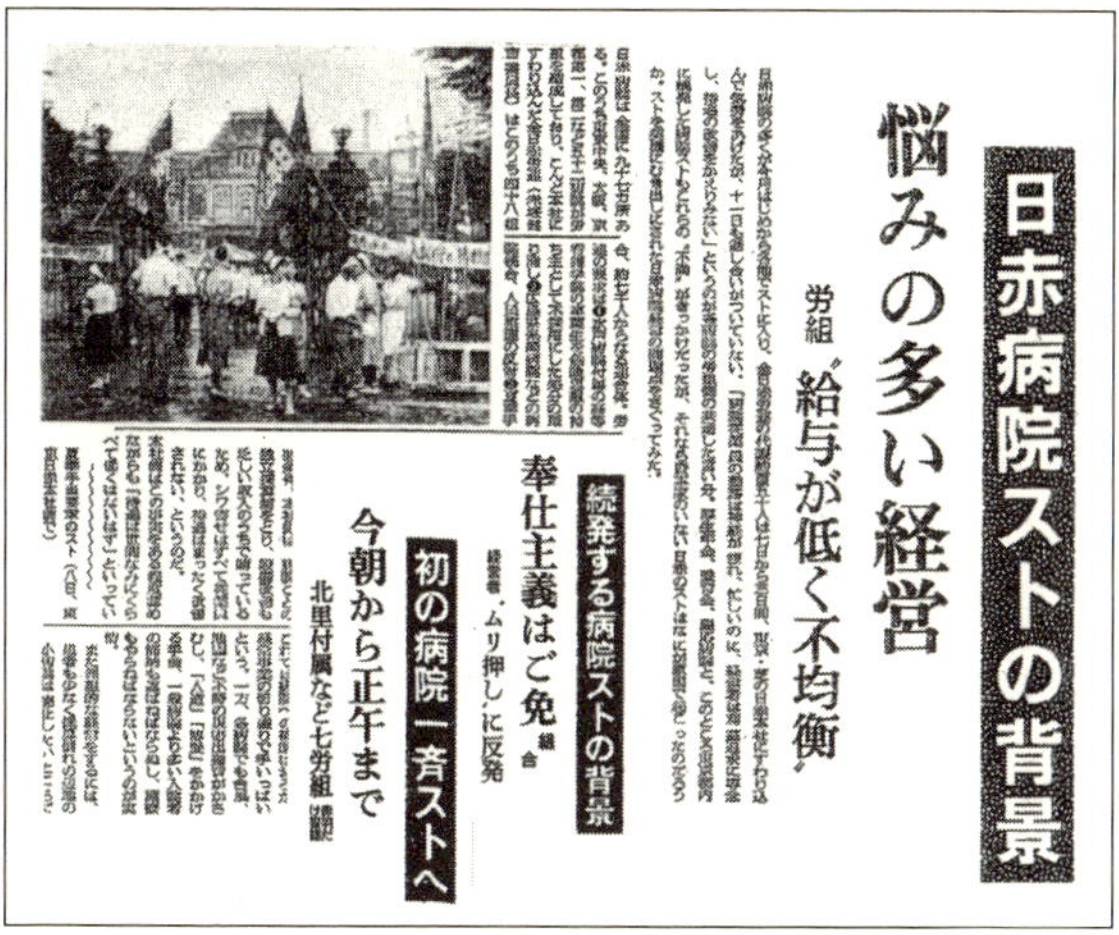
日赤病院ストの背景
悩みの多い経営
労組 "給与が低く不均衡"
続発する病院ストの背景
奉仕主義はご免 組合
"ムリ押し"に反発
初の病院一斉ストへ
今朝から正午まで
北里付属など七労組

病院ストの見出し
（『朝日新聞』1960年7月12日，10月28日，11月1日）

本立てを維持すべきであるとし、その理由として一元化は被用者保険における事業者負担が見込めず、財源不足から給付の低下のおそれがあること、規模の拡大により保険経営の効率性が悪化し、徴収率も低下すること、医療水準の低下と国庫負担の増加を招くことなどをあげ、被用者と自営業者の所得把握上の差異を無視して一元化を図ることは現実的でないという。今後は共済組合保険と船員保険と組合管掌健康保険の三者を統合させ、また政府管掌健康保険のなかから規模の大きな事業所を組合管掌健康保険に移行させるのがよいとする再編案を提出している。皆保険後、保険制度のあり方についてさまざまな議論と提案がなされているが、再編に向けての動きは超高齢社会に近づいた最近になってやっとはじまったところである。

もうひとつ近年の動きとして注目されるのは、患者との自由契約にもとづく自由診療への傾斜である。日本医師会は裁量権のある自由診療の復活を主張してきたが、自由診療とは安全性や有効性などについての評価が行われず、情報の十分な開示のない診療ともいえるものである。一九八四年の健康保険法改正によって導入された特定療養費制度（高度先進医療部分は自己負担とするが、それ以外の診療・検査・投薬・入院料などは特定療養費として保険で支払う）、二〇〇六年の保険外併用療養費制度は自由診療復活の一歩であり、混合診療を解禁せよとする圧力も強まっている。

保険外併用療養費制度とは差額ベッド代(34)、歯科の金属材料差額、時間外診療、制限回数を超えるリハビリテーションなどの医療行為、一八〇日を超える入院などアメニティに関したものを対象とする「選定療養」の部分と、医学的な価値の定まっていない新薬や新治療法で、保険収載の適否を評価している途上にあるものを対象とする「評価療養」の部分の二つからなっている。

現行の規則では保険診療と自由診療を併用させることはできず、自由診療を行った場合は保険給付の対象となっている診療分も含めて、すべてを自由診療の扱いとしなければならないと定められている（「保険医療機関及び保険医療養担当規則」「保険薬局及び保険薬剤師療養担当規則」）。この枠組みが外されると、保険診療部分は医療費抑制策に沿って縮小され、自由診療部分は拡大されて差額徴収が増えていくことになる(35)。一九八一年の世界医師会で採択された患者の権利に関する「リスボン宣言」（九五年改訂版）が「差別なしに適切な医療を受ける権利」をうたっているように、支払い能力によって医療の質が異なる階層消費の構造は好ましいものではない。

二〇〇九年九月、東京高裁は保険診療と保険外診療を併用した場合、保険診療に相当する部分について、療養の給付は受けられないとする混合診療禁止の立場をとる厚生労働省の解釈に対し、保険診療に相当する部分の給付は、健康保険法または憲法第二五条に違反するものではないとする控訴審判決を出し、〇七年の東京地裁判決を覆《くつがえ》している(36)。混合診療が適法となれば、自己負担の差額徴収分をカバーするために民間の医療保険の出番が増え、医療法が規定する医療の非営利性の原則もなし崩しにされてしまうことになる。

二〇一〇年六月、経済産業省は医療産業研究会（伊藤元重東京大学経済学部長）がまとめた報告書を公表している。そこには「公的保険制度の外の世界も活用しながら、需要に応じた供給がなされるように医療の産業化を進め、医療市場を拡大する必要がある」と記されている。つまり公的保険で行える範囲を抑制し、不足する分を民間保険でカバーさせるとともに、疾病予防や介護予防事業に民間のフィットネス産業やエステティック産業などをからませたいというもので、混合診療の解禁を見据《みす》えた提案である。

民間の医療保険は疾病発生のリスクやコストに対応した多様なプランを社会の中間層以上に用意することで成長してきたが、そのはじまりは国民の所得が上向いた高度経済成長期であった。生命保険協会の歴史によれば、同協会は一九六二年に健康保険研究委員会を立ち上げ、生命保険の仕組みで私的健康保険を運営するための研究をはじめている。翌年には被用者保険の被扶養者および国民健康保険の被保険者を対象として、患者負担金に相当する部分をカバーする「入院特約ならびに健康保険」、そして被保険者が死亡した際に死亡保険金を給付するとともに、被保険者の日本国内における疾病または傷害に対して、患者負担金および間接医療費をカバーする「医療保障付定期保険」を企画している。しかし、いずれも厚生省や日本医師会などの反対にあって実現しなかったとある(37)。

その後、損害保険業界が一九六三年に交通事故傷害保険を発売したのをうけて、生命保険業界も六四年に災害保険特約を商品化し、災害保険金のほかに傷害の程度に応じて傷害給付金を支払い、また不慮の事故によって入院した場合には入院給付金を支払う仕組みを作り上げている(38)。さらに七一年から七七年にかけて、成人病を対象とする「成人病特約」または「成人病入院特約」と、災害によらない「病院入院特約」あるいは「手術給付金付疾病入院特約」を発売している。これらの保険に中間層以上が反応し、保険外負担などの臨時支出に備えて加入する者が増えていった(39)。

一九八四年には社会保険で保障されない医療費分を給付する「疾病保険」も売り出され(40)、また翌年五月に出された大蔵省の保険審議会答申では、「それら民間の医療関連保険は健康保険法改正による公的医療保険の後退部分を補完するものである」とした位置づけが図られている(41)。民間の医療保険は経済的な弱者を対象とせず、また医療の必要度の高い人ほど加入にあたっての制約や高い保険料が設定されている。そうした民間の医療保険によって補完されなければならないような公的保険制度をめざすならば、それはもう皆保険体制とはいえないであろう。

(1) 社会保障研究所編『戦後の社会保障　資料』七〇-七三頁、至誠堂、一九六八年。
(2) 『朝日新聞』一九五九年九月三日。
(3) 注1同書六二四頁。
(4) 注1同書六〇四頁。
(5) 井伏鱒二『本日休診』九六、一一九頁、新潮社、一九五五年。
(6) 注1同書六〇二頁。武見太郎「池田内閣の社会保障に望む」『日本医師会雑誌』四四巻四号、一九六〇年八月。
(7) 有岡二郎『戦後医療の五十年』八八-八九頁、日本医事新報社、一九九七年。
(8) 松田道雄『結核をなくすために』五四、六五-六六、八八頁、岩波書店、一九五〇年。
(9) 若月俊一監修、松島松翠編『佐久病院史』一四四頁、勁草書房、一九九九年。
(10) 鈴木利弥『病院を支えた底力』一〇一頁、悠飛社、二〇〇六年。
(11) 川上武・小坂富美子『戦後医療史序説』一〇頁、勁草書房、一九九二年。橋本鉱市「軍医増産の教育社会史」、青木保ほか編『近代日本文化論』第一〇巻所収、岩波書店、一九九九年。幸田正孝「わが国ヘルスケアシステムの研究」『社会保険旬報』二二七四号、二〇〇九年一月。
(12) 厚生省医務局『医制八十年史』巻末統計八〇九頁、印刷局朝陽会、一九五五年。
(13) NHK放送文化研究所編『日本人の生活時間』二〇二-二〇三頁、日本放送出版協会、一九六三年。
(14) 一九六〇年当時、五人未満の事業所は政府管掌健康保険の適用もなく保険加入は任意で、厚生年金保険の加入率は一一・九%、失業保険のそれは八・六八%であった。
(15) 総合研究開発機構・戦後経済政策資料研究会編『国民所得倍増計画資料』第六四巻所収「条件整備分科会報告案」三一四頁、日本経済評論社、二〇〇一年。地主重美『医療と経済』四三-一〇五頁、読売新聞社、一九七〇年。
(16) 注1同書二五〇-二六六頁。
(17) 注1同書二四九-二六六頁。
(18) 前田信雄「健康保険の家族給付をめぐる諸問題」『社会保険旬報』一〇七〇号、一九七三年三月。
(19) 『厚生白書』一九六二年版、一一二頁。
(20) 『厚生の指標』一九六七年版、一八一頁、同一九七七年版、一九八頁。
(21) 右同。
(22) 吉原健二・和田勝『日本医療保険制度史』一七五-一八六頁、東洋経済新報社、一九九九年。
(23) 「第八回理事会報告」『日本医師会雑誌』四四巻一号、一九六〇年一二月。
(24) 日本医師会編『国民医療年鑑』一九六七年版、一四五-一五三頁、春秋社。一般診療所における医業経営の最近の状況については中央社会保険医療協議会の「医療経済実態調査報告」によっても知ることができる。
(25) 『厚生の指標』一九六二年版、九六頁。
(26) 川上武『日本の医者』一二八頁、勁草書房、一九六一年。
(27) 三輪和雄『猛医の時代　武見太郎の生涯』二三一頁、文藝春秋、一九九〇年。
(28) 注1同書六四九頁。
(29) 注1同書六三一頁。
(30) 近藤啓太郎『微笑日記』四四-四五頁、講談社、一九七五年。
(31) 富岡次郎『日本医療労働運動史』四二九-四七八頁、勁草書房、一九七二年。全国保険医団体連合会『戦後開業医運動の歴史』一四六－一四七頁、労働旬報社、一九九五年。
(32) 注1同書六〇一頁。
(33) 『厚生白書』一九七二年版、第三章第一節。
(34) 戦前からつづく差額ベッド問題の経過については坂本重雄『社会保障と人権』一四九－一五四頁、勁草書房、一九八七年に詳しい。
(35) 遠藤久夫・池上直己編著『医療保険・診療報酬制度』第六章「薬価の現状と課題」(白神誠)、勁草書房、二〇〇五年。島崎謙治「混合診療禁止の法理と政策論(上・下)」『社会保険旬報』二三六三、二三六四号、二〇〇八年九月。
(36) 『判例タイムズ』一三一〇号、六六－八六頁、二〇一〇年一月、判例タイムズ社。
(37) 『生命保険協会七〇年史』六二九－六三五頁、生命保険協会、一九七八年。
(38) 『日本生命九十年史』一三八頁、日本生命保険相互会社、一九八〇年。
(39) 注30同書一四七－一四八頁。
(40) 注37同書七七〇頁。
(41) 注30同書二一一頁。

第四章　変貌する社会のなかでの保健医療

一　安心と不安が交錯した一九六〇、七〇年代

一九六〇年代は六二年一〇月から六四年一〇月までの「オリンピック景気」、六五年一〇月から七〇年七月までつづいた「いざなぎ景気」に後押しされて、都市にはさまざまな企業が生まれ、さまざまな職業が誕生し、またそれらが新しい需要を喚起して大きな国内市場を形成していくことになった。産業別就業者の割合をみると、六〇年には全就業者の三二・六％を占めていた第一次産業就業者が、七五年には一三・九％に減り、代わって第二次産業のそれが二九・二％から三四・一％へ、同じく第三次産業のそれが三八・二％から五二・〇％に増えている。そのことにより被用者保険の加入者数が急増して国民健康保険のそれを追い越すまでに至り、長らく保ってきた両保険の均衡が崩れ、財源をめぐる制度間調整の問題が浮上することになった。

高度経済成長の一八年間における国内総生産（ＧＤＰ）は名目でおよそ一三・六倍、実質でおよそ五倍である（1）。高度経済成長は個人所得を増やし、税収および保険料収入を増加させたことによっ

て医療の機会均等を大きく前進させ、国民の健康意識を高めさせることにつながった(2)。

総理府の「国民生活に関する世論調査」は経年的に世間一般からみた生活程度について調べているが、それによると自分を上、中の上、中の中、中の下と答えた者の割合（カッコ内は中の中と答えた者の割合）は、一九五八年が七二％（三七％）、六四年が八七％（五〇％）、七〇年が九一％（五七％）、七七年が九〇％（五九％）となっている。それらの数値を踏まえて、七七年版『国民生活白書』は「国民の九割が中流意識を持っている」と特記しているが、中流意識が浸透した背景のひとつとして皆保険・皆年金の存在がある。生存権が保障され、人びとの間に安心感や平等感が生じたのである。

多くの論者が指摘している中流意識の背景として、第一に、「三種の神器」に代表される家電製品の大量生産によって、均一で割安な耐久消費財を手に入れることができたこと。第二に、「消費革命」と呼ばれた家電製品の急激な普及が家事労働を軽減させ、また少産化による育児負担の減少によって余暇時間が持てるようになったこと。第三に、均質化した核家族の間にマイホーム主義が広がり、あこがれの専業主婦になれる者が増えたこと。第四に、生活水準の向上がホワイトカラー（事務・管理・専門的職業）、ブルーカラー（筋肉労働者）、そして農家といった階層間にあった経済的な格差を縮め、所得の均質化と大量の中間層を生み出したこと。第五に、一九五五年に設立された日本住宅公団が提供した核家族向け中高層住宅、それは汲取《くみとり》式便所に代わる水洗トイレを備え、薪風呂に代わるガス風呂、寝食分離となるダイニング・キッチン付きの二ＤＫであったが、そこから「団地族」と呼ばれる均質な家族が増えたこと。

第六に、高校進学率が一九五五年の五一・五％から七四年の九〇・八％まで急上昇し、階層の平準化が進み大衆社会が到来したこと。第七に、日本的経営といわれる年功序列型賃金体系と終身雇用と企業内福祉が六〇年代に定着し、安定した生活と優良な労働力の再生産が可能になったこと。第八に、五三年放送開始のテレビに代表されるマスコミの発達が茶の間に大量の娯楽や情報を持ち込み、国民の間に横並び意識を生み出させたこと。第九に、蒸気機関車やディーゼル機関車の電化、高速道路や新幹線の建設、電話の普及が生活圏の拡大をもたらしたことなどである(3)。

一九七一年の総理府による「社会意識に関する世論調査」によれば、高度経済成長が自分にとってよかったと思っている者の割合は六割強とある。よくなかった点については、物価の上昇、公害の増大、交通渋滞、精神的なゆとりや情緒がなくなったこと、人間関係がドライになったことをあげており、今後は物質的な豊かさよりも心の豊かさやゆとりのある生活を望むとなっている。また前にみた「国民生活に関する世論調査」において、「日常生活での悩みや不安」についての回

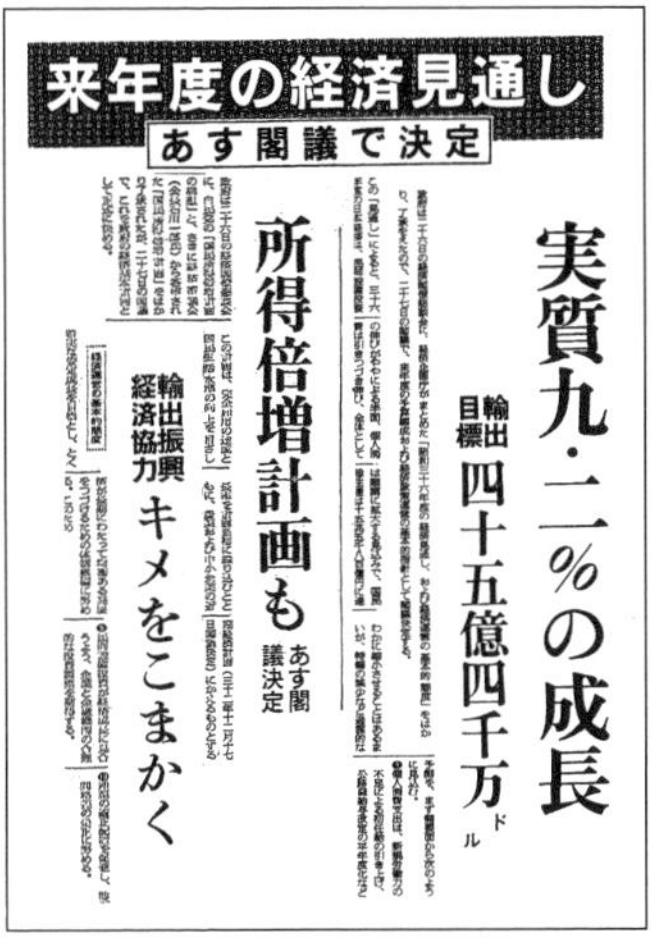

(『朝日新聞』1960年12月26日)

表5　産業別就業者の割合
(総理府「国勢調査報告」)

年	第1次	第2次	第3次
1955	41.0%	23.5%	35.5%
60	32.6	29.2	38.2
65	24.6	32.3	43.0
70	19.3	34.1	46.5
75	13.8	34.1	51.8

答の推移をみると、高度経済成長期においては「物価が高く収入が少ない」という経済不安がもっとも高く、ついで失業その他職業上の不安、病気、老後、戦争不安とつづいている。高度経済成長は国民の間に中流意識と安心感を生み出したものの、経済成長が進むにつれて悩みや不安を拡大させており、その割合は五八年の三一・〇%が、六〇年には五五・五%にまで急上昇し、その後は高止まりの状態となっている。悩みや不安の拡大に比例して家計貯蓄率は上昇していった。

　悩みや不安が増えた背景として考えられていることは、第一に、大衆消費社会の到来といわれて購買意欲をかき立てられても、手に入れるための収入や貯蓄が足りず窮乏感を募らせていたこと。第二に、食料品や雑費を中心に物価が一九六〇年からの一〇年間で五%以上の上昇をみたこと。第三に、以前に比べて物質的には豊かになったものの、生活に潤《うるお》いや余裕といったものが感じられなくなったこと。第四に、生活関連の社会資本が不足していたことなどがある(4)。

　当時、ホワイトカラーなどと呼ばれ、営業の前線にいたサラリーマンには高い労働生産性が求められていた。そのため家庭を顧みる余裕もなく、仕事一途の生活を送る「エコノミック・アニマル」「会社人間」「猛烈社員」が群生し(5)、一九六〇年における総実労働時間は年間二四〇〇時間を超える状態にあった。それ以降、七二年まで二二〇〇

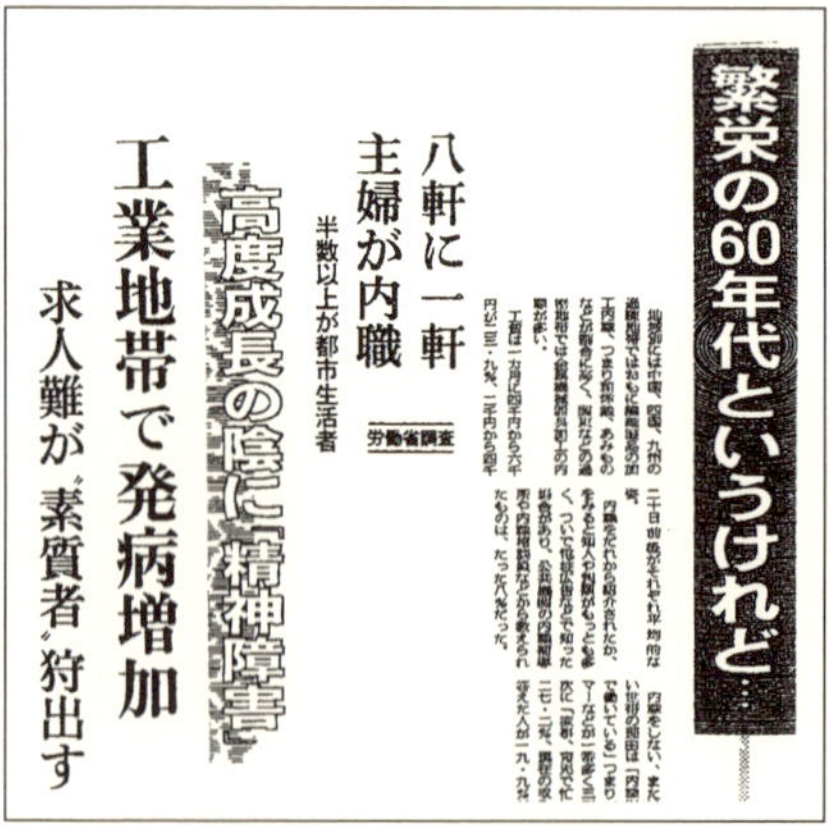
繁栄の60年代というけれど…

八軒に一軒 主婦が内職
半数以上が都市生活者
労働省調査

高度成長の陰に「精神障害」
工業地帯で発病増加
求人難が〝素質者〟狩出す

時間台での推移となっており、過労死や心身症を生み出す土壌が形成されていた(6)。さらに高度経済成長期に上昇した生活水準は栄養過多を生み、ストレスも加わって生活習慣病が広がりをみせていた。

　社会の構造的な変化のなかで地域住民は流動化し、一九七〇年には東京・中京・阪神の三大都市圏に総人口のおよそ半分が集住する状態となっている(7)。人口移動は七五年になって沈静化をみたものの(8)、この間に村の核家族化や過疎化、農業の機械化が進行し、それまで農耕、屋根葺《ふ》き、共有地・共有林の草刈り、伐採といった作業を共同で担っていた結《ゆい》や講《こう》は解体する。茅《かや》葺《ぶ》き屋根用のススキや葦《あし》が茂っていた茅場は売却され、ゴルフ場やリゾート地に転用されていった。それにともなって祭礼などの伝統行事が衰退し、井戸端会議や囲炉裏《いろり》での交わりも失われていった。農林水産業や地場産業の衰退は出稼ぎ、転職、兼業、サラリーマン化の現象を生み、「金の卵」と呼ばれた若者たちは一九五四年に運行がはじまった集団就職列車で都会の中小企業や商店に向かうことになった(9)。さらに木炭

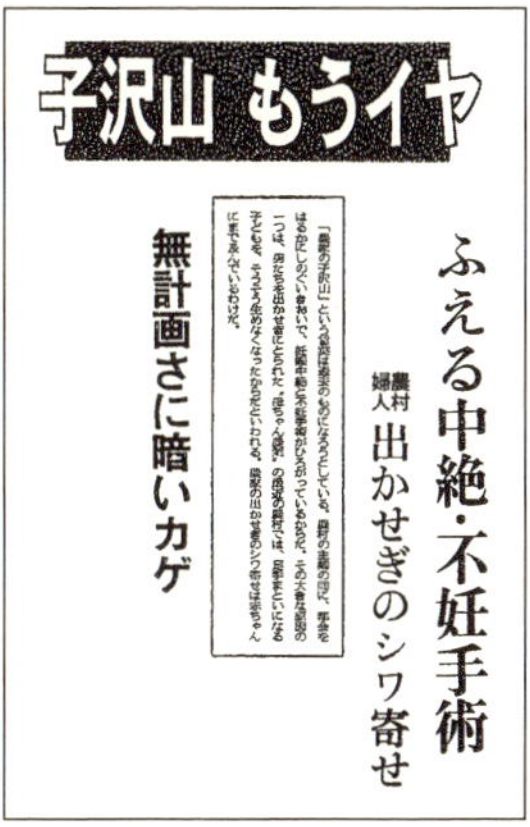
子沢山 もうイヤ
ふえる中絶・不妊手術
農村婦人 出かせぎのシワ寄せ
無計画さに暗いカゲ

(『朝日新聞』1960 年 6 月 1 日)

表 6　市部・郡部人口割合の推移
(総務庁「国勢調査」)

年	総人口	市部	郡部(町村)
1955	90,077 (千人)	56.33 %	43.67 %
60	94,302	63.51	36.48
65	99,209	68.09	31.91
70	104,665	72.17	27.83
75	111,940	75.90	24.10

前ページ：(『朝日新聞』1968 年 12 月 16 日，1969 年 12 月 27 日)

・石炭・水力から石油への転換というエネルギー革命は林業や石炭産業の斜陽化を招き、三井・三池炭鉱闘争に代表される整理合理化を引き起こしている。

労働力を過剰から不足へと一転させた高度経済成長は、都市部にも大きな変化をもたらしている。狭いアパートに通勤地獄という暮らし、子どもはテレビの普及、学歴社会、車社会の到来によって外で遊ぶ機会が減り、地域コミュニティもなかなか育たなかった。帰属意識の薄れた都会において孤立した専業主婦のなかには疲労感や疎外感を募らせる者もいた(10)。

高度経済成長期における生活環境の悪化もひどい。過密地域での産業集中を抑制して工業開発の分散化と、後進地域の開発を図るための「全国総合開発計画」(一九六一年)や「新産業都市建設促進法」(六二年)が動きはじめると、誘致先の鉄鋼・石油化学コンビナートからは亜硫酸ガスなどによる大気汚染、悪臭、振動、騒音、水質汚濁、土壌汚染、地盤沈下といった産業公害が発生。さらには進出企業と地元企業との間の賃金水準や福祉における大きな格差が要因となって、進出企業の従業員と地元住民の間に感情の対立や摩擦を生じさせている(11)。

一九五九年ごろからは富山県神通川流域でイタイイタイ病が、また六一年ごろからは三重県四日市でぜんそくが、六五年には新潟県阿賀野川流域の有機水銀中毒が問題化している。またアセトアルデヒドを製造する過程で副生される有機水銀の混じった廃水を海に流しつづけ、水俣病を発生させたチッソ株式会社がその製造を終了させたのが六八年五月、国が公害認定したのが同年九月であった。経済優先の姿勢が生み出した水俣病が公式に確認された五六年から数えて一二年も経っていた(12)。そのほかＰＣＢといった有害物質、農薬、合成洗剤の体内蓄積、六〇年代後半にはじまる急激なモータリゼーションがもたらした大気汚染と振動、下水道の不備による家庭排水の垂れ流し、光化学スモッグなどが問題化している。宮本憲一は健康被害の多くが高齢者や子どもといった社会的弱者からはじまったため、その声がなかなか届かず、対策が遅れることになったという(13)。

「公害列島日本」と呼ばれる状況において、一九六七年公害対策基本法が公布され、損害賠償請求裁判が起こされている。そこでは疫学的因果関係にもとづく判断が下され、生存権の侵害を訴えた患者側の勝訴をみている。七〇年には高度経済成長とともに急増した産業廃棄物から滲《し》み出した有害な重金属や有機化合物による汚染を防止するための廃棄物処理法が成立。その前年『公害白書』が公刊され、翌年の国会では多数の公害関係法が成立している。さらに各省庁にまたがっていた公害行政を一元化させるため七一年に環境庁が発足。七四年には公害健康被害補償法が施行され、高度経済成長が終わると同時に本格的な公害規制、被害者救済の取り組みがはじまることになった。

高度経済成長とともに高まった健康不安は、厚生省が毎年実施している「国民健康調査」にも現れている。一〇〇人あたりの有病率をみると、一九五五年の三・八人が、六五年には六・四人、七〇年には九・四人、七五年には一一・〇人にまで上昇している。二〇年間で二・七倍の増加である。高度経済成長期は長時間労働と公害によって、健康破壊がもっとも進んだ時代であった。

二　景気と家計収入に左右される保健医療費

高度経済成長から取り残された農業に対し、政府は経済発展に対応した生産性の高い農業経営を築かせて、農業と工業との間の所得格差を是正させようと一九六一年六月、農業基本法を公布している。農地の流動化と経営規模の拡大を図り、農産物の流通改善による価格の安定化、米作以外の畜産や果樹の振興をめざすものであったが、政策米価と食生活の洋風化、学校給食のパン食化の影響を受け、六〇年代後半には米の過剰から休耕田や転作を余儀なくされている(14)。農業に対する意欲は減退し、農家の後継者問題が深刻化することになった。国内総生産に占める農業総生産の割合は、五五年の一五・二%が、六七年には六・九%にまで落ち込んでいる(15)。

一九五五年から七五年までの農業の移り変わりをみると、戦後、大陸からの引揚者《ひきあげ》らで急増した農業就業人口は、この二〇年間において四割の減少、農家数は二割の減少である。農外所得を主とする第二種兼業農家が一割増え、第一種兼業農家は七割減少している(農林水産省「農林水産省統計表」)。五六年には中卒者の二六・五%が、また高卒者の一五・五%が第一次産業に従事していたが、六〇年には一三・八%と八・〇%に、六五年には七・四%と三・六%に、七〇年には五・四%と四・一%にそれぞれ減少している(文部省「学校基本調査」)(16)。

二〇年間における第一次産業就業者の年平均減少数は四五万人、それに対して第二次産業就業者の年平均増加数は四五万人、第三次産業就業者の年平

表7　世帯業態(厚生省「厚生行政基礎調査」)

年	専業農家	兼業農家	自営業	常用勤労者	その他
1955	15.7%	11.2%	13.1%	42.4%	17.6%
60	13.0	9.7	14.2	49.6	13.5
65	7.5	11.2	14.5	56.6	10.2
70	6.1	9.2	17.1	58.0	9.7
75	3.6	8.1	15.3	60.7	2.7

均増加数は一〇〇万人となっている。一九五〇年代における第一次産業就業者の減少は家族従業者にはじまり、六〇年代には営業者にまでおよんでいる(17)。その結果、前にふれたように被用者保険の加入者数が拡大し、国民健康保険のそれが縮小に向かうことになった。六五年には被用者保険の加入者割合が五五・五%、国民健康保険のそれが四四・五%、七〇年には被用者保険が五八・二%、国民健康保険が四一・八%、七五年には被用者保険が六〇・六%、国民健康保険が三九・四%となっている(18)。

第一次産業から第二、三次産業への人口移動を容易にさせていたのは、家制度の廃止にともなう家からの解放があった。そのなかで生まれた核家族化と世帯数の増加が消費を拡大させ、高度経済成長を支えることになったといわれている(19)。労働力の供給源となっていた農村にも工業化の波が押し寄せ、兼業化が進んで農家所得は向上し、

表8　家計消費支出割合
(総務庁「家計調査」, 経済企画庁『国民生活白書』1995年版, 371–372頁)

年	食料費	住居費	光熱・水道費	家具・家事用品費	被服・履物費
1950	57.43 %	2.38 %	5.41 %	1.75 %	12.30 %
55	48.72	3.06	5.72	2.30	12.01
60	41.57	4.00	5.60	4.43	12.01
65	38.13	4.27	4.95	4.44	11.57
70	34.07	4.63	4.39	5.46	10.85
75	31.95	4.86	4.49	4.97	9.15

年	教育費	教養娯楽費	保健医療費	交通通信費	その他
1950	2.42 %	7.69 %	5.75 %	1.94 %	2.94 %
55	2.86	6.06	5.57	1.74	11.98
60	3.36	6.08	2.19	2.02	18.76
65	3.86	6.72	2.52	3.53	20.01
70	2.64	7.87	2.67	5.20	22.22
75	2.75	8.41	2.50	6.10	24.81

国民全体の医療に対する負担能力は高まっていった(20)。

総務庁統計局の「家計調査年報」によれば、勤労者全体の実収入は五五年に比べて七三年のそれは五・七倍、家計消費支出全体に占める食料費の割合も年を追うごとに低下している。エンゲル係数でいえば、一九四六年は六六・五%、戦前水準に戻ったのが五〇年代前半である(21)。一人あたりの所得も消費も戦前水準を超えたのが五四年(22)、戦後復興を遂げたといわれる五五年になると四八・七%、五九年には戦後はじめて四〇%を割り、三八・八%となった六〇年にはレジャー関連の支出が増え、食料費は相対的な低下をみている(23)。

一九六五年版『経済白書』が副題に「安定成長の課題」を掲げ、持続的経済成長への途を模索しはじめたときのエンゲル係数は三八・一%。六七年には人口が一億人を突破し、三Cといわれたカラーテレビ、カー、クーラーの「新三種の神器」がもてはやされ、「一億総中流」となる。七〇年には三二・二%となる。国威発揚と産業の振興を担って、日本万国博覧会が大阪で開催された年である。そして、第一次石油危機を経験して低成長の時代に入った七五年は、世帯人員の減少もあって三二・〇%にまで低下をしている(24)。

食料費以外の費目では、家庭用耐久消費財の普及によって家具・家事用品費が増加、交通通信費、交際費(雑費)、教養娯楽費は大幅に増加し、住居

表9　家計指標(総務庁「家計調査」全国全世帯)

年	世帯人員	有業人員	実収入	消費支出	保健医療費
55	4.84人	1.55人	29,169円	23,211円	511円 (2.2%)
60	4.51	1.65	40,895	31,276	684 (2.2)
65	4.26	1.65	65,141	48,396	1,221 (2.5)
70	3.98	1.64	112,949	79,531	2,122 (2.7)
75	3.89	1.59	236,152	157,982	3,945 (2.5)

費は小幅な増加にとどまっている。そのほかの教育費、被服履物《はきもの》費、光熱費・水道費は大きく下げている。全体としてみれば「消費革命」と表現される状況が現れており、生活水準の向上がうかがわれる[25]。

家計費に占める保健医療費の割合を「家計調査年報」（総世帯・全世帯の年平均一カ月間の支出）よりうかがうと、皆保険の確立をみる前においては、消費支出全体に占める保健医療費の割合は五％台での推移となっている[26]。皆保険実施の一九六一年には農家世帯で四・四％、都市世帯で五・四％。それが皆保険の影響を受けて年々下がり、二％台に至っている[27]。二〇〇六年の「家計調査年報」によれば、実支出四〇万円のうち健康保険料などを除いた保健医療費（医薬品・健康保持用摂取品・保健医療用品・同器具・保健医療サービス）の割合は三・六％である。

「家計調査年報」（全国全世帯）によって保健医療費の増加率をみると、一九六一〜六四年、六八〜七〇年、七二〜七五年の三期間における対前年度増加率の平均は一四・九％で、三期間以外の六五〜六七年、七一年の平均増加率は八％である。大幅な落ち込みをみせた六五年は、低金利政策によって誘導されてきた好景気が一転して株価の急落をみた「証券不況」の年である[28]。七一年はアメリカのニクソン大統領が金とドルとの交換を停止し、合わせてインフレ抑制のための政

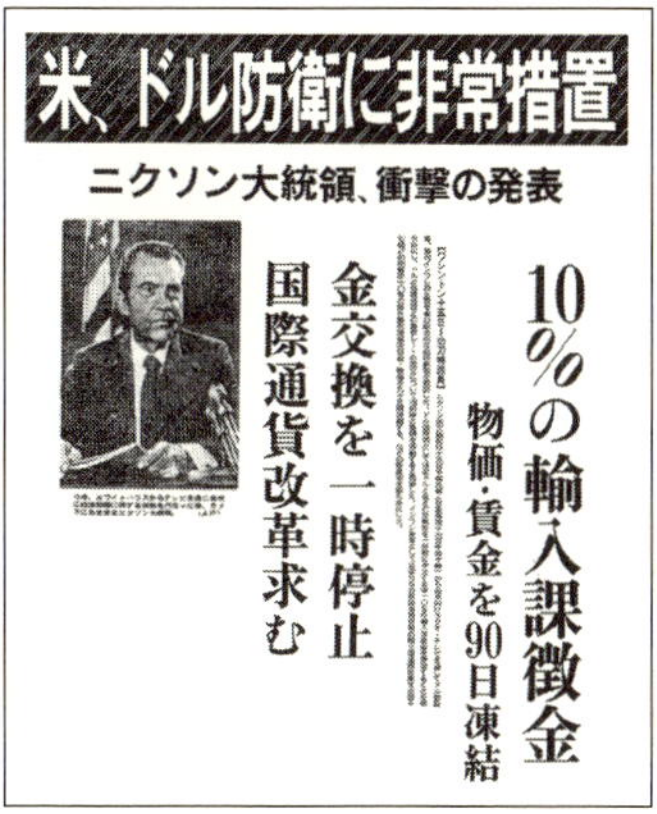
米、ドル防衛に非常措置
ニクソン大統領、衝撃の発表
10%の輸入課徴金
物価・賃金を90日凍結
金交換を一時停止
国際通貨改革求む

ニクソン・ショック
（『朝日新聞』1971年8月16日）

策を発表した、いわゆるニクソン・ショックの年である。経済不況は人びとに受診を控えさせ、保健医療費の上昇を抑えることになった。保健医療費と消費者物価との関係をみるために、全国消費者物価指数（一九八五年を一〇〇とした指数）から保健医療費の指数を拾い出してみると、六〇年は三七・四、六五年は四二・六、七〇年は四八・九、七五年は六五・七、八〇年は八五・一となっており、七〇年以降において著しい伸びがみられる。

「家計調査年報」（全国全世帯）の年間収入五分位階級別世帯、すなわち、世帯を収入の低いものから高いほうへ順に並べて五等分し、下から五分の一の世帯グループを第一、以下、順に高いほうへ第二、三、四、五の分位階級とし、各階級内の平均一カ月間における保健医療費支出の状況をみると、

表10　全国消費者物価指標
（矢野恒太記念会編『数字でみる日本の100年』1985年を100とした指標）

年	食料費	住居費	光熱・水道費	家具・家事用品費	被服・履物費
1955	18.5	9.6	26.9	35.8	22.7
60	19.6	14.7	29.9	37.1	22.2
65	27.9	22.5	32.5	41.9	27.6
70	37.3	35.1	34.3	47.7	35.3
75	67.0	58.7	54.1	79.4	65.5
80	87.4	85.5	90.4	92.9	86.1
85	100.0	100.0	100.0	100.0	100.0

年	教育費	教養娯楽費	保健医療費	交通通信費	諸雑費
1955	8.0	18.3	40.6	22.7	22.3
60	10.1	21.1	37.4	24.6	22.9
65	16.6	28.7	42.6	28.9	29.0
70	22.2	39.1	48.9	39.6	37.3
75	42.5	66.9	65.7	60.6	57.4
80	76.6	87.6	85.1	90.0	87.3
85	100.0	100.0	100.0	100.0	100.0

収入の多い階級ほど保健医療費の支出が多く、収入の低い階級ほど受診を控えていることがわかる。一九六五年における保健医療費の第一と第五における階級格差は二・一倍、七〇年は一・八倍、七五年は三・七倍で、次第に開きが大きくなっている(29)。

同じく「家計調査年報」の都市階級別保健医療費（全国全世帯平均で実数）では、七大都市（東京都、横浜市、名古屋市、京都市、大阪市、神戸市、北九州市）および大都市（人口八〇万人以上）の平均が一九六五年で一四八四円、七〇年が二四三六円、七五年が四七九二円である。町村の平均は六五年が一〇三六円、七〇年が二〇〇四円、七五年が三四九〇円であり、全国平均では六五年が一二二一円、七〇年が二一〇九円、七五年が三九四五円となっている。それぞれの年における大都市と町村の格差は一・四三、一・二二、一・三七となっていて、所得における地域格差、医療機関の偏在にもとづく受診機会の格差、有病率の格差、市町村間の財政格差といったものが反映されている。

次に市郡別にみた有病率（人口一〇〇〇人に対する割合）(30)および市郡別の乳児・新生児死亡率（出生一〇〇〇人に対する割合）をみると（厚生省「国民健康調査」「厚生行政基礎調査」「人口動態統計」）、有病

表 11　市郡別にみた有病率（人口千人対）
（厚生省「国民健康調査」「厚生行政基礎調査」）

年	大都市	その他の市	町村
1955	29.5	29.6	27.9
59	22.4	28.5	33.3
68	83.8	80.4	75.2
70	99.1	95.3	86.7
75	120.8	106.0	108.4

表 12　市部と郡部における乳児・新生児死亡率
（出生千人対）（厚生省「人口動態統計」）

年	乳児死亡率		新生児死亡率	
	市部	郡部	市部	郡部
1955	34.5	45.2	19.6	25.2
60	26.8	37.3	14.8	20.9
65	16.4	24.0	10.5	14.7
70	12.2	15.9	8.1	10.4
75	9.7	11.4	6.5	7.8

率においては大都市のほうが高いのに対し、乳児・新生児死亡率においては郡部のほうが高く、また全年齢における死亡率では都市部のほうが高いという状況である(31)。都市は高い所得によって良好な栄養水準と住宅環境、医療サービスの享受があり、農村よりも危険の低いところであったという都市安全説(32)は乳児・新生児死亡率に限定したものであって、それ以外は当てはまらないようである。都市では労働者の健康破壊が進み、体の不調を訴える者が多かったのである。

厚生省が一九六三年以来つづけている二〇歳以上の全国民を対象とした「保健衛生基礎調査」の報告によれば、高度経済成長期の国民の半数が健康にもっとも高い関心を示しており、その理由として「健康があらゆるものの基礎になるから」「健康をそこなうと収入が減ったり支出がかさむ」「家族に迷惑をかける」をあげ、国民の九割がなんらかのかたちで健康法を実践していたとある(33)。生活の余裕が健康への関心を高めていたと同時に、高度経済成長がもたらした環境破壊が健康意識を喚起させていたのである。

三　都市近郊農村にみる生活と医療

一九〇八(明治四一年)年、新潟県を流れる信濃川および支流の西川によって形成されたデルタ地帯に立地する西蒲原郡坂井輪村大字小新《おしん》(現新潟市西区小新)に生まれた西山光一は、二五(大正一四)年から死亡する五年前の九〇年まで日記をつけていた。六五年間にもおよぶ日記である。光一は分家筋の父駒吉(屋号惣七)三一歳、母タミ二九歳のときの子で次男である。彼は二一年に小針尋常小学校を卒業したのち、同校に併設されていた新潟県立農業補習学校に入学、初等科二年、本科三年を二六年に卒業。二一年からは小作農として低湿地の一町九反歩を耕し、終戦直前には自作農となって二町五反歩を、六五年には三町一反歩を経営するに至っている。結婚は二八年一月のこと、相手は同地に住む弦巻《つるまき》勝太の養女で、光一と同じ〇八年生まれのセキノであった。

坂井輪村と新潟市との合併は一九五四年一一月のことで、戸数九二一戸、人口六七三六人であった。合併を契機に都市近郊農村は新潟市民のベッドタウンと化して宅地開発が進む。五五年の新潟大火と六四年の新潟地震がその動きを加速させ、人口は急増することになった(34)。

一九五一年から七五年までの日記を収めた『西山光一戦後日記』(35)は高度経済成長期における農村の変化を克明に記している。それは五〇年にほぼ終了した「農地改革によって創出された自作農の戦後の軌跡《きせき》」であった。その軌跡とは、一つは規模の拡大をめざす少数の農民と兼業に傾斜していく大多数の農民という大きな流れであり、二つには都市から流れ込んできた住民による用水汚染や塵芥《じんかい》処理への対応に追われる農民の姿であり、三つには機械化・近代化が進む農業の変化であり、四つには団地の造成といった農用地の転用がもたらした集落解体の動きである(36)。

西山光一の農家収入は恒常的な赤字であった。彼はそれを補うために一九五〇年ごろから株式投資をはじめており、五五年には安田生命保険・火災保険の代理店を営んでいる。そのころから農業の機械化に取り組み、また農地の少ないこともあって、光一の農作業への関わりは六〇年ごろより薄れていった。米の生産調整による休耕補償を得て、長男光穂に家計を渡した七四年以降、光一は隠居を称するようになっている(37)。その年、家には妻セキノ(六二歳)、光穂(三七歳)、その妻チヅ(三五歳)、光穂の弟正男（二三歳）、光穂の子光明（一四歳）、均（一一歳）、百合子（九歳）がおり、東京には光穂の姉アイ子（三八歳）の家族がいた。

日記には光一とその家族、親族、五人組、知人や友人たちが病気になったときの様子や見舞い、看取りに関する記載が多く、高度経済成長期の都市近郊農村における医療を具体的に知ることができる（第六章でもこの問題にふれる）。まず記主である光一の病と治療からみていくと、四〇、五〇歳のころ胃弱に悩まされ、六〇歳を迎えるころからは神経痛、腰痛、逆さまつげで医者通いがはじまっているが、深刻な病ではない。生涯を通して比較的健康であったといえよう。

一九五〇年代初めまでは富山の配置薬を利用していたようで、五一年四月五日に「富山の置薬屋ヤマサンが来た。八三五円を七五〇円にまけた」とある。これ以降、配置薬の記載はなくなり、団九郎での買薬か（五三年八月九日、六二年一月二三日）、かかりつけ医の安宅《あたか》医院から薬をもらっている。五五年九月一〇日、彼は胃が悪くて安宅医院を受診、初診七八円。一二日には再診して三五円を支払っている。一四日は小便検査をして三五円の支払い。当時、一カ月の新聞代が三三〇円、理髪代一五四円、高校授業料一七五〇円であった(38)。それからすると診療費は安い。国民健康保険に加入していたと思われる。

ちなみに、一九五五年一一月の厚生省「国民健康調査」によれば、家計上の月間現金支出額一万四七九二円に占める一世帯あたりの治療費の割合は、治療費総額が四・二％（六一五円）である。直接治療費のうち患者負担が一・九％（二八三円）、患者負担以外が二・〇％（二九〇円）、物品費・付添い費・交通費の三種からなる間接治療費が〇・三％（四二円）となっている。月間一人あたりに換算すると、家計上の現金支出額が三五〇七円、治療費総額が一四六円、患者負担が六七円、患者負担以外が六九円、間接治療費が一〇円であった。

つづけて世帯種別についてみると、被保護世帯の家計上の月間現金支出額六五六一円に対する治療費総額の割合は四六・五％（六五六一円）、直接治療費のうち患者負担が三・一％（二〇六円）、患者負担以外が四二・三％（二七七六円）、間接治療費が一・一％（六九円）となっている。同様に、社会保険加入世帯の現金支出額一万五三八二円に対する割合では、治療費総額が三・九％（六〇一円）、患者負担が一・五％（二三八円）、患者負担以外が二・一％（三一九円）、間接治療費が〇・三％（四三円）である。その他の世帯の現金支出額一万八七七円に対する割合では、治療費総額が三・一％（四四〇円）、患者負担が二・九％（三九七円）、患者負担以外が〇・〇％（七円）、間接治療費が〇・三％（三六円）となっている。

治療方法別の治療延件数についてもみると、医師によって治療を受けている割合が三八・九％、歯科医師が四・六％、按摩・針・灸などが三・九％、調剤薬が〇・六％、買薬が五〇・三％、その他が一・六％となっていた。

話を戻すが、光一は一九五八年三月一六日から一九日まで、腫れ物の治療のために安宅医院を受診して二六五〇円を支払い、二〇日は三万九三六〇円という高額な支払いをしている。

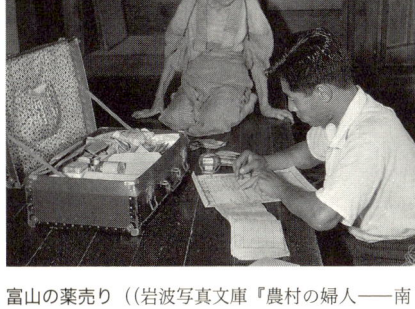

富山の薬売り（(岩波写真文庫『農村の婦人――南信濃』岩波書店，1954 年より．撮影・熊谷元一)

半年分ぐらいの医療費をまとめて払ったのであろうか。年末や七月末にまとめて払う習慣がまだ残っていたようで、光一は六〇年一二月三一日安宅医院へ掛け払いを済ませ、「これで支払もとどこおりなく支払い、年夜を迎える」と記している。

一九六〇年六月八日、夕食後に具合が悪くなって安宅医院を受診。夜になって嘔吐《おうと》。九日夜には激しい腹痛で中山外科医院に入院。盲腸炎と腸閉塞と診断されて手術することになった。「親類は大さわぎ」とある。翌日から見舞客が押し寄せ、その人数と病状を毎日克明に記している。見舞客には五人組、友人代表といった肩書きもみられる。入院生活に必要な品物、小道具類は兄の手で運び込まれている。妻のセキノは泊まり込みの看護にあたり、日中は市場へ買い物に出かけ、家に帰ることもあった。

入院八日目となる六月一六日に届けられたラジオで「シャバの事」がよくわかるようになり、一八日には「新安保条約反対の国会デモ、首相官邸スワリ込等、ニュース等をきき、ねて居た」と記す。病院にはテレビがない。ラジオ新潟のテレビ放送の開始は一九五八年一二月である。光一がテレビをはじめて見たのが五八年一二月、交友先の家へ頻繁に出かけテレビを見ている。テレビの購入は六〇年一一月のこと、二一日に代金の残金二万六〇〇〇円を支払うとある。皇太子の結婚パレードを見ようと白黒テレビが爆発的に売れたのが五九年のことである。その年の大晦日、光一の家は「お客もなく、内家内《(ママ)》で目出度《めでたく》歳夜を祝、テレビを見て越年」、翌年一月二日は「テレビを見て家内だんらんの正月なす」とある。そのテレビが六二年一二月に故障し、修理に三九〇〇円を支払っている。

そのころ世間でも家庭の電化が進んでいる(39)。核家族化による世帯数の増加と所得水準の上昇が普及を後押ししたのである。光一の家で電気釜を買ったのが六〇年一月。洗濯機を一万八五〇〇円で買ったのが六三年七月のことで、それには東京での大相撲の招待券が付いていた。

入院して一〇日が過ぎた一八日までに、光一の入院先を訪れた見舞客の累計は六〇人。一八日には入院費の四万円を借金している。借金が返済されたのは一〇月一五日で、元利合わせた金額が四万二〇〇〇円であった。六月二四日退院の礼状を下書きし、それを印刷所に送る。二八日に出来上がり、礼状七〇枚の代金三〇〇円。二九日礼状に切手を貼《は》る。切手代二五〇円。三〇日朝、妻のセキノと朝食をとり、荷物を荷造りして退院。入院料二万五六〇円。タクシー代二四〇円とある。退院後は通院となり、毎回の医療費が一一五円。七月一〇日退院の祝いとして一斗四升の米を赤飯にし、二八軒に配る。これで関連記事は一応終了しているが、翌年三月九日所得税の申告の際、中山外科医院に支払った「医療費受領証」を添付している。

一九六一年四月一日皆保険に移行。しかし、それにふれた記事はなく、六五年八月五日の日記に「国民健康保険料を取り立て、納入」とみえるのみ。皆保険になる前から国民健康保険に加入していたようであるから、特別な感懐はなかったのであろう。同年末における全国の病院が有していた設備の状況をみると、手術室を備えていた病院は八四・一%、分娩室は四二・二%、心電計は七四・九%、エックス線装置は九〇・三%、診療用放射線同位元素照射装置は四・七%であり、基準看護実施の病院は三〇・五%、基準給食は五九・三%、基準寝具は一三・九%となっている。また医師免許取得者は一〇万四二八〇人（人口一〇万人に対する割合が一一〇・六人）で、そのなかで四七年五月に導入されたインターン終了後の国家試験合格者の割合は四五・五%である。同年度の被用者保険の給付総件数は一億九六五二万件、給付金額二〇七二億円、被保険者一人あたりの受診件数は五・一〇件、被扶養者一人あたりの受診件数は三・七三件で、同様に国民健康保険においては給付総件数が一億二二四五万件、給付金額八〇七億円、被保険者一人あたりの受診件数は〇・一七件、被扶養者一人あたりの受診件数は〇・〇八件となっていた[40]。

一九六一年から六六年にかけて光一は胃病、足の神経痛、口中の荒れのため安宅医院の往診をうけ、通院もしている。六五年七月一〇日肩の痛みで新井医院を受診。初診七二〇円とある。痛みが引かなかったようで、同一六日に猫山整形外科医院を受診。回復が思わしくないと、光一はすぐに転院をしている。開業医や病院が多い土地柄のせいもあろう。六六年三月一一日歯科医院で前歯四枚を入れて一万二八〇〇円。請求額の高いのに驚く。八月二九日から九月一日まで家の大工仕事をして手を痛め、小形外科医院を受診。

一九六八年から七〇年にかけて胃の具合が悪く、六八年一一月一六日には稲泉医院で胃のレントゲンを撮《と》っている。安宅医院の名がこの時期、消えている。七〇年四月二日稲泉医院に二一二〇円を支払う。同二〇日「背中のもの」の治りがよくないので稲泉医院を受診後、河辺皮膚科医院へ行く。二四日新潟大学病院を受診するも「らちあかず帰る」とある。二八日稲泉医院と阿部皮膚科医院を受診。五月二日河辺皮膚科医院と稲泉医院を受診。九、一一、一八、二七日は小川皮膚科医院と稲泉医院を受診。七月二二日稲泉医院より「血清しらべ異常なし」の返事と薬をもらう。その後も稲泉医院の受診がつづく。八月一一日稲泉医院の紹介状を得て新潟県立がんセンターの皮膚科に出向く。一四、一八日と受診。センターの医師から「皮膚のはんてんは大した事ではないが、血液中に脂肪が多くてこうなる」と告げられる。高脂血症との診断である。

一九七一年一月注記の出納簿によれば、六九年の医療費は四回で四三三〇円、七〇年は三四回で一万六三七四円とある。七一年から七五年は逆さまつげの治療のため小林眼科医院に、肩の痛みや神経痛の治療で安宅医院に通院している記事が散見され、また七二年三月には耳の治療で鳥居耳鼻科医院を、七三年六月には佐藤耳鼻科医院を受診。九月二九日神経痛で安宅医院を受診、初診二八〇円とある。六〇歳前後の光一にいろいろな病が襲っている。

一九七四年三月一二日、胃の具合が悪くて滝沢医院を受診。安宅医院が遠いためとある。一五日滝沢医院で胃のレントゲンを撮る。「胃かいようのあと」があるといわれ、レントゲン四枚と薬四品の七日分医療費二九六〇円を支払う。一六、一七日撮影時に飲んだバリウムの影響で便秘となり、浣腸《かんちょう》をかける。二二日には七日分の薬代六五〇円を滝沢医院に支払う。一二月に入って耳鳴りがつづき、一〇日から一七日まで田中武雄氏の灸治療を受ける。

一九七五年三月は肩の神経痛で滝沢医院と安宅医院を受診。一五日安宅医院に注射および四日分の薬代として三八〇円を支払う。一〇月になると腰痛のため稲泉医院、そして森田整形外科医院を受診。一五日森田で腰のコルセットの型をとり、連日、「電気の伸長器、アンマキ」にかかる。二一日コルセット代一万三〇〇〇円、ほかに八〇〇円、二四日も二万五三〇〇円を支払う。治療は一一月八日までつづく。一一月一〇日からは足の痛みの治療で安宅医院を受診。

西山光一の医療を振り返ってみると、往診は少なく、入院も一回のみであった。入院の際には多数の見舞客が訪れている。それは光一にかぎったことではなく、村に病人が出れば、血縁・地縁の人たちが連れ立って見舞っている。それが村の慣行であった。

次に、光一の身近な人たちの医療であるが、往診は一九五〇年代終わりごろでほぼ終わっている。光一の長男正男が五三年六月三〇日風邪を引いた際、安宅医院に往診を依頼。同年七月一日も正男の腹痛と下痢のため、「医者迎ひに行き、てんやわんや」とある。その腹痛は四日間つづき、その間、光一は正男に付添っていて、「正男がやんやん云って看病もやういでなかった」とある。安宅医院に四二〇円支払った「高貴薬六ケ」が効かなかったため、山口医院に転院している。

一九六〇年代に入ると病院へ行く人が増え、病院への見舞いも多くなっている。往診も引きつづいて行われていたと思われるが、その記載はない。入院理由に盲腸炎と脳卒中が多く、中耳炎の手術や交通事故もある。入院費に困っている人を助けるために用立てる、といった記事もみられる（一九五六年五月二八日）。保険に加入していない人にとって、入院のための金策はたいへんであった。

病院死についての記載もいくつかみられる。そのうちのひとりは光一の弟惣二である。彼は一九七三年三月一六日職場で倒れ、人事不省に陥って入院している。三日後に病勢が悪化、「肉親みんなよび集めて居」る。医師が来ないので「地だんだふんで居た処に来て、先生は思案して居られたが、二人で相談、のどに穴をあけて、くるしいコキュウをどうやら取りとめ」たとある。気管切開によってしばらく落ち着いていたが、いずれ訪れる死を思って光一は二九、三〇日の両日、弟のために仏壇を買いに出かけている。三一日死亡。親族一同急いで病院へ車を走らせる。遺体を家に戻して葬儀の用意や湯灌《ゆかん》をし、町内の人に「伽供養《とぎくよう》」をしてもらう。四月一日葬儀。六日まで光一は供養や後始末に従事。

惣二が病院死する一五年前、光一の父駒吉は家で亡くなっている。一九五七年二月一一日父の具合が悪く、安宅医院に往診を依頼。看病のため父の寝間で光一と妻が「一晩中気ぐるいの相手に一睡もせず看病する。翌一二日父の妄想のため眠れず、一三日も「夜通し伽」とある。認知症を患っていたのであろうか。翌五八年一月一六日「父の看病で一夜一すいもせられなかった。たわ言ばかりで閉口してしまった」とあり、翌日も「父のそばにねたが、一すいもされず、父のとう言〔たわごと〕で夜を明か」したとある。二月一二日「父病状悪化なし、近親者をよんで、二時二〇分とうとう死亡された。それより大さわぎとなり」、葬式の準備や伽をし、翌日一二時親類が全部そろったところで読経、出棺、一四日朝、骨拾《こつひろ》いと伽をしたとある。

臨終時には近親者が駆けつけ、「近所近親者に見まもられ」ながら死を迎えるのが、当時の村では普通なことであった（一九五七年四月六日）。病院死においても「肉親全部に見まもられ」ている（一九七三年九月一日）。家族や親族が病人に付添うのは、在宅でも病院でも同じである。付添い看護婦や付添い家政婦の雇用はみられない。交通事故で入院した者を見舞った際、「姉妹によっててんてこまいの看病であった」とか（一九六六年三月一一日）、「大谷のたのみに新通の岡武雄のかか、大谷のかか病気のため看病にたのみに行き」（六四年一一月三〇日）とあるように、親戚や知人の間で看護者を融通し合う姿もみられる。光一の妻セキノは親戚の看病によく出向き、頼まれて入院時の看護にもあたっている（六一年一月二五日）。光一の叔母が入院した際は、娘と交代でセキノは看護にあたっており（五七年五月一～一五日）、光一の妹が入院したときは一カ月間、「病院扱」の伽にあたっていた（六一年一月二五日～二月二二日）。

最後に出産場所であるが、入院後に流産した例（五五年四月二三日）を除けば、一九五〇年代の出産は自宅分娩であった。六〇年代は阿部医院、渡辺産婦人科医院、広川産科医院での出産となっており、娘の出産にはセキノが手伝っている。受胎調節のための手術も行われており（六二年一月一七〜二五日）、病院を利用する動きは六〇年代に急加速していた。厚生省の「人口動態統計」によれば、郡部の施設内分娩は五〇年の一・二％が、六五年には六七・八％に、同じく郡部で医師が立会う出産は五〇年の一・八％が、六五年には五三・七％に、助産婦が立会う出産は五〇年の九二・一％が、六五年には四四・八％と激減している。

（1）歴史学研究会編『戦後五〇年をどう見るか』二一頁、青木書店、一九九五年。

（2）広井良典『医療保険改革の構想』一七ー一八頁、日本経済新聞社、一九九七年。新川敏光『日本型福祉の政治経済学』八九、一三三頁、三一書房、一九九三年。

（3）NHK放送世論調査所編『NHK世論調査資料集』一九七八年版、四三六頁、NHKサービス・センター、一九七八年。高度経済成長を考える会編『高度成長と日本人』パート3『列島の営みと風景』一八、一二〇頁、日本エディタースクール出版部、一九八六年。吉川洋『日本経済のマクロ経済学』八四ー八五頁、東洋経済新報社、一九九二年。村上泰亮『反古典の政治経済学』下巻一一一ー一一二頁、中央公論社、一九九二年。間宏編『高度経済成長下の生活世界』七一頁、文真堂、一九九四年。岸康彦『食と農の戦後史』一〇九ー一一一頁、日本経済新聞社、一九九六年。間宏『経済大国を作り上げた思想』八七ー八九頁、文真堂、一九九六年。吉川洋『二〇世紀の日本』第六巻『高度成長』一八五ー一八七頁、読売新聞社、一九九七年。渡辺治編『日本の時代史』第二七巻『高度成長と企業社会』一二、一〇四ー一〇七頁、吉川弘文館、二〇〇四年。佐伯啓思『20世紀とは何だったのか』一一〇－一一三頁、PHP研究所、二〇〇四年。藤村正之編『福祉化と成熟社会』八四頁、ミネルヴァ書房、二〇〇六年。富永茂樹編『転回点を求めて』七〇－七七頁、世界思想社、二〇〇九年。

（4）厚生統計協会『国民衛生の動向』一九七〇年版、一〇頁。注3間宏編同書六四－六五頁。勝又寿良『戦後50年の日本経済』一七頁、東洋経済新報社、一九九五年。

（5）森繁久彌『猛烈社員の条件』新人物往来社、一九六九年。

（6）注1同書二五頁。

（7）『厚生の指標』一九七一年版、四頁。

（8）篠塚英子『女性と家族』一六五－一六六頁、読売新聞社、一九九五年。

（9）加瀬和俊「集団就職時代（昭和三〇年代）の少年たち」『青少年問題』六二八、二〇〇七年。

（10）今井幸彦『日本の過疎地帯』五六－五八頁、岩波書店、一九六八年。注3NHK放送世論調査所編同書四四〇頁。川上武『現代日本病人史』五七九－六〇九頁、勁草書房、一九八二年。森岡清美『家の変貌と先祖の祭』二二〇－二二一、二五四－二五五頁、日本基督教団出版局、一九八四年。成城大学民俗学研究所編『昭和初期山村の民俗変化』二一八－二二三頁、名著出版、一九九〇年。田中宣一「山離れと山村民俗の現状」『思想』七九三号、一九九〇年。注3間同書一三五頁。中村隆英『日本経済　その成長と構造』二九五－三〇七頁、東京大学出版会、一九九三年。中村隆英・宮崎正康編『過渡期としての1950年代』二一九－二二〇頁、東京大学出版会、一九九七年。雨宮昭一『戦時戦後体制論』一四八－一四九頁、岩波書店、一九九七年。西川祐子『近代国家と家族モデル』五二－五三頁、吉川弘文館、二〇〇〇年。井上治代『墓と家族の変容』三九－四〇頁、岩波書店、二〇〇三年。湯川洋司ほか編『日本の民俗』第六巻『村の暮らし』一〇－一二頁、吉川弘文館、二〇〇八年。中村政則「高度経済成長とは何だったのか」、岩本通弥「現代日常生活の誕生」国立歴史民俗博物館編『高度経済成長と生活革命』所収、吉川弘文館、二〇一〇年。

（11）人口問題審議会「地域開発に関し、人口問題の見地から特に留意すべき事項についての意見」一九六三年八

月、社会保障研究所編『戦後の社会保障　資料』六九五－七〇一頁、至誠堂、一九六八年。
(12) 都留重人ほか編『水俣病事件における真実と正義のために』勁草書房、一九八九年。水俣病被害者・弁護団全国連絡会議編『水俣病裁判全史』日本評論社、二〇〇一年。
(13) 宮本憲一『環境経済学』一〇六－一〇九頁、岩波書店、一九八九年。
(14) 注3岸同書一三二－一三六、三二四－三二五頁。
(15) 注3間編同書七二頁。祖田修「米の社会経済史」『歴博』一五〇、二〇〇八年九月。
(16) 経済企画庁『経済白書』一九六九年版、第二部三「成長経済の苦悩」。
(17) 『国民生活白書』一九七五年版、一二四－一二五頁。注3吉川『日本経済のマクロ経済学』六－七頁。
(18) 『厚生の指標』一九七七年版、一九五頁。
(19) 青山道夫編『講座家族』第一巻二七三頁、弘文堂、一九七三年。
(20) 『厚生の指標』一九六二、一九六五、一九七五年版、一九六四年版、一六一頁。
(21) 注10中村同書二四〇－二四三頁。
(22) 篠原三代平『戦後50年の景気循環』五二頁、日本経済新聞社、一九九四年。
(23) NHK放送文化研究所編『日本人の生活時間』二〇四頁、日本放送出版協会、一九六三年。
(24) 『国民生活白書』一九九五年版、三七一－三七三頁。
(25) 注3藤村同書七九－八三頁。御船美智子・財団法人家計経済研究所編『家計研究へのアプローチ』二〇八－二一二頁、ミネルヴァ書房、二〇〇七年。武田晴人『高度成長』一〇二－一〇三頁、岩波書店、二〇〇八年。
(26) 『厚生白書』一九六二年版、一〇四頁。
(27) 小泉和子編著『家で病気を治した時代』(三四－四四頁、農山漁村文化協会、二〇〇八年)には、東京都大田区の主婦原田さよ子がつけていた一九四九年から五六年の家計簿から、医療費と医療内容を抽出し、その分析をした記事があり、興味深い。

(28) 注4勝又同書一二五―一二六頁。
(29) 財団法人矢野恒太記念会編『数字でみる日本の一〇〇年』三七四―三七五頁、国勢社、一九九一年。
(30) 有病率の算定は調査期間前からの繰り越し傷病件数を調査対象人数で割ったものに一〇〇〇を乗じたもの。罹病率の算定は調査期間中の罹病件数を調査対象人員で割ったものに一〇〇〇を乗じたものである。
(31) 『厚生白書』一九六二年版、一〇五頁。
(32) 注3『日本経済のマクロ経済学』二〇一頁。
(33) 『厚生の指標』一九七七年版、九八―一〇〇頁。
(34) 西田美昭・久保安夫編『西山光一日記』解題、東京大学出版会、一九九一年。
(35) 西田美昭・久保安夫編『西山光一戦後日記』東京大学出版会、一九九八年。
(36) 右同書序文、一―二頁。
(37) 注35同書解題、一二二一―一二三二頁。
(38) 注29同書三七八頁。
(39) 『国民生活白書』付属統計表および『家計消費の動向』(「消費需要予測調査」)。
(40) 『厚生の指標』一九六三年版、一一九、一二三、一四三頁。

第五章　薬好きと薬づけ医療のはざま

一　モノと技術を分離する医薬分業

高度経済成長期は医薬分業をめぐる論争の時代と重なっている。論争自体は明治にはじまるものだが、戦後の占領下における医療行政の変革のなかで分業が現実味を帯び、一九五六年の医師法、歯科医師法、薬事法の改正、そして六一年薬剤師法の薬事法からの分離によって、法制度のうえで医薬分業体制は整うことになった。

そこまでの動きを簡単にふれておくと、一八七四（明治七）年、政府は近代国家にふさわしい医療のあり方をまとめ「医制」として公布しているが、その第四一条において、医師はみずから薬を扱わず、処方書を病家に付与して相当の診察料を受けるようにせよと定め、そして七八年には医師による調剤を禁じ、調剤は薬舗《やくほ》主（薬剤師の前身）に任せるように通達している。この欧米の風に習った医薬分業の措置に対して、福沢諭吉は古来日本社会に固有する組織習慣を忘れて、学理の表面より西洋流の新法を採用したものにすぎないとして批判し、医薬分業を行えば、薬代と診察料を分離する習慣のない日本では医者の生活が成り立たず、また薬舗のなかに医者の愛顧《あいこ》を得ようとして贈り物をして、利益の何割かを医者に還元する者がきっと出て来る。そうなれば医師への付け届け分が薬礼に上乗せされ、患家が困ることになると述べているが(1)、医薬分業については賛否両論が渦巻き、なかなか決着がつかなかった。

その後、政府は医薬分業を推し進めるために薬事行政の整備にとりかかる。一八八九年薬品営業並薬品取扱規則、薬剤師試験規則を制定し、薬舗主と薬種商の区分を図るとともに、薬剤師の資格制度を導入。そこでは薬局の開設を薬剤師に限定し、薬局には品質管理された規格薬品(「日本薬局方第一表」収載薬品)を備えなければならないとしたが、調剤については医師にもその行為を認めたかたちとなっている。法的な整備がなされていくなかで、医師に対して数的にも劣勢な薬剤師は団結し、「薬学は医学の余業にあらず」として医薬分業の推進を政府および医師に働きかけ、薬剤師にのみ調剤権を認める法案を帝国議会に出しているが、有効な手立てを得るまでに至らなかった。

医薬分業とはモノと技術の分離を図ることでもあったが、当時の国民の間には技術への対価という考え方がなく、患者から医師が診察料という名の技術料を徴収することはむつかしかった。仮に医院が診察と調剤を分離した場合、薬をもらいに来るだけの患者は来なくなり、医師の収入は大幅に減ることが予想され、医師としてはモノとしての薬の販売を手放すわけにはいかなかったのである。医薬分業となれば、患家のほうでも診療所と薬局の二カ所に出向く手間が生じるだけでなく、医師と薬剤師の二人に薬礼という名の医療費を分割することが二重払いになるのではないかといった疑念もあり、医薬分業には否定的であった。そんなところから、この問題は棚上げされて戦後に至っている(2)。

一九四九年から翌年にかけて、米国薬剤師協会訪日視察団およびGHQは医薬分業の実施を厚生省に強く迫ったため、政府は五一年六月医薬分業法を制定するに至り、施行を五五年一月と決めている（のち五六年四月に延期）。五〇年八月厚生大臣の諮問に対して臨時医薬制度調査会（赤木朝治会長）は、医薬分業を行うにあたっての問題点のほか、さまざまな意見を翌年二月の答申において列挙している。それによれば、「我国に於ける従来の医療報酬支払いの慣習は、薬代として、技術料を薬とまとめて支払っているのであって、診断、処方、保健指導の如きいわば無形の技術に対して国民が正当に支払う観念を持っているかどうかという問題であります。これについては、法制化して、左様な制度とすればそういう観念になるであろうとか、又、左様な慣習は実はそう古いものではなく、健康保険は此の慣習を作ったのだという意見、又、さきの診療報酬調査会の答申によって、技術料を分離する新しい体系ができれば問題はない、農村においても国民健康保険が普及すれば心配はないといった意見」、また医師が書いた処方箋《せん》にもとづく調剤を、薬局のほうで正確に処理できるのかといった医師と薬剤師間の相互不信、さらに「医薬分業によって医師の収入が減り、国民の医療費が上がる」といった意見などが会議の場で出されたとある(3)。

医薬分業法によって医師は処方箋の交付を義務づけられるこ

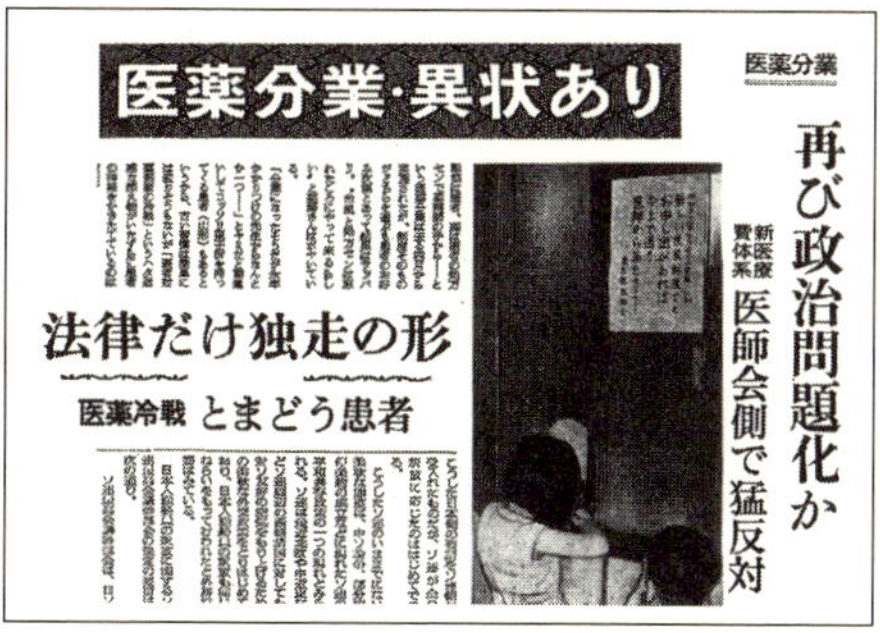

医薬分業の混乱を伝える見出し
（『朝日新聞』1956年1月22日，8月7日）

とになったが、一九七四年の診療報酬の改定において医師の技術料としての処方（箋）料が五倍に引き上げられるまでは、交付の実効性はきわめて乏しいものであった。それは薬剤師法第一九条が「薬剤師でない者は、販売又は授与の目的で調剤してはならない」と、薬剤師の業務独占を規定しているにもかかわらず、同条において「患者又は現にその看護に当たっている者が特にその医師又は歯科医師から薬剤の交付を受けることを希望する旨を申し出た場合」には、医師もしくは歯科医師は自己の処方箋により自ら調剤してもかまわないとする規定を設けているためである。医師法第二二条でも「医師は患者に対し治療上、薬剤を調剤して投与する必要があると認めた場合には、患者又は現にその看護に当たっている者に対して処方箋を交付しなければならない。ただし、患者又は現にその看護に当たっている者が処方箋の交付を必要としない旨を申し出た場合」などにおいては、薬剤師以外でも調剤できるとしている。このような但し書きのために医薬分業は進まなかったのである。

医薬分業となれば医師は手持ちの薬にしばられず、最適な処方が可能になるだけでなく、薬剤師との二重チェックによって処方のミスを防ぐことができる。患者のほうでは薬歴管理指導などを名目とした支払いが増えるが、町の薬局で服薬についての十分な説明が受けられるメリットがある。一九六〇年代から七〇年代前半、診療報酬の総点数に占める薬剤費比率は入院で一〇〜三〇％、外来で三〇〜五〇％である（厚生省「社会医療診療行為別調査」）。当時の新聞には多剤投与や高価薬使用で稼いでいる医療への批判、薬害を危惧する声が掲載されている。六三年六月には四肢の欠損や耳の障害をもたらしたサリドマイドの販売に関わった大日本製薬株式会社が名古屋地裁に提訴され、またスモンやクロロキンの薬害訴訟がつづき、医薬分業への気運が高まっていった。

しかし、医薬分業はなかなか進まなかった。その最大の理由は薬剤で稼ぐ医療のあり方、すなわち薬価差益にあった。薬の価格というものは開発に当たった製薬企業が決めているわけではなく、国が決める公定価格となっている。薬価は保険医療機関または保険薬局が購入した医薬品の価格を基礎にして、中央社会保険医療協議会が妥当と思われる価格を算定し、厚生労働大臣に諮問することになっている。公定価格制は戦時中および戦後の物資統制・配給制に源があるといわれているが、薬の品目と公定価格は「使用内用薬、使用外用薬および使用注射薬の購入価格に関する基準」（一九五〇年一〇月）にもとづいて設定されており[4]、都道府県知事より保険医療の指定を受けた保険医は、この薬価基準に掲載されている医薬品以外の医薬品を患者に施用し、または処方してはならないとなっている（「保険医療機関及び保険医療養担当規則」）。

　薬価基準に収載されている医薬品数はおよそ一万五〇〇〇から一万六〇〇〇である。そのなかから必要とする医薬品を医師が選ぶことになる。医療機関では値引きされた医薬品を卸問屋から購入し、治療を受けた患者および保険者に対しては値引きされた市場価格ではなく、公定価格で請求しているため、そこに差益が生じることになる。医療用医薬品の生産金額から医療機関に支払われた薬剤費を差し引いた金額のほとんどが薬価差益になるといわれている。

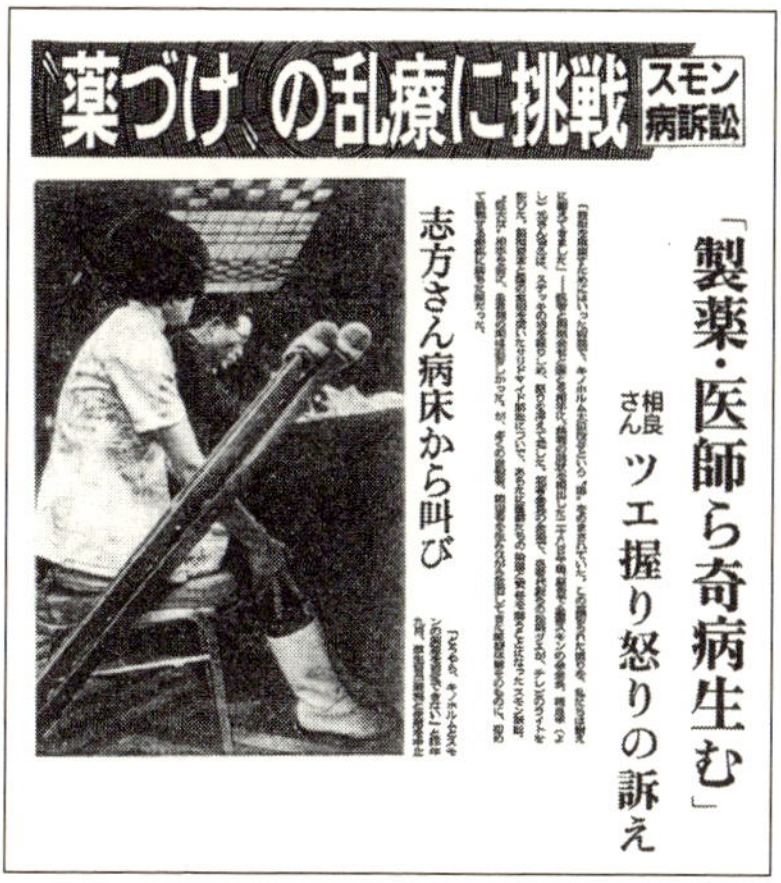

医薬づけ医療を告発
（『朝日新聞』1971年5月29日）

二〇〇九年度における公定価格と市場価格との平均乖離《かいり》率はおよそ八・四%、医科総点数に占める薬剤料の比率は薬局調剤分を含めると三〇%近くにもなっている（5）。かつて薬価の平均乖離率が一五～二〇%であったときもあり、薬価差益は病院の大きな収入源となっていた（6）。

出来高払いの診療報酬システムのもとでは、医薬品の使用量に比例して医療機関の収入が増えるため、薬剤料の比率は高いものとなった。医療機関のほうでは薬価差益を潜在技術料であるとか、医薬品の在庫管理経費であると説明しているが、薬価差益は過剰投薬への大きな誘因となっている。過剰投与による薬害を防ぐには出来高払いを改め定額制へ移行させること、薬価を引き下げて差益を縮小させること、院外処方箋料の点数を院内のそれよりも高くすること、薬剤師の調剤能力を高めることなどの措置が必要である。

薬局数は一九五五年の一万八六二二が、七〇年には二万四〇〇五にまで増えている（厚生省「保健・衛生行政業務報告」）。五七年「主婦の店ダイエー薬局」の大阪オープンにはじまるスーパーマーケット・ブームに医薬品業界が乗って（7）、六〇年代半ばには安売りのチェーン薬局が生まれ、医薬品の大量生産、大量消費の時代を迎えている。大衆薬の乱売、安売りは五〇年代の後半からすでにはじまっていたが、スーパーマーケットでの販売が開始されると、町の既存店との間に大きな摩擦が生じることになった。そのため六三年に薬事法が改正され、薬局・医薬販売業の設置にあたっては都道府県

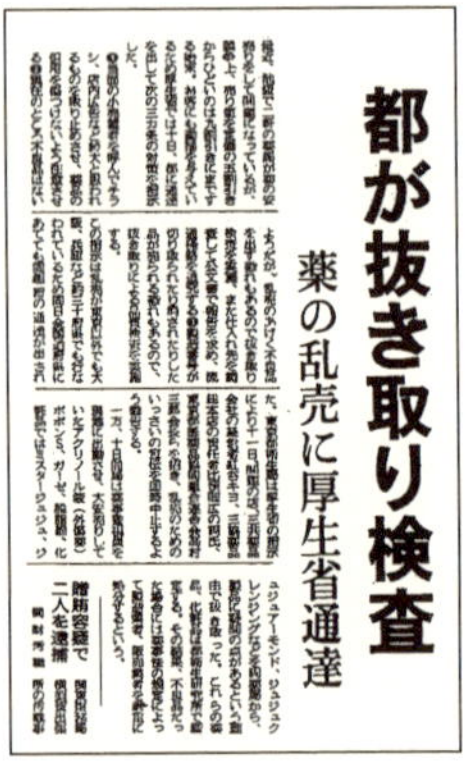
都が抜き取り検査
薬の乱売に厚生省通達

薬の乱売（『朝日新聞』1960年2月11日）

知事が地方薬事審議会の意見を聞き、適正を欠いていれば設置許可を与えないことができるとした。この規制によって薬局の乱立と過当競争に一応の歯止めがかかることになった。

医薬分業が急に進みはじめたのは一九九〇年代半ばのことである。九三、九四年に日本商事が開発した帯状疱疹《ほうしん》ヘルペスの治療薬ソリブジンと抗がん剤との併用によって、免疫力の低下したがん患者や術後の患者にヘルペスが発症して死者が出たため、厚生省が医薬分業に本腰を入れたためである。抗がん剤とソリブジンの処方箋が別々の病院、あるいは同一の病院であっても別々の診療科から出ていて、医師や薬剤師がその併用に気づかず、また日本商事が治験《ちけん》段階での副作用情報を隠していたことが被害を拡大させることになった。医薬分業の進展とともに調剤薬局数は急増し、また臨床能力の高い薬剤師を養成するために学校教育法および薬剤師法が改正され、二〇〇六年四月より薬学部教育が六年制となっている。

二　薬づけから検査づけ医療への転換とコメディカル

一人あたりの受診件数(8)、一日あたりの診療費(診療報酬点数)、一件あたりの受診日数の三要件を掛け合わせた国民医療費は、制度区分別にみると公費負担医療給付分、医療保険等給付分、老人保健給付分(9)、患者負担分から成り立っており、高度経済成長期には公費負担医療給付分が増えつづけ、患者負担分は減少していた。二〇〇八年度の国民医療費は三四兆八〇八四億円、国民一人あたりの医療費は二七万二六〇〇円、対国民所得比率は九・九%であり、いずれも過去最高を更新している(厚生労働省「国民医療費」)。

皆保険実施となった一九六一年度の国民医療費は五一三〇億円、対前年度比二五・三%の増加である。年間の平均増加率は一九六一～六五年が二二・三六%、六六～七〇年が一七・三四%、七一～七五年が二一・三四%である。六〇年代前半と七〇年代前半の伸びが高い。後者の大きな伸びは七三年に老人医療費が無料化されたこと、被用者保険の被扶養者給付率が五割から七割に引き上げられたこと(患者負担三割)、また患者負担に上限を設けて過度な患者負担を回避させる高額療養費給付制度(10)が導入されたこと、狂乱物価に対応した診療報酬の大幅な引き上げが七二、七四年になされたことなどによるものである。また全期間における医療費の上昇は医療機関が増えてアクセスがよくなっていること、医療技術が高度化していること、薬の投与量が増えて一日あたりの医療費が大きく伸びていること(11)、保険の普及がリスク回避の予防意識や行動を鈍らせ安直な受診や入院を引き起こしていること、公害などによる呼吸器疾患、精神障害、交通事故による傷病、中毒といった社会的要因による疾患が増加したこと、高齢化にともなう新生物(がん)、循環器(脳出血・心筋梗塞など)、筋骨格・結合組織(関節リュウマチ・椎間板障害など)の疾患が増えていたことなどが要因となっている。

一九六一～七五年における国民医療費の平均増加率と国民所得のそれとの比をみると、六一～六五年は関税貿易一般協定(ガット)の加盟にはじまる貿易の自由化、工業製品の輸出の増加と「オリンピック景気」によって所得が増え、国民医療費も受療者の急増によって急上昇。国民所得の伸び一に対して国民医療費の伸びは一・九四である。

一九六六～七〇年は資本の自由化がはじまり、六五年から七〇年までつづいた「いざなぎ景気」が所得を上昇させ、それが医療費の上昇分を吸収して国民所得と国民医療費のバランスがとれ、一対一・〇一の安定した状態で推移。その後、七一年一二月から七三年一一月までの「列島改造景気」と激しいインフレーション、それにつづくオイルショックによって経済成長率は半減。両者のバランスは崩れ、七一〜七五年は一対二・〇九となる。そのため六〇年代前半のときよりも国民医療費の増加は国民にとって大きな重圧となる。五五〜七五年の二〇年間における国民所得の伸びは一七倍、国民医療費の伸びは二七倍であった（厚生省「国民医療費」）(12)。

その後、日本経済はイラン革命を引き金とする第二次オイルショックを経て、一層の落ち込みをみせ、一九八〇年代の国民所得は高度経済成長期の三分の一、国民医療費も抑制されて三分の一の伸びとなっている。そして、

表 13　国民医療費（厚生省「国民医療費」）

年	国民医療費	増加率	1人あたりの医療費	国民所得額	増加率
1955	2,388 億円		2.7 千円	69,733 億円	
60	4,095	13.0 %	4.4	134,967	22.2 %
61	5,130	25.3	5.4	160,819	19.2
62	6,132	19.5	6.4	178,933	11.3
63	7,541	23.0	7.8	210,993	17.9
64	9,389	24.5	9.7	240,514	14.0
65	11,224	19.5	11.4	268,270	11.5
66	13,002	15.8	13.1	316,448	18.0
67	15,116	16.3	15.1	375,476	18.7
68	18,016	19.2	17.8	437,209	16.4
69	20,780	15.3	20.3	521,178	19.2
70	24,962	20.1	24.1	610,297	17.1
71	27,250	9.2	25.9	659,105	8.0
72	33,994	24.7	31.6	779,369	18.2
73	39,496	16.2	36.2	958,396	23.0
74	53,786	36.2	48.6	1,124,716	17.4
75	64,779	20.4	57.9	1,239,907	10.2

八三年三月に出された第二次臨時行政調査会の最終答申を踏まえ、国民所得の伸びの範囲内に国民医療費のそれを抑えるという厚生行政が推し進められることになったが(13)、本来、医療需要は経済成長率によって伸縮させられるような性質のものではなく、必要度に応じて医療供給がなされるべきものである。急速な高齢化と医療費の高騰に直面している現在、その医療供給の原点を見失ってはならない。

一九五五年から七五年までの患者数は(14)、高度経済成長期の二〇年間において二・六八倍、入院が二・二一倍、外来が二・七七倍の伸びとなっている（厚生省「患者調査」）。総人口との比でみると、六〇年から七五年にかけて急伸している。六五年における患者数五八一万人は、国民一七人に一人が患者という数値である。七〇年になると一四人に一人にまで増加している。

一九五五年から七五年までの傷病世帯と傷病者数をみると(15)、調査期間である一カ月の間に全世帯の半数において、また五人に一人の割合で傷病者が発生している計算になる。当時、もっとも多かった傷病は一月から四月に急増する呼吸器系疾患（風邪・肺炎など）である。ついで五月から九月にかけて多い消化器系疾患、神経・感覚器の疾患、皮膚・疎性結合組織（皮下組織・粘膜ほか）の疾患であった（厚生省「社会医療調査報告」「社会医療診療行為別調査報告」）。

一九五五年から七〇年までの間、一般診療の入院費は九四九億円が八七九九億円にまで増えて九・三倍、入院外費は一一二八億円が一兆三七一四

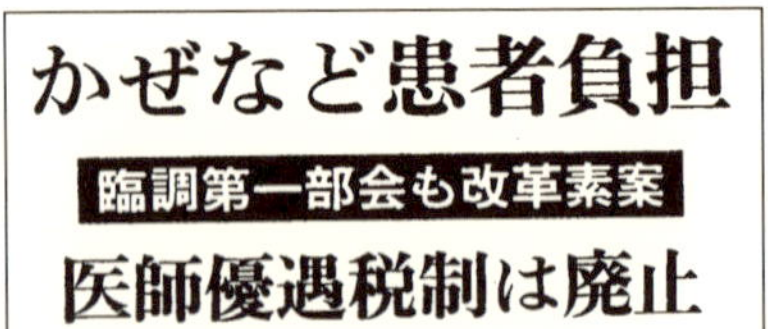
かぜなど患者負担
臨調第一部会も改革素案
医師優遇税制は廃止

医療費抑制を打ち出した第2臨調
（『朝日新聞』1982年4月2日）

億円にまで増えて一二・一倍、入院よりも入院外の伸びが高い（厚生省「患者調査」）。六五年から七〇年までの間の病院医療費をみると、五四九九億円が一兆二一二一億円になって二・二倍、一般診療所医療費は四五八三億円が一兆三九二億円となって二・三倍、診療所のほうが若干高いという状況である（同）。

受療者の増加の状況を一九六五年と七〇年の政府管掌健康保険の数値で比較すれば、一人あたりの受診件数において、本人が五・六三から六・〇八へ、家族が三・九三から五・〇九に増えている。一日あたりの診療費では、本人が六二二・六円から一二〇〇・六円へ、家族が四五三・一円から八二〇・〇円へと倍増の勢いである。国民健康保険でも同じような状況にあり、一人あたりの受診件数は三・三五から四・五一へ、一日あたりの診療費は五五八・〇円から一〇二八・七円へと倍増に近い勢いで伸びていた(16)。

表14　患者数（厚生省「患者調査」）

年	総数	入院	外来	総人口比
1953	266.85万人	37.85万人	229.00万人	3.1％
55	294.74	47.04	247.70	3.3
60	448.84	60.88	387.96	4.8
65	580.81	81.37	499.45	5.9
70	724.73	97.16	627.57	6.9
75	789.07	103.85	685.21	7.0

表15　傷病世帯と傷病人員（厚生省「国民健康調査」）

年	傷病世帯数（全世帯対）		傷病者数（全人口対）	
1955	892万	(42.1%)	1,649万人	(18.4%)
60	1,144	(46.5　)	1,855	(19.9　)
65	1,298	(49.6　)	2,253	(22.9　)
70	1,336	(47.9　)	2,199	(19.6　)
75	1,670	(52.0　)	2,687	(24.0　)

ちなみに、二〇〇八年度の「医療給付実態調査」によれば、一人あたりの医療費は協会けんぽ（旧政府管掌健康保険）が一四・五万円、組合管掌健康保険が一二・〇万円、共済組合健康保険が一四・七万円、国民健康保険が二六・七万円、後期高齢者医療保険が八五・六万円となっている。また一人あたりの受診日数は協会けんぽが一・一一日（入院）、九・二九日（外来）、組合管掌健康保険が〇・七六日（入院）、八・二六日（外来）、共済組合健康保険が一・〇五日（入院）、九・九二日（外来）、国民健康保険が三・五〇日（入院）、一三・六一日（外来）、後期高齢者医療保険が一六・七六日（入院）、三四・八五日（外来）であり、後期高齢者医療保険は別格として国民健康保険と組合管掌健康保険との格差は大きなものとなっている。

患者数は増えても死亡者数のほうは一九五五年から七五年の間、横ばいで推移しており、年間七〇万人前後である。その九二～九三％は病死である。八〇年代を迎えると、死亡者数が増え、二〇一〇年には一一九万人を超えている。二〇三〇年ごろは高齢化の影響で一七〇万人までになると推測されている(17)。

毎年六月における審査分レセプト（五月診療分）を調査してい

表 16　主要な診療行為別点数百分率の推移（厚生省「社会医療調査」）
（上段の数字は甲表病院，下段は乙表診療所）

年	診察	投薬	注射	レントゲン診断	検査	処置	手術	入院
1961	0.1	5.7	11.0	2.8	3.4	2.3	6.2	50.4
	1.6	8.1	5.2	0.5	0.5	1.8	0.1	–
65	0.2	14.1	27.8	4.5	7.7	4.7	7.6	153.5
	5.5	22.8	8.1	1.4	1.2	2.2	0.1	–
70	0.2	26.8	69.9	10.3	24.1	2.7	20.6	303.5
	13.0	41.8	9.8	2.3	4.1	1.9	0.1	73.1

る「社会医療調査報告」から診療行為別の医療費をうかがうと、一九六一〜七五年の間で伸びているのが、診察の三・二二倍、検査の二・七六倍、投薬・注射を合わせた薬剤の一・〇五倍である。減らしているのは処置の〇・四倍、手術とレントゲン診断の〇・七四倍、入院の〇・九八倍である。薬剤の割合は常に四割を超えており、投薬・注射に偏った薬づけ医療が高度経済成長期に展開されていたことがわかる(18)。

医薬品生産額の一九五〇〜五五年における伸びは一八一%、五五〜六〇年は九七%、六〇〜六五年は一六〇%、六五〜七〇年は一二四%、七〇〜七五年は七五%である(厚生省「薬事工業生産動態統計」)。病院建設ラッシュを迎えた六〇年代における生産額の伸びが著しい。五〇〜七五年における生産額の伸びは実に五六・二倍である。医薬品工業は製造業全体や化学工業に比べてかなり高い利益率を享受していたといわれている(19)。

医療費に占める薬剤費の割合は高度経済成長を迎える以前から高い状態がつづいていた。一九五五年一〇月、保険経済の赤字対策の検討にあたった「七人委員会の報告」には、「薬治料と注射料とは、全医療費の四八%を占めている。医療機関が現実に支払う購入代金の割合は、その央《なか》ば程度であろうといわれるから、本来技術の提供がその中心であるべき医療として、その原価のおよそ四分の一が薬代であることは、正に注目すべき事実」である。「わが国の医療は、英国に数倍する薬を使用しているといわれ、その弊害もすでに定説となっている……価格の高い薬や材料を使用するほど医師の取得

表17　医薬品生産額（厚生省「薬事工業生産動態統計」）

年	生産額
1950	31,916（百万円）
55	89,539
60	176,012
65	457,639
70	1,025,319
75	1,792,406

する技術料が大きいという過去の方式は根本的に批判されねばならぬ」ことであり、「薬務行政にあっても……品質の管理については、ある程度の監督が行われては来たものの、全く自由主義経済の基盤において製薬業をとらえ、その自由競争が価格を低下させる最大有効の手段なりとして、この面に対しては、徹底した放任方策がとられて来た。むしろ企業擁護《ようご》の立場のほうが、積極的に打ち出され」てきたことに大きな原因があるのであって、「厚生省においては、未だかつて薬価の引き下げについて、それほど力をつくしたという事例を耳にしない。現に社会保険診療報酬算定の基礎をなす薬価基準は、医療機関と業者間の現実取引価格をそのまま是認採用し、その取引量の九割（従前は八割）が確保される線を基準としているが、こういうところに価格に対する消極的態度が端的にあらわれている」と厳しい批判をしている(20)。

薬価基準の引き下げが行われた一九六〇年代後半からは、薬剤費の割合が徐々に低下しはじめ、それに代わって浮上して来たのが検査費である。日常診療において血液検査の占める比重が五〇年代後半より増え、これまで診療科ごとに行われていた臨床検査を中央に集中させる、中央検査室の設置の動きがみられたのもそのころである。衛生検査技師が国家資格となったのが五八年。六〇年代には検査センターが生まれ、検査室の設備のない中小病院や診療所が利用しはじめている。七〇年代になると、血液化学自動分析器の登場によって大規模な検査センターが建てられ、多くの病院で外注が行われるようになった(21)。

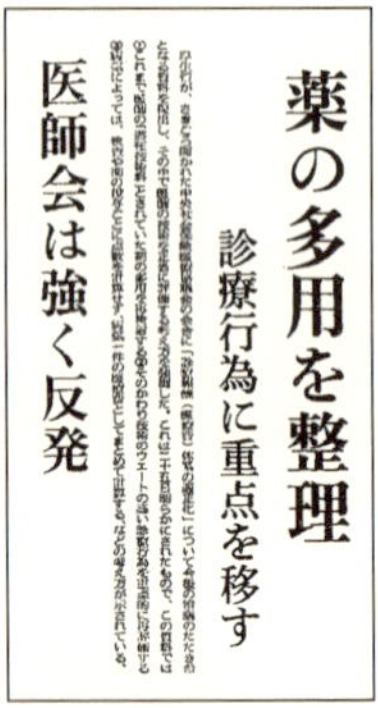
薬の多用を整理
診療行為に重点を移す
医師会は強く反発

（『朝日新聞』1971年2月26日）

診療行為のなかで検査が増えたのは検体収集システムの整備、自動分析器の出現、専門技師の養成のほか、化学的生化学的な臨床検査や画像診断技術が向上したことにともない検査やレントゲン診断にかかわる報酬点数が増えたこと、誤診を恐れる医師が多くの検査を発注するようになったことによるものである。新たな医療機器の開発、そして、その機器の高度化と普及が医療費を押し上げる大きな要因ともなっている(22)。

一九六〇年代初め、伝統的な経営慣行を大きく変えることになるオートメーション化(機械化・自動化・連続化・大型化・高速化・自動制御化・遠隔化など)が製造業一般に広がり(23)、その影響は医療部門にも及ぶことになる。六二年に日本ME学会が立ち上がり、メディカル・エンジニアリング(エレクトロニクス)

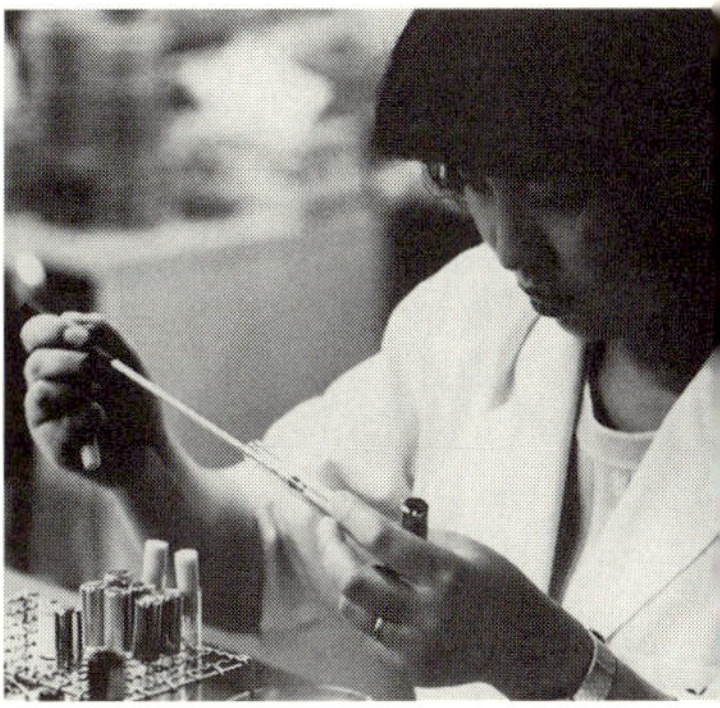

臨床検査(『THE HOSPITAL 北里大学病院』1981年より)

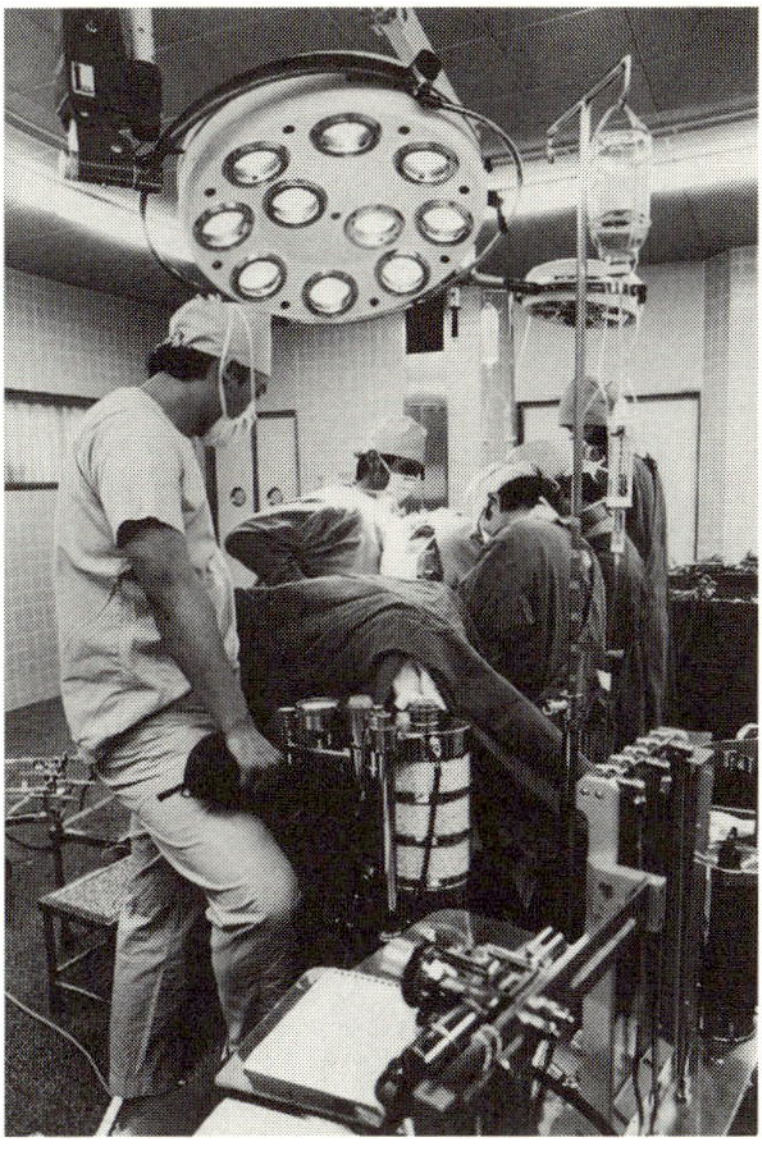

手術(『THE HOSPITAL 北里大学病院』1981年より)

化が高度経済成長期の医療を特徴づけるものとなった[24]。五〇年代末の胃カメラにはじまり、六〇年代初めの胃ファイバーや眼底カメラ、七〇年代前半のコンピュータ断層撮影装置（エックス線CT）、同後半の超音波断層撮影装置、八〇年代半ばの磁気共鳴映像装置（MRI）が開発され[25]、心電計、脳波計、眼底カメラ、胃カメラ、オシロスコープ（記録増幅装置）、自動分析器、エックス線テレビ・モニター、診断用データ処理装置、生体治療装置、人体機能補助装置といったME機器が保険診療に組み入れられ普及していった。その状況については厚生労働省「医療施設調査・病院情報」「医療経済実態調査」によって、診療所のそれについては日本医師会編『国民医療年鑑』によって知ることができる。

厚生省「薬事工業生産動態統計年報」の医療用具大分類別生産金額をみると、一九六〇年に二二三億円であった医療用具の生産額は、七〇年には五倍の一一九〇億円、七五年には一二倍の二七二二億円にまでなり、エックス線装置にはじまった医療機器は超音波診断装置や内視鏡といった画像診断装置、省力化のための患者監視装置や自動分析装置などに移ってきている。製薬産業よりも出遅れていた医療機器産業であったが、知識集約型の付加価値の高いものとしてその伸びが期待されていると同時に、医療機関にあってはより多くの資本が必要になってきている[26]。生産額の伸びに連動して機器の操作にあたるコメディカルの雇用が増え、多くの医療機器とスタッフを抱えて規模を拡大させた病院に患者が集中した。しかし、そこでは投下資本の早期回収、ランニングコストの圧縮を図るための検査づけ医療が展開されることになった。

コメディカルの創出に関して医療制度調査会は一九六三年三月、厚生大臣に提出した「医療制度全般についての改善の基本方策に関する答申」において、次のように述べている。すなわち、「医療の目的は、単に疾病を治癒させるだけでなく、患者の機能回復訓練、職能訓練等、社会復帰にいたるまでの指導を包含するものである。近年、身体障害者、精神病、結核、成人病対策の進展にともなってリハビリテーションの重要性がとみに高まりつつある」ので、早急に機能療法士、物理療法士または理学療法士、職能訓練士または職能療法士、言語療法士、難聴訓練士、弱視訓練士の制度化を図る必要がある。また「医療内容および公衆衛生の進展にともない、医学の分野における予防、健康の増進、生活環境の改善等が重要になり、これらの部門における専門分化がますます進みつつある。これにともなってこの分野において医師の管理または連携の下に、専門的業務に従事するいくつかの職種」も新たに創出する必要があるとして、衛生教育専門指導員、医療社会事業員、衛生工学士などについて検討することが望ましいとしている(27)。

コメディカルの国家資格化は一九四八年の歯科衛生士、五一年の診療エックス線技師・診療放射線技師、五五年の歯科技工士、五八年の衛生検査技師・臨床検査技師(細菌微生物、血液、血清、病理などに関する検査業務を担っていた衛生検査技師のなかから、脳波・心電図検査などの生理的検査も合わせて行うものとして七一年に資格化)、六五年の理学療法士・作業療法士、七一年の視能訓練士、八七年の義肢装具士、臨床工学技士、九七年の精神保健福祉士、言語聴覚士とつづいている。そのため病院一〇〇床あたりの医療従事者数も六〇年の五三・五人、七三年の六二・九人が、二〇〇八年には一一〇・〇人にまで増えている。

かつては医師がレントゲンの撮影や各種の臨床検査などにも従事していたが、急速に高度化する医療機器を使いこなすには無理があり、資格化の進んだコメディカルを採用して分業化を図ったほうが安全で効率的でもあった。診療科目の細分化、医療の専門分化、検査項目の増加にともないコメディカルの専門性も高まり、養成校の大学化が進んでいる。医療機関にとっては人件費や労務管理、チーム医療教育の負担が増え、国民医療費の押し上げ要因となっている。

(1)『時事新報』「医薬分業行はれ難し」「医薬分業後の悪弊亦思ふ可し」(明治二四年)、慶應義塾編纂『福沢諭吉全集』第一三巻所収、岩波書店、一九六〇年。
(2) 川上武『現代日本医療史』二一一−二一五頁、勁草書房、一九六五年。小坂富美子『医薬分業の時代』五〇−五一、一〇六−一〇七頁、勁草書房、一九九〇年。新村拓『医療化社会の文化誌』二〇二−二〇七頁、法政大学出版局、一九九八年。
(3) 社会保障研究所編『戦後の社会保障　資料』五四一頁、至誠堂、一九六八年。「臨時医薬制度調査会の答申」『社会保険旬報』二五巻二号、一九五一年二月。
(4) 日本医師会編『国民医療年鑑』一九六四年版、一七七頁、春秋社。
(5)『社会保険旬報』二四五一号、六二頁、二〇一一年二月。
(6)『社会保険旬報』二二八七号、「ワード・カプセル」二〇〇六年八月。
(7) 林周二『流通革命新論』六一−六二、二〇一−二〇五頁、中央公論社、一九六四年。
(8) 毎月請求される明細書の枚数を被保険者数または被扶養者数で除したもので、医療機関を受診した頻度を示す。
(9) 公費負担医療給付分とは、生活保護法における医療扶助、社会福祉関係諸法における医療給付、結核・精神病・ハンセン病・感染症などの入所にともなう治療費、災害救助法による被災地における医療救助活動費、被爆者の医療費、公害認定患者の医療費、学校保健法にもとづくトラホームなどの疾病に対する医療援助、老人福祉法・母子保健法などによる老人・妊産婦・乳幼児の健康診査の費用、難病指定の医療費などをいう。

(10) 高額療養費給付制度は療養に要する費用が著しく高額になり、患者負担が三万円を超えた場合、同一医療機関における同一月内の超えた部分を保険組合などから償還払いするもので、当初は所得とは無関係に適用されていたが、この制度によって重篤で長期に療養をつづける患者が救済されることになった。それらが医療費を大きく押し上げ、国民健康保険財政を悪化させる原因ともなっていると、広井良典は『医療の経済学』第一、四章、日本経済新聞社、一九九四年において述べている。

(11) 地主重美『医療と経済』一四六ー一五一頁、読売新聞社、一九七〇年。

(12) 『厚生の指標』二〇〇一年版、四八ー四九、二二八頁。福武直ほか編『明日の医療』第一三巻『経営』四〇ー四二頁、中央法規出版、一九八五年。

(13) 注10広井同書二〇頁。

(14) 患者数とは三年に一度、一〇月中旬に実施される調査日の一日に医療機関を受診した人数のこと。

(15) 傷病世帯とは調査期間中になんらかの傷病にあった世帯員のいる世帯のこと。厚生省の「国民健康調査」は一九五三年にはじまっているが、面接による聞き取り調査を実施するにあたって傷病といえる範囲は、身体または精神が異常状態になったためなんらかの治療をした場合、あるいは治療処置はしないが床に就くか、一日以上、日常業務を中止した場合で、正常な妊娠・分娩・産褥・月経・症状の固定した身体障害などは除くとなっている。

(16) 『厚生白書』一九七五年版、二二五ー二二六頁。

(17) 国立社会保障・人口問題研究所『日本の将来推計人口』、厚生統計協会、一九九七年。

(18) 注2小坂同書五〇ー五一、一〇六ー一〇七頁。全国保険医団体連合会編『戦後開業医運動の歴史』一七九ー一八〇頁、労働旬報社、一九九五年。

(19) 注4同書、一九七一年版、六二頁。
(20) 注3同書五九八頁。
(21) 上林茂暢『先端医療』一五、二八頁、講談社、一九八九年。川上武・小坂富美子『戦後医療史序説』四三、八四－八五頁、勁草書房、一九九二年。
(22) 川上武『技術進歩と医療費』一五－三三頁、勁草書房、一九八六年。注18全国保険医団体連合会同書七三頁。注10広井同書二六－二七、三七頁。山中浩司『医療技術と器具の社会史』七七頁、大阪大学出版会、二〇〇九年。池上直己／J・C・キャンベル『日本の医療』一六五頁、中央公論新社、一九九六年。
(23) 間宏『経済大国を作り上げた思想』一三二－一三三頁、文真堂、一九九六年。
(24) 注12福武同書一三七－一四六頁。
(25) 日本科学技術史学会編『日本科学技術史大系』二五巻・医学（2）、四四八－四四九、四六二－四六三頁、第一法規出版株式会社、一九六五年。注21上林同書四〇－七六頁。
(26) 注12福武同書二八－二九、一五〇頁。
(27) 注3同書六四七－六四八頁。

第六章　結核から成人病（生活習慣病）の時代へ

一　結核医療の盛衰

戦後医療は結核対策にはじまっている。早期発見・早期治療という二次予防の仕組みの手本は戦前戦後の結核対策に求められたといわれているが(1)、長期の療養と多額の医療費を必要とする結核は、一九三五年より五〇年までの間、死因の第一位を占めていた（厚生省「人口動態統計」）。その結核の撲《ぼく》滅《めっ》と、「健兵健民」の基調となる医療の適正化および国民体力の向上を図ることを目的として、特別法人日本医療団が組織されている。それは政府出資を根幹としたもので、四二年二月公布の国民医療法および同年四月公布の日本医療団令にもとづいている。

日本医療団の活動は医療機関および医師の全国的な管理と偏在の解消、経営困難な病院の買収、社会保険と医療事業の一体化、不足する病院スタッフや医療資材への対処、無医村への医療の普及、予防医学の推進にあり、今日の公設民営とは逆の民設公営の組織であった。自由な開業を否定するものとして日本医師会の猛反発を受けたが、日本医療団は「保健国策の根幹」と位置づけられた結核の予防撲滅に重点を置いた活動を進めている。

日本医療団調査部による一九四三年四月の「一般体系医療施設経理調査概況報告書」には、「産業労務者の大多数は結核好発の年齢にあるが上に、しばしばその生活の不良なる条件と環境の激変や労働の適正ならざる等の諸多の悪条件が加わるが為、発病の虞《おそれ》、最も大ならざるを得ないのである。然《しか》しながら、これ等の労務者は軈《やが》て国防の第一線に立つべき使命を担い、又次代の母たるべき者が大部分を占めているのであるから、彼等を結核より保護することは、国防力を強化し、人口増殖の根源を培養する根本的な施策」であって、「結核に依《よ》る労働力の消耗には、蓋《けだ》し甚大なるものがあるのであるから、産業自体にとっては勿論のこと、一国生産力の上より見るも由々《ゆゆ》しき問題」であると論じている(2)。

七〇〇近くの病院・診療所・産院・結核療養所を経営することになった日本医療団も、戦局の悪化によって運営がつまずき、一九四七年には解散。医療団が抱えていた九三カ所の結核療養所は国に移管されている。戦後、低栄養状態にあった国民を襲った結核は、五〇年代における医療保険財政における赤字の最大原因となっている。五九年に出された「医療保障委員最終答申」は、五八年に行われた結核実態調査や厚生行政基礎調査を踏まえて次のように記している。すなわち、「階層別にみて結核の有病率が所得の下るにつれて高くなることは、厚生行政基礎調査の結果が示している。さらに現在、わが国の入院患者の半数、外来患者の一割が結核患者で、その医療費も年間国民総医療費の五分の一に相当する六三〇億円を占めており、また生活保護法による医療費の六〇%、社会保険医療費の二六%は結核医療費」となっており、「徹底的な結核対策なくしては、医療保障の確立は望み得ない」

と(3)。

一九五五年度の政府管掌健康保険をみても、医療給付費三〇五億円の三割弱、そして生活保護法にもとづく医療扶助二四四億円の六割が結核医療費にあてられている(4)。結核は医療費や廃疾者手当金および年金を増加させるだけでなく、戦後復興にたずさわる労働力の質の低下という意味で政府の最大関心事となっていた。五七年の医療保障委員「第二次報告」にも、「結核は広く国民の経済生活の脅威となっており、最早《もはや》個人の責任と経済の限界をこえた問題であるのみならず、疾病保険、生活保護制度への財政的重圧となっている」と記されている(5)。

一九五三年の厚生省による「結核実態調査」によれば、結核は日本全域に蔓延《まんえん》し、要医療者は二九二万人、そのうち要入院者は一三七万人、要休養・要注意者は二二九万人、合わせて五五三万人、総人口比六・四%とある。五三年の一カ年間に要医療者が受診した割合は三五・五%であった。社会保険や生活保護法の未適用者においては受診率が二八・八%となっており、医療施設を訪れた患者のうちで結核に冒《おか》されていた者の割合は一五・六%、そのうちの九三・〇%はなんらかの社会的援助を受けている。入院においては全病床の五八・二%が、また外来の六・八%が結核患者であったという。支払いに関しては、自費での支払いが外来で一三・二%、入院で三・五%、被用者保険の外来で五七・〇%、入院で四八・三%、国民健康保険の外来で一〇・三%、入院で四・六%、生活保護法の外来で一〇・四%、入院で三六・二%、その他が外来で九・二%、入院で七・六%という状況であった。なお五三年における結核の医療扶助の割合は、入院が五八・二%、外来が四一・八%、精神病の医療扶助では、入院が九二・六%、外来が七・四%となっている(6)。

川端康成の小説『川のある下町の話』には、インターンを終えて国立療養所に勤務することになった若い医師が「療養所に来ておどろいたのは、患者の多いこと、病床の足りないことだった」といい、つづけて「貧困と結核の悪循環」について語らせている場面があるが(7)、受診率が向上すれば患者数も増え、医師も忙しくなる。一九五三年の厚生省保険局医療課「我国社会保険における結核の統計的観察」によれば、結核患者が多いのは政府管掌健康保険の利用者であり、組合管掌健康保険に少ないとある。その理由は、大事業所が「一、結核の疑あるものを採用入社せしめない。二、感染源を悉《ことごと》く探し出して医学的に始末をしてしまう。三、未感染陰性者の感染発病を阻止する」ことによって、職場から結核を締め出しているからである。締め出された患者の大部分は中小企業に、また一部は農村に流れ、さらに「中小企業の労働戦線より脱落したものは生活保護の対象」となっている。そのため「医療扶助の中、結核の占める割合は昭和二四年二月二九・七%、二五年二月三五・四%と年々増大しつつある。この様な状況は、現

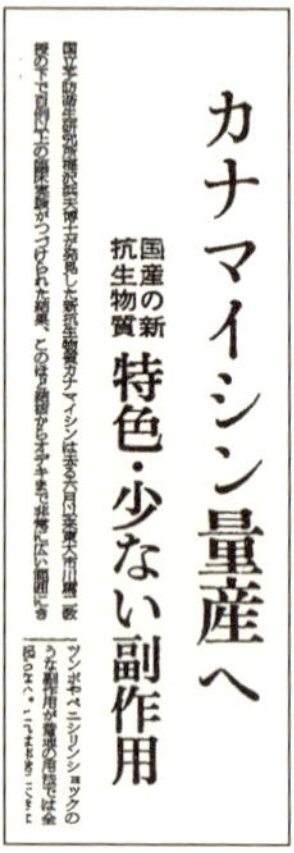
カナマイシン量産へ
国産の新抗生物質
特色・少ない副作用

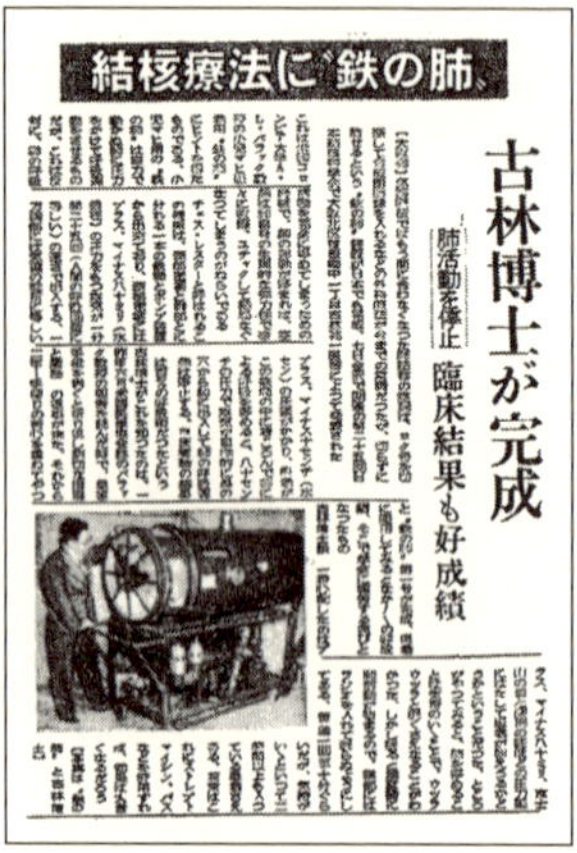
結核療法に"鉄の肺"
古林博士が完成
肺活動を停止
臨床結果も好成績

右:(『朝日新聞』1957年12月26日)

左:鉄の肺(『朝日新聞』1950年5月8日)

代の結核対策が患者の生活保障の面を考慮すること少なきため、多くの患者を結局は生活保護階級によどましめている事実を示すものである。国保の結核受診率は健保の受診率よりも低いが、これは年齢構成の差異、都市と農村との差異により結核が少ないこと、一部負担金、診療機関の分布等のため重症にならなければ受診しないこと、受診した場合、社会保険の利用率の少ないこと等が要因としてあげられる」と考察している(8)。

政府の保護統制のもとで一九五〇年代、増産体制が整ったペニシリン、ストレプトマイシン、その後のパス、テラマイシン、クロロマイセチン、ヒドラジット、カナマイシン、リファンピシンといった抗生剤、抗結核薬を用いた化学療法が著功を示し、これまで盛んに行われていた胸部外科手術と「鉄の肺」(鉄製円筒形の人工呼吸機器)に取って代わることになった。世の中も落ち着いて衛生環境の整備が徐々に進み、栄養状態の改善もあって五一年、結核は脳血管疾患に死因第一位の地位を譲ることになった。

しかし、その一方で抗結核薬の副作用に悩まされる者、さらには長引いた療養所生活によって社会復帰の機会をなくす者、療養所に住民票を置く者も現れるようになった。結核で左肺の区域切除手術を受けた作家の吉行《よしゆき》淳之介は、一九五一年から翌年にかけて東京の清瀬にある結核療養所に入所し、そのときの生活をつづった小説『漂《ただよ》う部屋』を五五年に発表してい

表18　死因順位（厚生省「人口動態統計」）

年	1位	2位	3位	4位	5位
1950	全結核	脳血管疾患	肺炎・気管支炎	胃腸炎	悪性新生物
55	脳血管疾患	悪性新生物	老衰	心疾患	全結核
60	脳血管疾患	悪性新生物	心疾患	老衰	肺炎・気管支炎
65	脳血管疾患	悪性新生物	心疾患	老衰	不慮の事故
70	脳血管疾患	悪性新生物	心疾患	不慮の事故	老衰
75	脳血管疾患	悪性新生物	心疾患	肺炎・気管支炎	不慮の事故

るが、そのなかで「近年になって新薬の発見と、外科手術の進歩と、病巣の早期発見とによって、肺結核の形が変ってきた。診断によって病巣の状態が外科手術に適応しているということになれば、入院して手術を受けることができるが、六ヶ月後には退院して新しい患者にベッドを明け渡さなくてはならないのが短期入院のきまりである。そして、この制度に従って〔外科病室に〕入院した患者は……職場で働いているとき発病し、間もなく入院してきたものが大部分である。したがって、健康保険やそれに類する保障制度の有効期間中に手術を終えて療養し、退職にならぬ前にもとの職場に戻れる見通しを持つ」ことができていた。それに対し病巣の状態が手術に適応しない内科病室の患者は、「長い期間の療養生活の間に、保険の期限も切れ職場も馘首《くび》になる。収入の道のない患者には、生活保護法が適用されて、療養生活をつづけることができるのだが、次第にその適用される枠が狭められはじめる……財産を持っていない内科患者にとっては、極言すれば、この暗い空間に漂っている部屋の中にいること、その部屋から出ないこと、それが食と住とを得る手だてになっているわけになる」と記している。

同小説はまた「次の年の夏に、新しい入退所基準に反対した結核患者が陳情のために都庁の廊下に坐りこみをおこない、いわゆる死の坐りこみ事件として問題を投げかけ」たことを取り上げている(9)。一九四七年に結成された全日本患者生活擁護同盟、国立療養所全国患者同盟、全国国立病院患者同盟の三組織が翌年三月に統合されて日本患者同盟となっていたが(10)、戦後長く結核療養所内の民主化、医療保障の充実、物資の増配、療養生活の改善といった生活密着型の要求活動をつづけていた(11)。

一九五一年に制定された新結核予防法は三〇歳未満の国民を対象に、ＢＣＧの定期接種、結核患者への保健婦訪問、結核医療費二分の一の公費負担、結核感染にともなう命令入所および就業禁止患者に対する医療費全額公費負担を定めている。五九年には結核患者に対する国庫補助率が二分の一から三分の二に引き上げられ、また六一年からは結核登録制度が強化されて、国庫補助率がさらに一〇分の八にまで引き上げられている。これらの措置によって六一年九月末の命令入所措置患者一万一七九五人が、翌年二月末には六万二三二四人にまで急増している。また生活保護法の入院患者と命令入所措置患者を合わせた数でも、六一年九月末の一〇万一〇〇〇人が、翌年二月末には一二万三〇〇〇人にまでふくれ上がることになった(12)。

生活保護法にもとづく医療扶助のなかで結核患者の占める割合は、一九六〇年において入院の五四・〇%、外来の一八・七%を占めていた。本来、結核予防法によって対処すべき医療保護が、生活保護法によって肩代わりされていたためである。六一年の結核予防法の改正によって医療扶助適用者の多くが同法にもとづく制度に移し替えられたため、医療扶助に占める結核患者の割合は減っていく。また同法にもとづく公費負担も六三年の四・六%がピークとなって、それ以降、罹患者の減少とともに急速に縮小し

表19　国民医療費に占める結核の公費負担分の割合（厚生省「国民医療費」）

年	結核予防法	生活保護法
1955	1.3％	10.2％
60	1.2	8.9
65	3.8	6.7
70	2.2	6.7
75	1.3	6.5
80	0.5	5.7

表20　結核による死亡（厚生省「人口動態統計」）

年	死亡数	死亡率（人口10万対）
1940	152,019	212.5
50	121,769	146.4
55	46,735	52.3
60	31,959	34.2
65	22,259	22.6
70	15,899	15.4
75	10,567	9.5

ていった。

年齢階級別の結核死亡率・罹患率では六〇年代、青年層の急速な低下に代わって高齢者層が急増し(13)、結核は高齢者の病となっている。死亡率（人口一〇万人に対する割合）は、五五年に五二・三人であったものが、七五年には九・五人にまで下がり、ピーク時である四三年の二五分の一となっている。そのため七〇年には結核病床数がピーク時の六割強にまで落ち、治療期間も大幅に短縮されている。そのため七〇年代には民間病院の多くが不採算の結核医療から撤退していくことになった。

幸田文は一九七三年に発表した小説『闘』において、「いま結核は早く治る。早く治って、さっさと退院し、家庭へ社会へ職場へと復帰する。だがそのなかに残されて、五年十年とながい長い療養生活を、余儀なくされている人達がある。その人達も、もし現在発病したのなら、多分やはりみんなと同じように、どんどん回復したろうと思われるのに、十年早く病気になったのが不幸だった。いまほど医療も進んでいなかったし、薬もなかったのである。そしてまたもっと以前に生まれ、発病していたのなら、こんなに長く苦しむことなく、早い命を終わっていた筈《はず》である。昔は早く死に、今は早く治る。昔と今の中間で発病したものは、長く病んで治らないまま、青春をベッドに埋めている。運命ということを考えずにはいられない不幸なのである」と記している(14)。若者を苦しめてきた結核も早期発見・早期治療が功を奏して、戦後は治る病となったのである。

抑え込みに威力を発揮した結核対策について、医師の松田道雄は「青年の肉体を戦力として消耗しながら、さらに生産を高める必要がおこって来た時は、このやたらに多い結核を暴力的にでも解決しなければなりませんでした。そのために国民体力法という法律で、たとえ見せかけだけの保障によってでも、全住民の青年層の強制的な集団検診が組織されたのです」と、国家が総力戦に向けてすべての資源の動員と統制を可能にさせた一九三八年四月の国家総動員法、その公布の翌々年四月に出された国家による国民体力の管理と活用をめざした国民体力法、その両法を根拠にして結核の集団検診が強力に進められたという。

そして、「〔結核〕療養所といえば墓場の入口のように思われていたのに、どうして最近は軽快する人が多くなったのでしょうか」という質問に松田は応えて、「〔戦後〕結核が早期に発見されるようになったことがその原因です……日本におけるレントゲン発生装置の製作工業の発達が結核の早期発見を可能にしたといえます。ことに、レントゲン間接撮影装置の普及は、多くの外見上は健康な人間の集団から肺結核の病人を発見させました。戦争中にはじめられた工場や会社の集団検診は、現在もその技術が伝えられ、ちがった法規でではありますがつづけられています。そういう集団検診でみつけられた病人が早期に治療をうけるために、療養所にはいることが多くなりました」と、レントゲン機器の技術的進歩と医師の診断技術の熟達が威力を発揮したのであるといい、「早期の病人が療養所にはいることが多くなったのは社会保険のおかげです。国立結核療養所の患者の構成をしめす統計によると、社会保険（主に健康保険）による患者が二二・二七%、生活保護法による患者が五〇・四四%で全体の四分の三をしめています……自費患者と全額を府県で負担していた病人としかはいっていなかった十年前の公立療養所にくらべると、早期の病人はふえたと考えなければなりません」と述べている(15)。

同じく医師の砂原茂一は集団検診の歴史を振り返って次のようにいう。「集団検診という言葉は、大阪大学の今村荒男先生が初めて使われた言葉ですが、ことに昭和十五年にレントゲン自動車ができてから、能率がぐんと上がったわけです。昭和十五年には、学術振興会の委員会で、一〇万人の集団検診の結果が報告されています。これは大体学校と職場が主な対象だったのですが、昭和二十一年七月隈部英雄さんが焼野原になった東京の下町に撃って出て、有名な『有楽町の街頭検診』というのをやった……昭和二十六年には三〇歳未満に年一回、一九五五年には未就学児童に年一回やるようになり、一九六三年には全国で一年に六千万人くらいの検診を行ったというくらい普及したわけです」と語る。

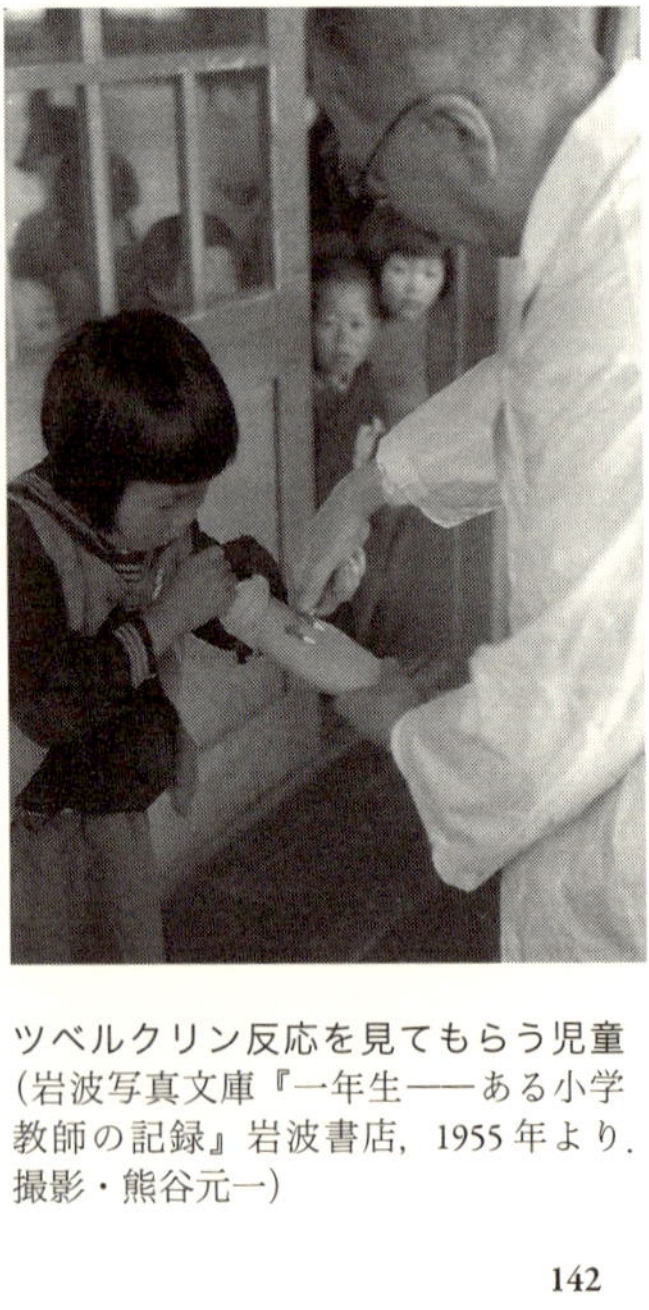

ツベルクリン反応を見てもらう児童
（岩波写真文庫『一年生――ある小学教師の記録』岩波書店，1955年より．撮影・熊谷元一）

そして、集団検診の方式については「まず全員にツベルクリン反応をやり、陽性者にはレントゲンの間接撮影を行い、疑わしいものは大型のレントゲン写真を含むいわゆる精密検査をかけ、ツベルクリン反応陰性のものにはBCGを接種することを毎年繰り返すのです。そして前年ツベルクリン反応陰性者が陽転した時、または一般にツベルクリン反応が強陽性のものは、とくに監視を密にするやり方」で行う。「昭和二十六年新（結核）予防法の実施以来、集団生活者は、事業所には使用者、学校では学校長、いろいろな施設では施設長の責任で年一回検診をし、一般住民では三〇歳未満のものについて町村長の責任で年一回検診を行い、患者家族や特殊の業種については知事が必要と認めた時は定期外検診を行うようにきめられて」いたという(16)。

一九五五年からは検診対象が三〇歳以上にも広げられ、五七年から無料検診もはじめられているが、やがて集団検診はコスト・ベネフィットの観点から八二年結核予防法施行令にもとづいて、「毎年やっていたのを改めて四歳未満と小学校一年と中学一年時の三回」に縮小されることになった。八二年における結核患者数は三九万人。それは高度経済成長期でもっとも患者の多かった六三年のときの二五%にあたっている。

二　高度経済成長と歩んだ成人病（生活習慣病）

一九四〇、五〇年代に開発された抗結核薬によって、結核は不治の病から治癒する病へと転換を遂げたが、同じく四〇年代に開発された治療薬プロミンによって治癒する病となっていたハンセン病のほうは、結核とは違う歩みをたどることになった。五三年に制定されたらい予防法は患者を国立のらい療養所に強制入所させ、外出を制限する隔離主義を徹底させたものであった。ハンセン病薬は保険扱いにしなかったため、療養所の外において治療を受けることが困難になり、患者は入所せざるをえなかった。

らい予防法が廃止されたのは一九九六年四月のことであった。その間に受けた患者の人権侵害に対する国の過失責任を求めて、九八年七月熊本地裁に提訴したらい予防法違憲国家賠償請求事件では、国の違法行為が明確にされている。二〇〇一年五月に下された原告勝訴の判決文は、WHO（世界保健機関）がハンセン病を他の伝染病と同じ範疇《はんちゅう》に位置づけたことを踏まえ、ハンセン病患者に対して特別な扱いを定めた法制度を廃止すべきであるとした「らい専門委員会報告書」が出された六〇年以降、らい予防法が廃止される九六年までの間に、厚生大臣が隔離政策の抜本的な変換を怠ったこと、結果として患者および元患者に対する社会的差別や偏見を助長させ、社会復帰を妨げたことを指摘し、国家賠償法上の違法性を認めた内容となっている(17)。

もうひとつ一九五〇年代において注目すべき疾病に、第一章において触れた成人病（生活習慣病）がある。死因群別死亡割合から成人病の占める割合をみると、五〇年に三二・七％であったものが、六〇年には五四・六％になっている（厚生省「人口動態調査」）。感染症から成人病への構造的な変化という認識のもとで、厚生省は五七年に成人病予防対策協議連絡会を立ち上げ、成人病の実態調査を、ガンに関しては五八、六〇、六三年に、脳卒中と心臓病に関しては六一、六二、七一、七二年に実施している(18)。そして、早期発見・早期治療の二次予防をめざして集団検診用の胃間接エックス線撮影装置や胃カメラの技術的な改善、専門技術者の養成、成人病センターや保健所での健康相談および集団検診・巡回検診を推し進め、六二年には国立がんセンター、七七年には国立循環器病セ

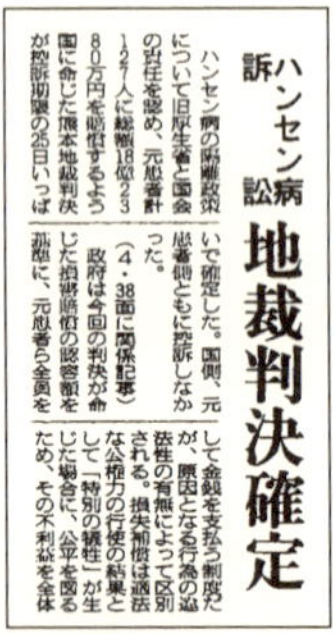
ハンセン病訴訟
地裁判決確定

ハンセン病の隔離政策について旧厚生省と国会の責任を認め、元患者計127人に総額18億2380万円を賠償するよう国に命じた熊本地裁判決が控訴期限の25日いっぱいで確定した。国側、元患者側ともに控訴しなかった。
（4・38面に関係記事）
政府は今回の判決が命じた損害賠償の認容額を基準に、元患者ら全員を
して金銭を支払う制度だが、原因となる行為の違法性の有無によって区別される。損失補償は適法な公権力の行使の結果として「特別の犠牲」が生じた場合に、公平を図るため、その不利益を全体

ハンセン病訴訟熊本地裁判決
（『朝日新聞』2001年5月26日）

次ページ：
右：救急搬送　左：リハビリテーション（『THE HOSPITAL 北里大学病院』1981年より）

ンターを設立している。いずれも高齢化の動きを見据えた措置である。六二年に経済企画庁が出した高度経済成長のための「条件整備分科会報告」は、成人病が「働き盛りの年齢に多いということは、人的能力の活用という面からいってゆるがせにできない問題」であると指摘している(19)。

治りにくいうえに合併症の多い成人病が増えるにつれて、治癒退院が減って、通院(継続医療)や再入院が増え、診断や経過の観察に必要な臨床検査の量や投薬量が増加し、医療費も上昇する。なかでも高度経済成長期を通じて死因のトップにあった脳卒中は、たとえ命を取り留めても半身不随などの機能障害が残る確率が高かった。

また交通事故による機能障害も増えていたところから、健康の増進、病前の予防、治療につづく「第四の医学」といわれた病後のリハビリテーション、すなわち、「身体に障害を有する者に、その残った機能を最大限に発揮させることによって

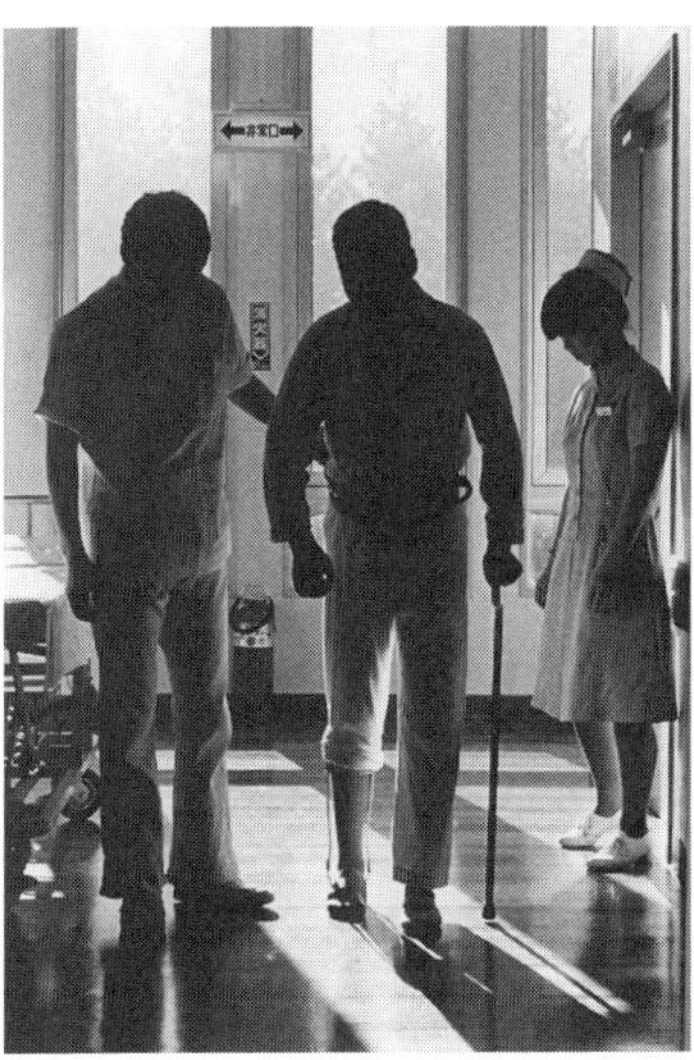

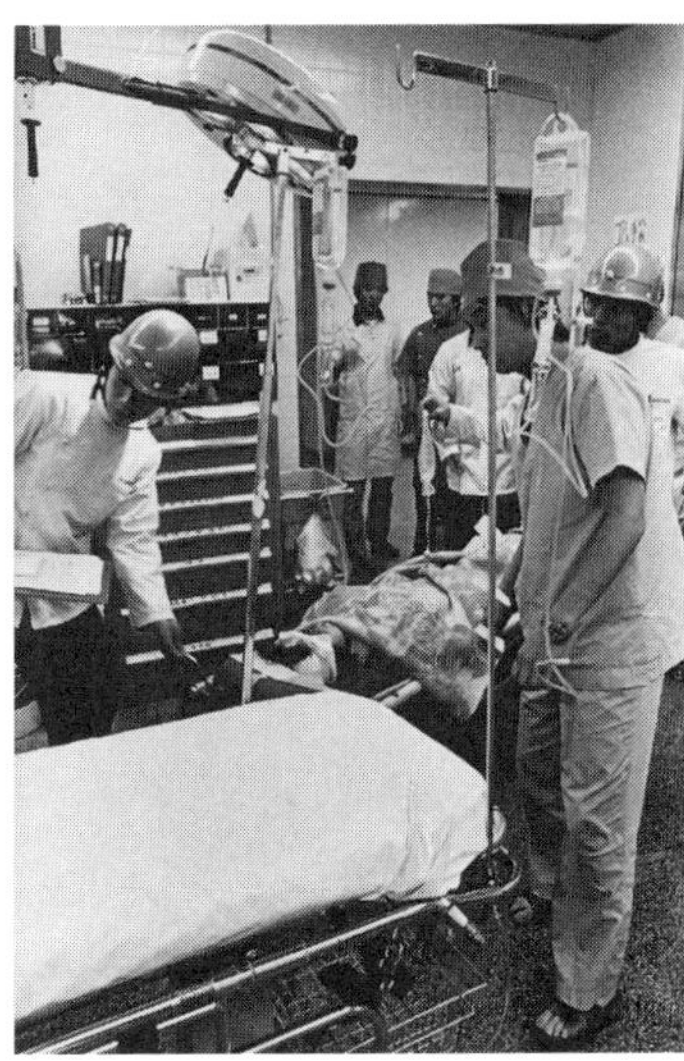

身体的にも、精神的にも、社会的、職能的、経済的にも自立する能力を与える療法」が求められることになった(20)。リハビリテーションによって患者の自立能力が回復すれば、福祉にかかる国の負担も軽くなるところから、一九六五年には理学療法士および作業療法士を国家資格としている。しかし、診療報酬が低かったこともあってリハビリテーションの普及は遅々としたものとなった。リハビリテーションの遅れは患者の機能回復を遅らせ、結果として在院日数の長期化、病院病床の増加を招くことになった。

成人病対策の基本は予防と早期発見・早期治療にあるといわれる。経済が高度成長を遂げる以前から農村部の医療に従事していた若月俊一は、「死亡率の郡部に高いものは、脳卒中が何といってもトップである。つぎは心臓病、肺炎、胃腸病、腎臓病、自殺という順序」であり、農村に多発する病気である「農村病」あるいは「農家病」は、「いわば日頃の過労のムリや不衛生の生活の集積によるものので、こういう病気は、生活条件全体がよくならない限り、そう簡単に解消するものではない」と断言し、成人病予防のためには生活改善が必要であると訴えている(21)。成人病は医療費を押し上げる大きな要因となっているため、一九七八年には第一次国民健康づくり対策、八八年には第二次国民健康づくり対策、そして二〇〇〇年には健康増進運動、第三次国民健康づくり対策が策定されているが、それでも二〇〇四年度の医療費全体に占める生活習慣病関連の割合は三二%という高い数値となっている(22)。

三　変わりゆく農村と医療衛生

一九六〇年代に進行した農業の機械化は、手足のしびれ・不眠・腰痛・肩こり・息切れなどの症状を示す「農夫症」をもたらし、また農業機械による外傷や農薬中毒の被害も増えていた(23)。若月俊一はそうした「農村病」に対応するには、「従来のようなかかりつけの医者、あるいはホーム・ドクター的な役割と共に、さらに広く地域の健康管理までをも含む、治療と保健の包括的な活動」の行える一般医が必要であると訴えている(24)。そうした認識は五五年の「七人委員会の報告」、五七年の「医療保障委員座長メモ」にも示されている(25)。

若月俊一が「農村医学」を唱えていたその農村も、高度経済成長期には大きく姿を変えることになった。就業人口に占める農業人口は一九五〇年の四五・二%が、七〇年には一七・九%にまで落ち込み、その七〇年には農林水産省の諮問機関である農政審議会が米の生産調整、農産物貿易の自由化という「総合農政の推進」を打ち出している。翌年からは減反政策が本格化し、農地は流動化することになった。

農業の担い手にも変化が生じている。農業を主とする第一

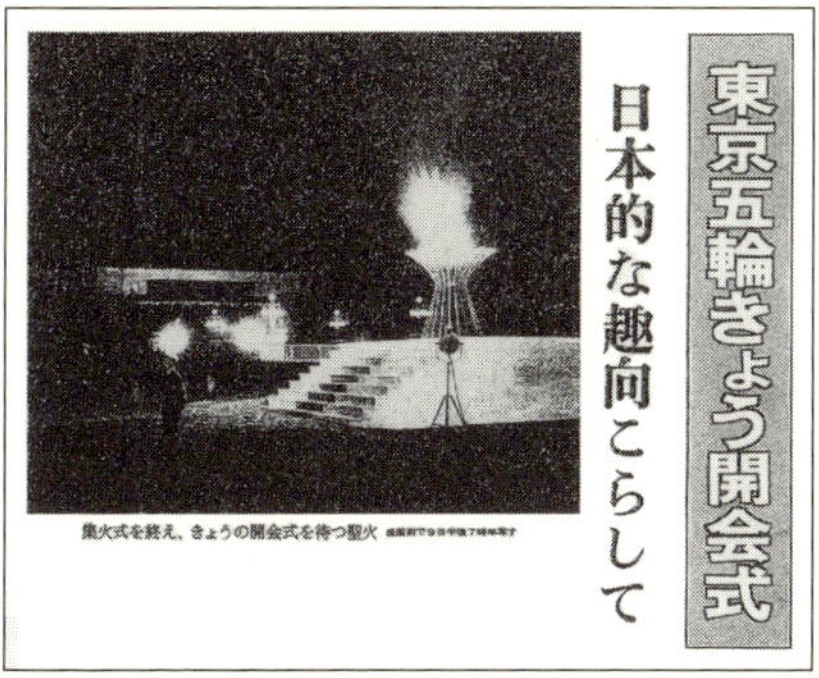
東京五輪きょう開会式
日本的な趣向こらして
集火式を終え、きょうの開会式を待つ聖火

東京オリンピックの開会
（『朝日新聞』1964年10月10日）

種兼業農家と農業を従とする第二種兼業農家の割合が一九六一年に逆転し、第一種が一八九・九万戸、第二種が二三九・四万戸となっている。高度経済成長を担う労働力として農村部から働き手が集団就職や出稼ぎというかたちをとって出て行き、六四年の東京オリンピック、七〇年の大阪万国博覧会開催のための土木事業、東名高速道路や新幹線、地下鉄などの建設を支えることになった。都会の企業に就職してサラリーマンとなる者も多かった。中心的な働き手を失った農家では高齢者と女性が担う三ちゃん（爺ちゃん、婆ちゃん、母ちゃん）農業となり、出稼ぎ先での夫の蒸発といった悲劇も生じている。農村は労働力の不足を補うため、化学肥料や農薬の使用が増え、機械化が急速に進んでいる。農家ではそのために借金が増え、現金収入を得ようとしてますます兼業化が進み、出稼ぎも長期化することになった。同時に、農機具の普及は田植えや稲刈りなどの共同作業や伝統的な農耕儀礼を不要なものにさせ、相互扶助の慣習や共同体意識が突き崩されていった(26)。

そうした農村の変化を、新潟市近郊の自作農であった西山光一は日記のなかに記している(27)。『西山光一戦後日記』については第四章でも取り上げたが、光一の家で籾摺《もみすり》機を購入したのが一九五二年、脱穀機を購入したのが五四年。五五年には耕耘《こううん》機組合を結成し、五七年八月には牛を売って中古の三輪車を買っている。しかし、光一は農業の機械化にやや批判的な態度を取っており、「又兄は代掻《しろかき》ナット(落)をとして大さわぎ、丸勝まで行き、九時やっと仕事に出る。ああ機械依存は時間の空費はなはだし。赤字経済も時代の流れか」（五六年五月二七日）と記している。

農村の行事や慣習を示す記事、たとえば、「今日より女子青年のお祭慰安の宿を貸して、二十五名の宿泊に大さわぎ」（五六年八月二五日）とか、「有志一四名が無尽を結成し、年二回掛け、一回の掛金

七、〇〇〇円、七ケ年満講。協栄講と名づけ、光一が講頭となる」（五六年一一月二一日）、「坂井輪村中等にて敬老会」（六三年七月七日）といったものは、一九六〇年代の日記からは消えている。やがて村は新潟市のベッドタウンと化し、新住民となった「団地の独立の自治会を作る段取り」（六九年一二月一八日）が必要になるほど変貌を遂げている。

死亡から葬式までのあり方にも変化が訪れている。一九六〇年代前半までは死亡を知らせる「告《つげ》人《と》」が来るか（六〇年四月一日、六三年八月二日）、遠方であれば電報が打たれていたが（六一年一一月二日、六四年一月二二日）、六〇年代半ばを過ぎると「告人」が消え、電報に代わって電話が使われるようになっている（六五年九月二〇日、七三年三月一六日）。村に電話が引かれたのが六四年のこと、電報の取り次ぎが廃止されたのが七〇年である。寺や墓まで葬列を連ねる「野辺《のべ》の送り」という言葉も、六〇年代半ば以降にはみられず（五九年五月二一日、二二日、六五年九月二二日）、霊柩車《れいきゅうしゃ》の時代に入ったようである（七三年九月二日）。ただ葬式の段取りや死亡伽《とぎ》（通夜）、斎《とき》の支度《したく》（勝手方の手伝い）といったことなどは親戚一同や近所の人たち、あるいは五人組と呼ばれる者たちによって担われていた（六八年四月一日、七二年七月八日、七三年四月三〇日ほか）。

死亡記事のなかから死因を拾い出してみると、比較的多いのが脳溢血《のういっけつ》・中風である。モータリゼーションを反映して交通事故死もある（六四年一月二二日）。なかには「長くぶら神経みたいにあたまがいかれて居た」という七八歳になるおばあさんの水死（七一年一〇月一九日）、「行年八十六歳の目出たい往生」（七一年六月一四日）といった、高齢化社会の進行をうかがわせるものもある。死者が出れば医師から死亡診断書をもらい、市役所で「火葬認許証」を得て、納棺、葬式、出棺、火葬、拾骨（五六年四月二八〜三〇日ほか）が行われている。職場での事故死では「死因の調査のため交番、医師」が来て、さらに「労働基準局の方二人で肉親者の同意が得られれば死因をはっきりさせるため、医大にて解剖させられたい旨」の申し出があり、医大に向かっている（六四年一二月一〇日）。また吐血して救急車で運ばれ、病院で亡くなった方が遺言によって解剖に回されたという記事もある（七三年九月一日）。

一九五〇年代、同村は当時の日本全体がそうであったように、感染症の危険にさらされていた。そのためチブスの予防注射（五三年六月一八日）や種痘《しゅとう》の接種（五八年一〇月二〇日）のほか、伝染病予防法にもとづいて家の内外を掃除する清潔法が毎年八月に実施されている。光一は衛生組合の会議に出席し、「ネズミ取りコンクール」の実施を決めたり（六〇年六月七日）、清潔法を実施するのに合わせて衛生予防をするため、事務所において薬品（生石灰やＤＤＴなど）を分ける作業に従事したり（六一年四月二〇日）、衛生予防の監督にも出ている（六三年七月二九日）。「衛生班に中食を出す。午後、作業終わってビール二本。三、四、五区衛生予防をなす」（六五年九月一五日）といったことが年中行事化している。村に上水道が引かれるようになったのが五九年一〇月。それまで西山家では鉄分を含んだ井戸水を濾過《ろか》して用いていた。

結核対策としての集団検診も毎年七月に行われていた。結核予防法にもとづいて保健所が全額公費で年一回実施していたが、日記には「学校へ行き結核レントゲン写真を取る」（六二年七月三一日）とか、「午後、レントゲン取る」（六三年七月三一日）とみえる。一九七〇年代になると、「結核の健診に行く」（七三年九月）、「小針公民館で小新全部の健康検診あり、うける」（七四年九月一八日）などとあって、時期が九月に移っている。光一は「結核健診世帯票のとりまとめ」にも当たっており（六九年五月）、村をあげての予防がつづいていた。

（1）川上武・小坂富美子『戦後医療史序説』七頁、勁草書房、一九九二年。
（2）医療史資料刊行会『日本医療団関係資料（1）』二八頁、一九七三年。日本医療団編『日本医療団史』、菅沼隆監修『日本社会保障基本文献集』第三巻所収、日本図書センター、二〇〇六年。高岡裕之「近代日本の地域医療と公立病院」『歴史評論』七二六号、二〇一〇年一〇月。
（3）社会保障研究所編『戦後の社会保障　資料』六三五―六三六頁、至誠堂、一九六八年。
（4）経済企画庁『国民生活白書』一九六五年版、三三頁。
（5）注3同書六二一頁。
（6）『厚生の指標』一九五四年版、三七、四一―四三頁、同一九五六年版、六四頁。
（7）川端康成『川のある下町の話』四七九頁、新潮社、一九五四年。
（8）注3同書五六五頁。
（9）吉行淳之介『漂う部屋』三〇―三一頁、河出書房、一九五五年。
（10）日本患者同盟四〇年史編集委員会編『日本患者同盟四〇年の軌跡』一六―一七頁、法律文化社、一九九一年。
（11）山手茂「難病患者の組織と行動」、袖井孝子ほか編『リーディングス日本の社会学』第一五巻『福祉と医療』所収、東京大学出版会、一九九七年。川上武編著『戦後日本病人史』六八―六九頁、農山漁村文化協会、二〇〇二年。
（12）『厚生の指標』一九六二年版、六二―六三頁。
（13）『厚生白書』一九六二年版、六九頁。
（14）幸田文『闘』二一―二二頁、新潮文庫、一九八四年。

（15）松田道雄『結核をなくすために』二一、一四六－一四七頁、岩波書店、一九五〇年。
（16）砂原茂一・上田敏『ある病気の運命――結核との闘いから何を学ぶか』一二八、一二九、一三一、一三三頁、東京大学出版会、一九八四年。
（17）大谷藤郎『らい予防法廃止の歴史』勁草書房、一九九六年。藤野豊編『近現代日本ハンセン病問題資料集成〈戦後編〉』第一～三巻、不二出版、二〇〇三年。
（18）『厚生の指標』一九五九年版、八二頁。同一九六五年版、八三頁。同一九七六年版、一二三頁。
（19）総合研究開発機構・戦後経済政策資料研究会編『国民所得倍増計画資料』第六四巻「条件整備分科会報告案」第三章社会保障、日本経済評論社、二〇〇一年。
（20）古賀良平「日本医療の谷間――第四の医学リハビリテーション」『健康会議』一九三号、一九六五年。
（21）若月俊一『農村医学』三七八頁、勁草書房、一九七一年。
（22）厚生労働省「全国医療費適正化計画案資料」、二〇〇七年四月。
（23）福武直編『農村社会と農民意識』三九四―四〇三頁、有斐閣、一九七二年。注11川上同書二七〇－二七三頁。若月俊一『若月俊一の遺言』一四七頁、家の光協会、二〇〇七年。
（24）注21同書三七八、四四六頁。
（25）注3同書六二二頁。
（26）歴史学研究会編『戦後五〇年をどうみるか』序論（中村政則）、青木書店、一九九五年。篠塚英子『二〇世紀の日本』第八巻『女性と家族』一七七－一七九、一八三－一八四頁、読売新聞社、一九九五年。
（27）西田美昭・久保安夫編『西山光一戦後日記』、東京大学出版会、一九九八年。

第七章　医療施設からみた高度経済成長期

一　一九六〇年代の病院での看取り

終戦直後の病院といえば、復員や引揚者が持ち込んだコレラ、発疹チフス、マラリヤ、天然痘などに罹患した病人を、まず隔離収容する場としての機能が求められていた。そこでは患者が治癒退院になるか死亡退院になるか、そのいずれにおいても入院そのものが長引くことはなかった。そのため病院は緊急避難的な粗末な施設や設備でも、患者から大きな不満は出なかった。

米国社会保障制度調査団が一九四八年に出した報告書「社会保障制度え《へ》の勧告」をみると(1)、かれらが目にした日本の病院病室は「衣類、寝具、包み、箱類、炊事道具及び様々な調理段階にある食物等の個人所有物と共に、患者の親戚が多数に居」て、「入院患者には家族の誰か、または家族の召使いが付き添うことを主張し、たとえそれが病院の看護婦や使用人によって果たされるものであっても、付き添いに固執」していた。そして、付添いの家族が寝ている場所は病室またはその近くにあり、「絶えず家族が居ることと、場所がふさがれていて不潔であること」のために、専門的看護技術の適用が困難になっていたこと、「この伝統的なやり方は、患者の家族が、患者の食物の一部乃至全部を準備することを必要として来た最近の行き方によって、一層強められて」いて、「中央炊事場施設のない多くの小病院では、それは永年のやり方」となっていた。大病院においても食糧難から中央炊事場が遊休状態にあり、そのため「病室や各部屋は、食物や個人用の炊事具があり、訓練のない人々がうろうろ往来して非衛生状態」にあった。また病院は外来診療部を活発に運営しており、「入院患者一に対して外来患者三以上という比率も珍しくない状態にあった」と記されている。

戦後まもないころの病院の情景について、神奈川県にある茅ヶ崎町立病院（現茅ヶ崎市立病院）の看護婦として働いていた柳沼昭子は次のように語っている(2)。「いったいあの頃は薬がなく、サルファ剤くらいのもので、あと熱が出たといえば、今禁止されているアスピリン剤ですか、そのようなものでしたよね……〔患者の〕おうちの人が、七輪だの、みんなそういうのを、おうちから持ってきているわけですから、それで病院の外でぱたぱた、ぱたぱたやって、コンロに火を起こして、それを病室の前にもっていって、そこでおかゆを作って、患者さんに食べさせていたわけです……付添いは夜はベッドの下に寝ていなければいけませんでしょ。付添いがどうしてもいないという人は、看護婦派遣所みたいなところがあって、そこから看護婦さんを頼まなければいけないわけです。まだお米だって昭和二三年ぐらいといえば、そんなに自由じゃなかった。患者さんにお米、おかゆ食べさせたって、付いている人はお芋《いも》を食べたりしていますからね……病室は畳の上に木のベッドでした。布団も家から持って来ました」という。

さらに「あのころはまだ、蝿《はえ》もいましたでしょ。だから、ちょっと膿《う》んだところには、うじがわいちゃう。手術したところなんかも、栄養状態が悪いので、傷口があまり早く上がってきませんでしょ。うっかりしていると、ガーゼあって腹帯しているのに、いつの間にか蝿がとまっちゃうんですね。患者さんのお腹がなんかこの辺り、ちくちくするって行ってみると、うじがわいちゃって、よくそういうことありましたよ。寄生虫もいましたね。そうすると駆虫薬と下剤を飲ませましてね……紙で引っ張ったんです。なんていうのが、よく来ましたよ。そうすると今度、下剤飲ませ、部屋へ便器持ち込み、排便させて、それを看護婦が水を入れて漉《こ》すんです。そうすると、上に回虫が何匹か残ります。下にたまったものからは卵が、それは顕微鏡で見なければ、卵はわかりませんが、そういうのを調べる」ことも看護婦の仕事であった。

また「消毒も全部看護婦がやって、今のように中央材料室なんてありませんから、シンメルブッシュ式消毒法で手術着や手術材料など全部一切消毒していました。木炭をたいて七輪で消毒するんです……一回消毒するのに二、三時間ぐらいかかる。もし日中に二、三人の手術があって足りなくなると思うと、夜でも何でもやらなくてはなりません。あと手術の汚れたものも全部、看護婦が洗って乾燥させていました……アメリカでは捨てていたガーゼをみんな払い下げてもらったのを、消毒して患者に使っていたんです。もう膿みですごく汚くなったものも、全部看護婦が洗わなければいけなかったんです。クレゾールの液を作っておいて、それに外来患者の膿みが付いたのでも何でも、ぼんぼん入れて、午後から全部洗濯して干して、乾いたらたたんで、それを消毒する。これは毎日の仕事でした」。手術の手洗いについては「お湯が出るわけじゃありません。湯沸《ゆわ》かし器でお湯を沸かして、それを洗面台の中へ入れて、それで手を洗って、お湯を捨てる。それを三回くらい繰り返す。その後、洗面器の消毒液で手洗いをします」といった苦労が語られている。

病室では患者が寝返りを打てば、隣のベッドに手が届くような狭さであり、仕切りのカーテンもない大部屋中心の構成であった。病院および診療所は本来、医療法や厚生省令によって定められた構造設備を備えておく必要があったが、戦後の経済事情がなかなか好転しないこともあって、療養環境の質を棚上げにして量の確保に走ったのである。

看護婦不足から入院患者の多くは付添い看護婦や付添い婦を必要としていた。戦前からあった派出看護婦会からの派遣は一九四七年一二月、職業安定法の施行にともなって禁止され、代わって公共職業安定所か、労働大臣許可看護婦紹介所（四九年）、看護婦家政婦紹介所（五二年）からの派遣に切り替えられることになった。五〇年には「家族等をして付添わせる必要がないと認められる程度の看護」を施設内の看護要員によって行わせる完全看護制度(3)が、また五八年には「個々の患者の病状に応じた適切な看護」が行われる基準看護制度(4)が導入されている。

室生犀星《むろうさいせい》の娘の朝子が一九六二年に発表した『晩年の父犀星』には(5)、「私は夜泊まりたかったが、完全看護の病院故、寝る処もない」と書かれているが、完全看護の実態は完全からは相当かけ離れたものであった(6)。六〇年から六一年にかけて発表された網野菊の小説『さくらの花』には「病室には、附添看護婦の外に若い男に医者と、病院附きの看護婦が居た」と、付添い看護婦の様子が描かれている(7)。その後、七二年になって入院基本診療料のなかに埋没していた看護に対する診療報酬が独立して看護料の新設をみているが、病院から付添い看護婦や付添い婦が消えたのは九六年のことであった。

卵巣がんの最期を看取った作家の近藤啓太郎は一九七〇年代半ばの小説『微笑日記』のなかで（8）、「この苦痛を少しでもやわらげるためには、やはり入院させるしかない」として、病院から自宅に戻った半月後に、ふたたび妻を入院させている。病室では「ブザーを押すと、看護婦が飛んでくる。注射をすると、追々と苦痛が消え去って」ゆく妻の姿がみられ、安心したと記している。身近に医師がいて看護婦がいる、その安心感が入院需要を押し上げる大きな要因となっていた。

近藤啓太郎が妻を入院させるよりも前の、一九五〇、六〇年代における病院の療養環境は貧弱なものであった。入院となれば、準備しなければならないものも多かった。六一年とその翌年に、肺がんの検査と治療のために虎の門病院に入院した室生犀星は、「入院の準備として先ず銀行に電話をかける命令が出た。万里江に言いつけては、身の囲りの七つ道具を赤皮のトランクにつめさせていた。私は夜具、寝巻き、食器類、タオルなどの日用品の用意をしていた。壺ひとつなくなっても花は活《い》けられない。急須、玉露、次から次へと荷物は増えていった」とある。そのうえ昼と夜の付添い看護婦も雇わなければならなかった（9）。

小説家の高見順が一九六四年六月一八日、食道がんの治療のため千葉大学付属病院に再入院したときは、入院案内に洗面具、ちり紙、水吸《すいのみ》、湯のみ、御飯茶碗、おはし、スプーン、寝衣、タオル、バスタオル、ビニール、座布

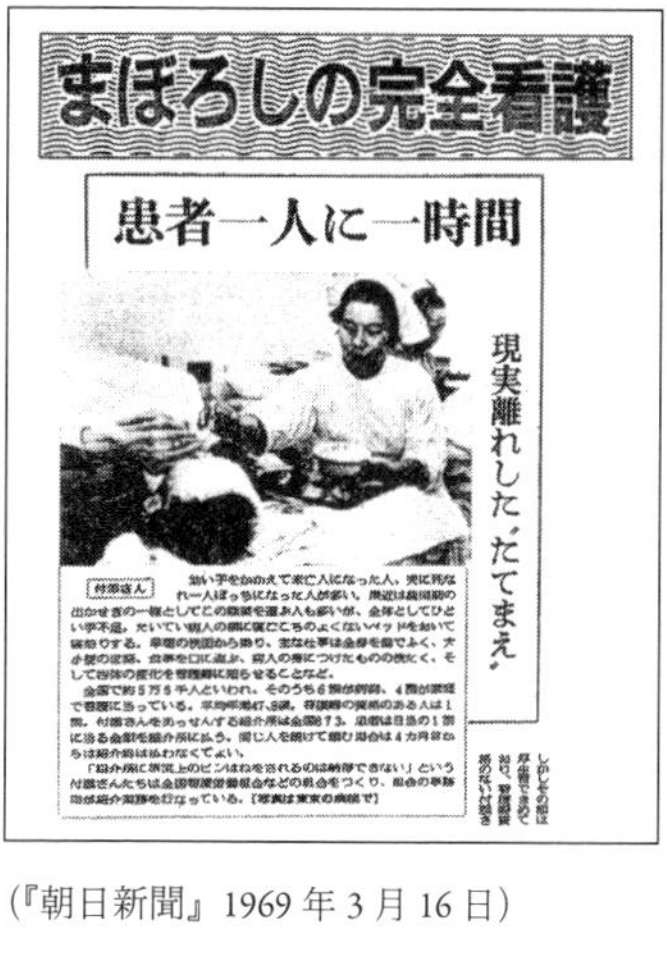

（『朝日新聞』1969年3月16日）

団、腹帯、T字帯の用意が必要と記されており、高見はそれらに加えて寝具を自動車に乗せて運び入れている。付添い看護婦を雇っているところは室生と同じである(10)。

高見順は一九六四年一二月七日、千葉にある放射線医学総合研究所病院に入院することになるが、そこは「完全看護とのことで、持参の荷物をあまり部屋に入れぬように」と看護婦からいわれ、妻の付添い宿泊が止められている。それに関して高見は「家族から離されて、死をひとりでみつめねばならぬこの完全看護というのは残酷な仕掛けである。西洋のマネだろうが」と記す(11)。家族の付添いを認めれば、病院として診療報酬の加算請求ができなくなるからである。

当時、付添いの者が寝る場所といえば、患者のベッドの下から引きずり出した粗末な簡易ベッドであった。患者の食事も付添いの者が病院の共同炊事場(炭と油を病院が用意)で作っているところも多かった。一九四八年制定の医療法では病院に給食施設の設置を義務づけ、五〇年には完全給食制度の導入をみているが、自炊から賄《まかな》いへの切り替えには時間を要した。

室生犀星も高見順も結局は病院で死んでいる。当時の臨終の様子を室生朝子の記録からうかがうと(12)、犀星は一九六二年三月、昏睡《こんすい》状態に陥っている。「輸血、リンゲルで左の手は副木《そえぎ》の上に、固定され、酸素のゾンデは、茶色い絆創膏《ばんそうこう》で髭《ひげ》の生えていない顎《あご》に、ひっぱり止められ」、病室には「四角いモーターが着いている、長いゴム管のある小さい機械が、車に乗ってゴロゴロと病室にはいり、枕元近くに置かれた。三つ四つ続けて出る咳のため、父には痰《たん》を吐き出す力も失われていた。気のつかない間に、痰がからまり窒息する恐れがあり、痰を吸い出す吸引機というものであった。モーターが廻り出すと、ゴム管は動きひっつれて、何とも言えない音を出す……七本の酸素ボンベ、幾本もの輸血、リンゲル液、それらを実に大量に、父の身体は吸い込んで吸収していった……毎日々々、父の腕には血圧計が巻きつけられどおしで、五分毎に看護婦は計り、記録をとっていた。少しでも下り気味になれば、すぐ先生は現れ、私までが、目盛一つ一つを聞いて、状態を見ていた」とある。

三月二六日、血圧は降下し、夕方には瞳孔《どうこう》が散大《さんだい》しはじめ、呼吸は緩やかになり停止する。婦長と医師が飛んで来る。「心臓に直接注射がなされた。一本、二本、全部で五本、私は二本目までは両手を握りしめながら、凝視した。父の肩はひと呼吸毎に揺れ、細くなった身体全体迄が、動いているようであった。針が刺され、針中心の周囲の筋肉は針の先によって、円形に皺《しわ》がよった……五本の直接の強い注射にも、父は何の反応も来なかった。一人の先生の顔が、父の心臓の上にのった。ふと、父の肩は動かなくなり」、静寂が来る。娘の朝子が気づかないうちに部屋からは白衣姿の人が消え、ボンベや輸血の機械も取り去られている。気がついたときには看護婦の手によって外されていた入れ歯は口の中に戻され、死後処置もすんでいた。エレベーターで地下室におろされた父の遺体は、迎えの「真黒い大きな寝台自動車」に乗せら

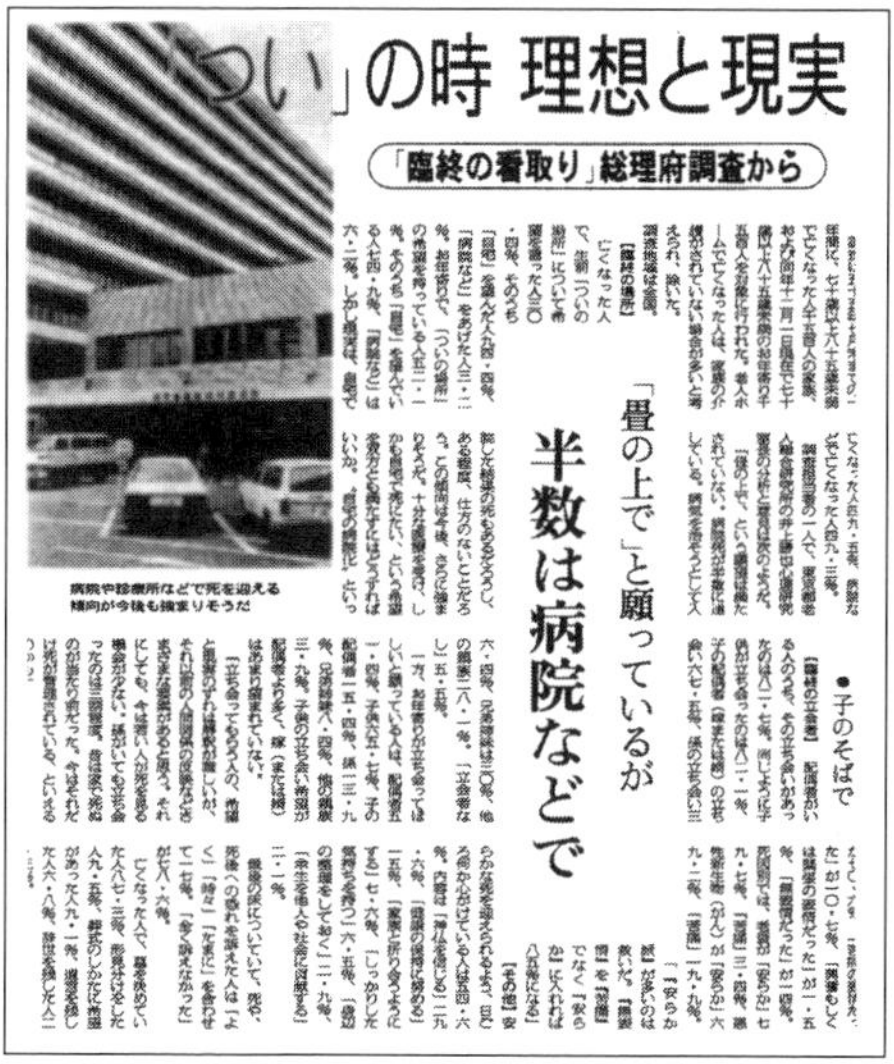
「つい」の時 理想と現実

「臨終の看取り」総理府調査から

「畳の上で」と願っているが

半数は病院などで

●子のそばで

病院や診療所などで死を迎える傾向が今後も強まりそうだ

増える病院死（『朝日新聞』1982年6月11日）

れて家に向かったとある。

網野菊の『さくらの花』は、異母妹が病院で死んだ様子を次のように描写している(13)。主人公は電報で危篤の知らせを受け病院に駆けつければ、病室には医師と「病院付きの看護婦」と「付添看護婦」のほか、家族や親族がすでに集まっていた。しばらくして酸素吸入器のなかの水は動きをやめ、臨終のときを迎えている。死後処置のため病室から男性が出され、女だけでそれが執り行われる。看護婦がT字帯をさせる。手分けして「アルコールをふくませた脱脂綿」で背中を拭《ふ》き、「洗濯して綺《き》麗《れい》になって居る襦袢《じゅばん》や腰巻きをつけ」、故人が一番気に入っていた着物に着替えさせたのち、「仕立て下《お》ろしの袷《あわせ》の丹前《たんぜん》をさかさにして、かけた」とある。

通夜を病院の霊安室ですませ、翌日は病院のある東京で火葬。本葬は嫁《とつ》ぎ先の伊豆で営む。伊豆の家では告別式が終わってから墓地への葬列となる。「めいめい、墓地で供える、色紙で出来た、しきみ風のものを手に持って町の中を歩いて行くのだ。そんな葬列は、今では、東京では絶対に見られない……正に野辺送《のべおく》りという言葉の感じに近かった……歩いて行く途中、町の両側の家々の人は、店さき、若しくは家の入口の前に立って、此の葬列を見物」していたとある。地縁・血縁関係が薄れた高度経済成長期を境に、都会では伝統的な葬送儀礼は衰退する。病院死が在宅死を上回った一九七七年以降、看取りの主体も家族から医療者へと大きく変わっていった。

二　医療法人が中心となった戦後医療体制

現行の医療法第一条第二項によれば、医療とは「生命の尊重と個人の尊厳の保持」を旨とし、「医療の担い手と医療を受ける者との信頼関係」を基礎に、医療を受ける者の心身の状況に応じて行われ、その内容は「単に治療のみならず、疾病の予防のための措置及びリハビリテーションを含む良質かつ適切なものでなければならない」と定義されている。そして、第三項において「前条に規定する理念に基づき、国民に対し良質かつ適切な医療を効率的に提供する体制」を確保すること、それが国および地方公共団体の責務であると明記している。

さらに第三三条では、国は「医療の普及を図るため特に必要がある」と認めるときは、公的医療機関に国庫補助をすることができるとしている。この規定は一九四八年七月に同法が公布されたとき以来のものである。当初は戦災によって消失荒廃した医療機関を復興するにあたり、民間資本に多くを期待することができない状況にあった。国としても国立の医療機関や公的医療機関（都道府県、市町村その他厚生大臣の定めるものの開設する病院または診療所で、各種保険組合や年金関係団体が経営する病院を除いたもの）を核とする医療配備計画を立てていたこともあって、同規定が設けられたものと思われる。

医療法が公布される前年、第六章で触れた日本医療団は解散となる。一九四六年九月現在で日本医療団が所有していた病院は一六二、病床数九七一七であった。解散後の病院のあり方を検討するため四七年二月に設置された医療制度審議会は、四八年五月「医療機関の整備改善に関する答申」(14)を厚生大臣に提出している。その内容は、開業医の医療施設は公的医療機関の及ばない場合か、公的医療機関による医療を必要としない分野において存置すべきこと、公的医療機関を速やかに整備すること、特に戦災による医療機関の損耗《そんもう》のはなはだしい地域にあっては一定規模の総合病院を、無医地域にあっては診療所を、それぞれ公共団体の助成によって早急に建設すること、医療関係者の再教育を担う最高機関として国立病院を整備すること、結核療養所、らい療養所を国営にし、精神病院についても将来国営にすること、病床数にもとづく病院と診療所の区別基準を見直し、総合病院の制度を設けること、総合病院を開業医らに利用させ、医療関係者の修習機関としての機能を持たせること、公的医療機関の整備に要する費用の相当額および経営に要する費用の一部を国庫で負担することなどであった。要するに、国立および公的医療機関を骨格にして医療供給体制を整備し、開業医はそれを補完するものと位置づけたのである（15）。

この医療制度審議会答申と同じ年に出された米国社会保障制度調査団の報告書「社会保障制度え《（へ）》の勧告」は、現状の医療施設が抱えているさまざまな不備について指摘している（16）。まず日本の病院病床数が米国に比べて圧倒的に少なく、少ないにもかかわらず十分に利用されていないこと。その理由として、「〔日本では〕保険給付によつて、費用が負担されている場合ですらも、患者の家族は、食事の一部或は全部を準備せねばならず、家族〔又は付添人〕は、専心食事つくりに没頭し、一般的看護に当たらなければならない現状」にあり、「入院した場合、患者の家族が看護の為、病院内に起居せねばならぬので、例へば重大な外科手術を受ける如き、患者が家庭では治療出来ない場合の外は、家族としてはむしろ患者を家庭に置くことの方が容易である」と考えていたこと、「相当数の人々が、病院をただ病人が入院してそこで死ぬ処であるといふやうな観念を持ち、重態になっても尚入院を拒む」ような状態にあったこと、「入院患者が病院勤務の医師の診察を受ける結果として、開業医中には、患者を病院に送らず、自己の手許《てもと》で診療を続けさせる者が往々」にしてあったこと、「多くの病院、殊《こと》に以前の軍部関係病院で、現在政府によって運営せられている病院の大部分は、交通不便な利用しにくい場所に建てられていること」をあげている。

次に病院の施設、設備、看護、治療、清潔面で米国よりも見劣りしている点を具体的にあげる。なかでも注目されるのは医師のあり方である。「殆《ほとん》ど総ての病院が、それぞれ専任医師を置いているので、一般に大部分の医師や特別の専門家は、概して適当な施設を有つ病院で働く機会を与へられない。そこで彼等はしばしば開業医として、時には代診を雇ひ、九床以下の診療所を開設するやうなことになり、その結果、極めて不経済であるのは勿論、重症患者に必要な施設も充分には整へられない状態」になっている。そのうえ、「病院勤務の医師の報酬、殊に老練の開業医が宅診して得る報酬より低いことである。この経済的困難の故に、医師は病院において充分な経験をつみ開業医として一本立ち出来る自信を得るやうになると、すぐに病院を出る傾向にある」が、国民のほうは開業医よりも病院を好んでいる。それは被保険者が治療を受けたとき、病院のほうが開業医よりも安く、「開業医にかかると、劣った手当しか与へられないか、さもなくば、余分の金額の請求を受けるかするのに、他方において病院の場合に於いては、保険標準料金だけで診療して呉れる」からであるという。

欧米における病院の多くは篤志《とくし》慈善病院か公的病院であり、大学の医学部や医学校の多くも病院の付属施設として開設されている。医師もアメリカにおいてはイギリスなどと違って病院雇用の勤務医ではなく、たんに病院施設設備を利用するだけの開業医というかたちをとっており、そうした公共施設としての病院のあり方のなかで働いていた調査団の目からみれば、日本の病院の現状は奇異なものであった。

そこで米国社会保障制度調査団は次のように勧告する。「病院は国民に奉仕するといふ認識」を深めなければならない。日本では「病院並びにその付属施設が、利潤をあげるための商業企業であると考へられていると判断される場合」がきわめて多く、また「現存の病院並びに付属施設は、大衆の必要とは殆ど無関係に発達」して来ている。そのため「多くの日本病院に見受けられる低い利用率」を生じさせている。医療施設についての基本計画は現状をいろいろと調査したうえで立てなければならない。病院の建設にあたっては、その費用は「公的財源によるものとし、主として国庫からの支出」としなければならない。また「病院における医療が全額を自分で支払ふことの出来ない人々にも役立つやうにするには、病院経費の大部分は公的財源から支払はれる」ようにしなければならない。現状においては「開業医が病院を自由に利用する事は出来なくて、普通は入院患者の診療の為に不完全ながら自分で病院施設を建造せざるを得ない有様である。然しながら、個々の開業医の資格と経験が余りに多くの差異のある現状から、開業医のすべてに、全病院を開放することは、実際的ではない」としている。

勧告は「医療機関の整備改善に関する答申」でも触れられていた総合病院を開業医らに利用させる、オープン・システムの導入について否定的であったが、同年に公布された医療法では第三五条においてその趣旨を採り入れている。しかし、その条項は十分に生かされなかった。開業医が病床を持ち、それを増やして病院にしてきた多くの病院にとって、オープン・システムの導入に関心が持てなかったのである(17)。

一九四八年の医療制度審議会答申にもとづいて中央と都道府県に医療機関整備審議会が設置される

ことになった。その医療機関整備中央審議会が出した五〇年二月の「医療機関整備計画に関する答申」(18)および五一年八月に医療審議会が出した「基幹病院整備計画要綱」によれば、人口二〇〇〇人の診療圏に一診療所を整備し、都道府県の中心地に二一〇床以上の中央病院、都道府県の枢要な地に九〇ないし二二〇床程度の地方病院、各保健所地域の中心地に同規模の地区病院を五カ年計画で整備し、一般病院については人口一万人あたり大都市で四〇床、その他の市部で三〇床、郡部で一五床を目標と定め、さらに既存病床数の不足分七万六〇〇〇床については増床整備する。その増床分の七九%にあたる六万床は五カ年計画により公的医療機関によってまかない、五一年より順次、国庫補助(公的病院整備補助金)を行うとしている(19)。なお、日赤、済生会などの公的病院の整備に対しては国庫補助のほかに、厚生年金の積立金を原資とする長期低利の厚生年金保険還元融資を用いることになっていた。

一九四五年一二月に旧陸海軍病院などから建物も職員もそのままのかたちで厚生省に移管された国立病院においても(20)、施設の拡充や耐火構造への建て替えが進められ、四七年四月からは一般の人たちの利用も可能になったところから患者が増え、その運営も軌道に乗ってきた。そこで四九年には国立病院特別会計法・同会計令を制定し、赤字が生じた場合には一般会計より補塡《ほてん》することにして財政上は独立採算方式をとらせ、民間病院と競合させることになった。その後、五二年から国立病院・療養所を地方公共団体へ移管させる計画を立てたが、施設の立地条件の悪さに加えて地方財政上の問題もあって、これは失敗に終わっている(21)。

公立病院においても、一九五二年に制定された地方公営企業法によって財政上、独立採算方式に移行させているが（赤字分を一般会計から補塡できるようになったのは六六年の同法第一七条改正からである）、「常に企業の経済性を発揮するとともに、その本来の目的である公共の福祉を増進するように運営」（地方公営企業法第三条）することが求められている公立病院にとって、僻地《へきち》医療、高度医療、特殊医療、救急医療、伝染病医療といった不採算分野の医療、看護婦の養成、保健衛生業務、病院建設費、医療機器・設備費などの経費をいかに捻出《ねんしゅつ》するか、企業としての経済性と公共の福祉を両立させることはむつかしいことであった(22)。患者を集めるためには市の中心部に立地して総合病院化することが必要で、民間病院（個人・公益法人・医療法人・その他の法人）と競合することが避けられなかった。医療法にいう総合病院とは病床一〇〇床以上で、内・外・産婦人・眼・耳鼻咽喉の五科を備え、検査施設・病理解剖室・研究室・講義室・図書室などを有し、教育病院としての機能を果たすことが求められている病院である（一九九七年第三次医療法改正において総合病院の名は消え、地域医療支援病院が生まれている）。病院整備には多額の資金を要するが、防衛力増強のあおりを受けて資金調達のめどが立たなくなり、基幹病院整備計画は後退していくことになった。

医療法第一条において、病院は「傷病者が、科学的でかつ適正な診療を受けることができる便宜を与えることを主たる目的として組織され、かつ運営されるものでなければならない」と規定されているが、戦後における病院・病床数の伸びは著しかった。一九六〇年代の一〇年間で病院数は三割増、病床数は五割増となっている。その増加のほとんどは、のちにふれる医療金融公庫を利用して新設あるいは増床した民間病院であった。国公立病院の整備に用いられる年金福祉事業団からの融資や特別地方債の伸びは、六〇年代後半にはマイナスとなって新設増設が回避されている。六三年五月から施行された公的病院の病床規制による影響である(23)。公的医療機関の充実を打ち出していた医療制度審議会や社会保障制度審議会の答申とは裏腹に、政府は公的医療機関に代えて民間病院の育成に乗り出したのである。五〇年五月医療法は改正され、「私人による病院経営の経済的困難」を緩和させることを目的に、「医療事業の経営主体に対し法人格取得の途《みち》を拓き、資金集積の方途を容易に講ぜしめる」ための措置、すなわち、医療法人制度を設けることになった。

一九五〇年八月に生まれた医療法人とは、病院または診療所が都道府県知事(複数の都道府県で開設する場合は厚生大臣)の認可を得て設立されるもので、理事長は医師でなければならないとされている。その設立にあたって、医療法第七条は「営利を目的として医師・歯科医師・助産婦でない者が医療機関を開設しようとする場合、都道府県知事は許可を与えないことができる」とし、さらに第五四条では「医療法人は剰余金の配当をしてはならない」と定めている。そのことにより医療機関は収益をあげても、余剰金は医療機関の内部に留保するか、施設の整備改善などのために投資し、それ以外に使ってはいけないとされている(24)。余剰金の外部への持ち出しを禁じたのは医療機関の基盤整備のみに金を使わせるためである。医療法人となれば諸種の契約関係を簡素化でき、地域の社会的共通資本(25)である医療事業の継続性と公益性が担保されることになる。その後、医療法人は市中銀行や国民金融公庫・中小企業金融公庫などからの資金を得て新設や増改築を積極的に推し進めていくことになった(26)。

経営主体別の病院数の推移をみると、一九五五年までは個人立病院を中心とする「その他の病院」よりも、病院規模の大きな国公立病院のほうが増えている。しかし、その後は国公立病院の伸びが低下し、医療法改正による医療法人の創設後、個人立から医療法人への切り替えが進む。五一年から五五年までの間、個人立病院の増加率が一二%であったのに対し、医療法人立病院のほうは六八%となっている。同期間における国立病院の増加率は八%、自治体立病院は三六%、会社立病院は一一%であった。「その他の病院」の増加率は、五一〜五五年が二五%、五五〜六〇年が一九%、六〇〜六五年が一七%、六五〜七〇年が一六%、七〇〜七五年が二一%となっており、五〇年代と七〇年代前半が高い。一般病床をみると、五五〜六〇年が一〇・四万床、六〇〜六五年が一三・九万床、六五〜七〇年が一二・〇万床、七〇〜七五年が一七・二万床の増加をみており、年平均二・七万床という増加ラッシュの状態である(厚生省「医療施設調査」)。高度経済成長期は民間の一般病院、一般病床が飛躍的に伸びた時代であった。

医療法人の設立には多額な資金を要するため、三人以上の医師が必要とされていたが(27)、一九八五年の医療法の改正で医師一人での設立が可能になったところから、その後の医療法人の伸びは著しく、個人立病院のほうは急減することになった。二〇〇三年の医療法改正では特定医療法人制度(28)が作られ、また〇七年施行の第五次医療法改正では公的病院に近い社会医療法人(29)が新設され、同時に出資持ち分のある医療法人の新設が認められないことになって、病院の公共性が強められることになった(30)。

表21　経営主体別の病院数(厚生省「医療施設調査」)

年	総数(A)	国公立(B)	その他	B/A(割合)
1951	3,796	1,045	2,751	28%
55	5,119	1,449	3,670	28
60	6,094	1,572	4,522	26
65	7,047	1,602	5,445	23
70	7,974	1,525	6,449	19
75	8,294	1,504	8,122	18

三　近づいた病院医療の時代

事業の継続性と公益性を担保させるために設けられた医療法人であったが、医業の経営はその性格上、積極的に社会公共の利益を図ることを目的としているわけではない。そのため医療法人は民法三四条の規定による公益法人には該当せず、一般の株式会社と同じ基本税率三七・五％が課せられることになる。しかし、医療法人の増加を促すという観点から、一九五四年に租税特別措置法が改正され、医療機関の収入である社会保険診療報酬の七二％を、必要経費（人件費・医薬品費・衛生材料費・委託費・光熱水道費・通信費ほか）として事業税（地方税）の対象から一律に控除することになった。すなわち、収入金額から必要経費を差し引いた実績の所得に対してではなく、所得の二八％分に対して課税する、一般には医師優遇税制といわれている措置である。

激しいインフレ経済がつづいているにもかかわらず、診療報酬の単価が据え置かれ、しかも、その支払いが遅延していることの見返りとしてとられた臨時的な措置であった(31)。租税特別措置は当時、一般企業に対しても国際競争力強化の目的で多く導入されていた(32)。医療法人の特例課税軽減策はその後、幾度となく政府の税制調査会から是正勧告が出され、衆参両院の大蔵委員会でも議論されていたが、診療報酬の適正化（引上げ）が行われていない以上、是正には応じられないと日本医師会および自民党は反対をつづけていた。法改正に動いたのは一九七九年三月のことで、控除率は収入額に応じて七二％から五二％までの五段階に改められている。

医療法人、医師優遇税制につづく民間医療機関を支えるための方策として、一九六〇年七月には医療金融公庫法にもとづく医療金融公庫（二〇〇三年から独立行政法人福祉医療機構）が創設されている。これは医療機関・薬局の新設あるいは増改築を促すために、国民皆年金体制の施行によって得られた年金積立金を組み込んだ資金運用部資金および政府の出資金からの借入金を使い(33)、個人、医療法人、公益法人などに長期低利の融資を行うもので、厚生省の「医療施設調査」「医療金融公庫業務統計」によれば、一九六〇年から七〇年の間に同融資を用いて新設された民間の医療機関は、病院が二四八七、一般診療所が一万一七一一、歯科診療所が三二一〇、病院病床数が三三万三一三二であって、その融資効果は病院増加数の七六・九%、病床増加数の五四・一%、診療所増加数の五〇・六%であったとある(34)。

さらに、民間医療機関の進出を支えるために一九六二年九月、医療法第七条が改正されている。すなわち、公的病院の開設および増床、または病床の種別変更の許可申請にあたっては、保健所の所管区域など一定地域の病院の病床数が、その地域の必要病床数にすでに達しているか、あるいは超えることになるとき、都道府県知事はこれに対し許可を与えないことができるというもので、必要病床数の算定にあたって使用される数値は二年ごとに見直すことになっている。施行は第二次池田勇人内閣の六三年五月からであった。これによって公的病院の増床は大きく規制され、偏在防止の計画的な整備が求められることになった。

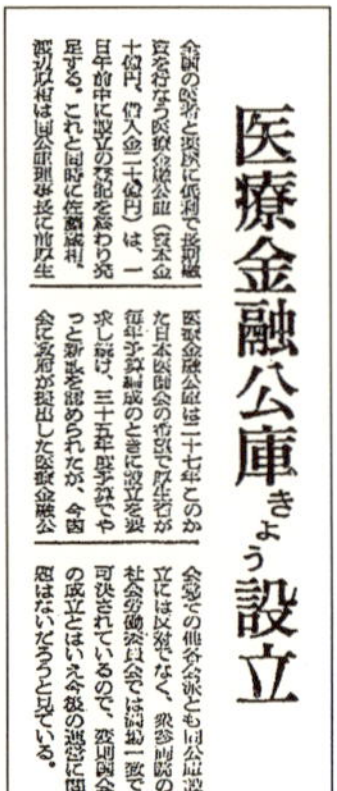
医療金融公庫きょう設立

全国の医師と病院に低利で長期融資を行なう医療金融公庫（資本金十億円、借入金二十億円）は、一日午前中に設立の登記を終わり発足する。これと同時に佐藤誠利初代総裁は同公庫理事長に前厚生

医療金融公庫は二十七年ごろから日本医師会の希望で厚生省が毎年予算編成のときに設立を要求し続け、三十五年度予算でやっと新設を認められたが、今国会に政府が提出した医療金融公庫法案でも他各党派とも同公庫設立には反対でなく、衆参両院の社会労働委員会では満場一致で可決されているので、政局国会の成立とはいえ今後の運営に問題はないだろうと見ている。

（『朝日新聞』1960年7月1日）

一九六四年二月、医療審議会は国立病院についても公的病院と同様な規制を行うよう答申をしており[35]、これらの措置によって民間病院の全病床数に占める病床割合は、六三年末の四五・五%が五年後には五二・六%、一〇年後には五六・〇%にまで上昇し、二〇〇七年には七一・五%となっている[36]。

一九五〇、六〇年代は医療金融公庫の融資を受けて、有床診療所から病院への建て替えの動きが活発化しており、川端康成の小説『川のある下町の話』にも、「伯父も多年の貯蓄をつぎこみ、銀行か知人かの融資も受けて、この内科、婦人科、外科の綜合病院の建設に、全力をつくしているにちがいなかった」と病院への建て替えの動きが描写されている[37]。井伏鱒二の小説『本日休診』でも、「戦災では、三雲産婦人科医院自体も焼け失せた。今度、もと通りに建築して三雲病院と面目を改めて再出発したわけである」と、医院から病院へ建て替える話が出てくる[38]。

病院の多くが診療所の増築、あるいは建て替えによって生まれたという経緯から、特に病院の六～七割を占めた一〇〇床未満の小規模病院と診療所との間には機能上の違いはない。戦前から終戦直後までは一〇床以上の施設が病院と呼ばれていたが、医療法が制定された一九四八年からは二〇床以上に改められ、一九床以下は診療所と規定されている。病院の開設が許可制であるのに対し、診療所のほうは開設後に届け出ればよいとされており、病院よりも建築・設備・定員基準が緩やかな診療所においては、四八時間を超えて患者を収容させてはならないという制限が付いている（二〇〇七年一月に制限は廃止）。

病院および診療所の高度経済成長期における動きをみると、一九五五～六〇年の病院数の伸びは一九％、診療所数のそれは一五％で非常に高い。六〇～六五年は病院が一六％、診療所が九％、六五～七〇年は病院が一三％、診療所が七％、七〇～七五年は病院が四％、診療所が六％となっている。前半一〇年間における病院の新設は平均で年間一九三、診療所は一三一六、後半の一〇年間は病院が一二五、診療所が八五九である。六〇年代には病院の伸びが診療所のそれを大きく引き離しており、数のうえでは「病院医療の時代」の到来を告げている。五五～七五年における年間の伸び率の平均は病院一三％、診療所九％であった。

明治以来、国は民間の医療機関を市場原理に任せ、どこでも開業できる自由開業医制をとってきた。皆保険の定着と高度経済成長による国民所得の増加を背景に、医療需要はうなぎ上りとなり、民間の医療機関は急成長を遂げることになった。その多くは大都市とその周縁部に集中したため、地域医師会のなかには競合を嫌い、適正配置を掲げて新規の参入に制限をかけるところもあったが(39)、公的な規制にまでは至らなかった。国による規制がはじまったのは一九八五年の第一次医療法改正からで、医療費抑制という観点からの導入であった。

一般診療所には有床診療所と無床診療所があるが、有床診療所は一九五五～六〇年の間に著しく増加しており、その間の増加率は三六・〇％

表22　施設数（人口10万人対）
（厚生省「医療施設調査」）

年	病院数（人口比）	一般診療所数（人口比）
1955	5,119 (5.7)	51,349 (57.5)
60	6,094 (6.5)	59,008 (63.2)
65	7,047 (7.2)	64,524 (65.7)
70	7,974 (7.7)	68,997 (66.5)
75	8,294 (7.4)	73,114 (65.3)

表23　病床数（人口10万人対）
（厚生省「医療施設調査」）

年	病院病床数（人口比）	一般診療所病床数（人口比）
1955	512,688 (574.3)	113,924 (127.6)
60	686,743 (735.1)	165,161 (176.8)
65	873,652 (889.0)	204,043 (207.6)
70	1,062,553 (1,024.4)	249,646 (240.7)
75	1,164,098 (1,039.9)	264,085 (235.9)

である。六〇〜六五年は一四・七%、六五〜七〇年は九・二%となっているが、七〇〜七五年には一転して二・五%の減少。それに対し無床診療所のほうは五五〜七〇年までが四〜五%の伸び、その後の七〇〜七五年は一二・四%の急伸。全体として有床診療所の伸びは六六%、無床診療所は三〇%であった（厚生省「医療施設調査・病院報告」）。

　高度経済成長が終わるころからは、病院の大規模化の動きについていけない有床診療所が減りはじめ、低成長にともなう受療率の伸び悩みと病床の供給過剰もあって、七〇年代末から八〇年代前半にかけては、医療法人の倒産が起きている(40)。二〇〇九年の有床診療所は一万一〇七二、七五年時の三八%にまで落ち込んでいる。一方、無床診療所のほうは高度経済成長が終わるころから急増し、二〇〇九年には八万八五六三となり、七五年時の二倍という成長ぶりである。五五〜七五年における有床診療所と無床診療所の割合はほぼ一定の四対六で推移、その後は差が開いて、二〇〇九年には一対八となっている。

　病院および有床診療所の平均病床数の推移をみると、病院では一九五五〜六〇年の間の増加率が一二・五%、六〇〜六五年

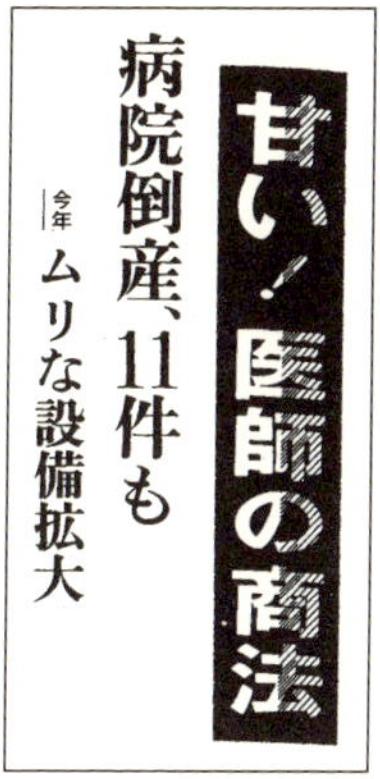

甘い！医師の商法
病院倒産、11件も
今年
ムリな設備拡大

病院倒産の見出し
（『朝日新聞』1980年11月4日）

表24　一般診療所の内訳（厚生省「医療施設調査」）

年	有床診療所（割合）	無床診療所（割合）
1955	17,517（34.1%）	33,832（65.9%）
60	23,820（40.4　）	35,188（59.6　）
65	27,332（42.4　）	37,192（57.6　）
70	29,841（43.2　）	39,156（56.8　）
75	29,104（39.8　）	44,010（60.2　）

が一〇・〇％と高いが、それ以降になると急速に低下している。それに対し診療所のほうは六〇〜六五年が八・七％、六五〜七〇年が一二・〇％、七〇〜七五年が八・三％で、比較的高い状態がつづいていた。

人口一〇万人に対する病床数をみると、一九五五〜七五年における病院病床数の人口比と、診療所病床数のそれとの比はおよそ四対一の状態で、病院が優位に推移しているのに対して、病院の取扱い患者数と有床・無床を含めた一般診療所のそれとの比は一対二であり、診療所のほうが病院の二倍の患者を診ている。高度経済成長が終わるとともに、病院と診療所の取扱い患者数の差は縮小し、患者は医療機器の整っている病院へと向かい、二〇〇八年

表 25　病院と一般診療所の取扱い患者数（厚生省「患者調査」）

年	総数	病院	（割合）	一般診療所	（割合）
1955	294.7 万人	102.6 万人	(34.8%)	155.0 万人	(52.6%)
60	476.5	137.3	(28.8)	270.7	(56.8)
65	580.8	164.2	(28.3)	323.9	(55.8)
70	724.7	207.5	(28.6)	406.8	(56.1)
75	789.1	215.9	(27.4)	461.4	(58.5)

（割合は歯科診療を除いて算出）

表 26　総患者数と総病床数（厚生省「患者調査」「医療施設調査」）

年	総患者数	新入院患者数	繰越入院患者数	総病床数
1955	470.4	11.6	458.9	626,716
60	608.8 (29.4%)	17.2 (48.3%)	591.6 (28.9%)	852,025 (40.0%)
65	813.7 (33.7%)	20.5 (19.2%)	793.2 (34.1%)	1,077,971 (26.5%)
70	971.6 (19.4%)	25.5 (24.4%)	946.1 (19.3%)	1,312,628 (21.8%)
75	1,038.5 (6.9%)	30.7 (20.4%)	1,007.8 (6.5%)	1,428,482 (8.8%)

患者数の単位は千人，（　）内は前 5 年間の増加率

の患者数は病院四四%、診療所五六%である。
一九五五〜七五年における全病床数は六二万六六一二床から一四二万八一八三床に増え、二・三倍の伸びとなっている。それに対し入院患者数のほうは四七万四〇〇人から一〇三万八五〇〇人になって二・二倍の伸びにとどまって、病床増加率のほうがやや高い状態にあった。高度経済成長期における総患者数と総病床数との関係をみると、六〇〜六五年を除いたいずれの期間においても、総病床数の伸びが総患者数のそれを上回っており、医療機関は増床に積極的であった。新入院患者数が減れば、それを補うかたちで繰越入院患者数が増えていて、総体としての患者数は増えていた。増床が需要を喚起しており、それを支えていたのが成人病（生活習慣病）患者の増加であった。

高度経済成長期に病床数が大幅に伸びていたが、その増加率は病院数のそれを上回っており、病院の規模が拡大をしたことを示している。病院の平均病床数と全病院に占める一〇〇床、二〇〇床以上の割合をみると、一九六〇年以降、病院規模の急速な拡大がうかがえる。規模を拡大させることによって、病院は医薬品・医療材料・給食材料の購入や職員募集の業務などにおいてスケールメリットが

表 27　病院の平均病床数と全病院に占める 100 床, 200 床以上の割合（厚生省「医療施設調査」）

年	平均病床数	100 床以上の割合	200 床以上の割合
1935	34.2	4.3 %	–
55	100.2	28.7	–
60	112.7	34.6	15.9 %
65	124.0	42.5	21.3
71	125.6	40.6	19.3
75	140.4	43.9	22.9

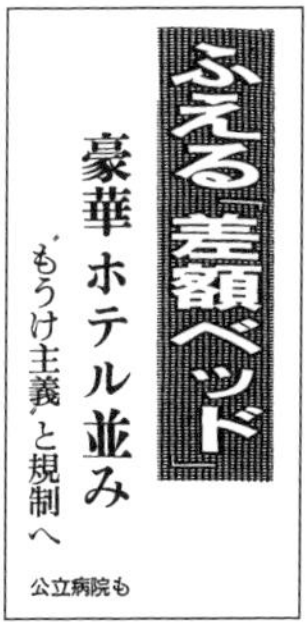

ふえる「差額ベッド」
豪華ホテル並み
"もうけ主義"と規制へ
公立病院も

（『朝日新聞』1969 年 3 月 17 日）

生かせ、合理化につなげることができた。また増加をつづける診療科目や医療機器（ＭＥ）の設置スペースが確保され、療養環境の整備が図れたこと、患者が増えて手術室や医療機器の稼働率が上がり、短期間に減価償却が図れたこと、差額ベッド代の拡大が見込めたこと、医師の宿直負担が減って余裕が生まれる利点があった。病人のほうでも単科の診療所を渡り歩く手間が省け、医療機器や専門医のそろっている総合病院のほうが好都合であった。

他方で規模を大きくすることのデメリットもある。たとえば、内・外科を中心とした小規模病院とちがい、大規模病院では採算性の低い診療科の配置や高度な手術への対応から、多くの職員と最新の設備機器が必要となり、また患者の増加にともなって療養環境の整備にも多額の投資が求められる点である。共通社会資本としての病院が持つ公共性は経営規模を拡大させるほど強まってくる(41)。

皆保険がはじまるころまでは一般病院の六割から八割を占めていた一〇〇床未満の小規模病院が、高度経済成長の終わるころには五割近くにまで減り、二〇〇九年には四割に落ち込んでいる。それに対し五〇〇床以上の大規模病院は五五年の一・二％が、六五年には二・六％、七五年には三・五％、二〇〇九年には五・三％となっている。五〇〇床以上の病院の全病院数に占める割合は低いが、全病床数に占める割合は二割である。小規模な一般病院ほど民間病院の割合が高く、六〇年代半ばでは五〇床未満の九割を占め、一〇〇～四〇〇床において五割、四〇〇床以上で三割となっている。それに対し病院規模が大きくなるほど、国公立・公的病院の占める割合が高くなっている。

四　結核病床の時代から精神病床の時代へ

病院は一般病院と特殊病院に分けられるが、厚生省の「医療施設調査・病院報告」によれば、五種類の病床のうちで精神病床の多くは民間病院の経営となっており、今日でも精神病床三四・七万床の九割を民間病院が占めている。大規模な精神病院は国立で、中規模なそれは公立といった棲《す》み分けもみられる。一九六〇年代前半までは倍増する勢いで精神病床が増えている。六〇年代後半になると勢いに少しかげりがみえたものの、それでも六五〜七〇年は三〇％の伸び、七〇〜七五年は一一％の伸びとなっている。精神病院は入院が中心となるため、一〇〇床から二〇〇床規模のものが増え、小規模なものは減っている。

結核病床も国立病院が多い。病床のピークは一九五八年で、それ以降は急速な減少をみせている。同じく国立で大規模病院が多いらしい病床は増減のない状態で推移している。公立病院に多い伝染病病床は、六〇年代後半がピークである。三五年に一二九四を数えていた伝染病院であったが、戦後の五一年には一〇〇にまで急減している。伝染病病床のあり方が伝染病院から一般病院付設の伝染病棟に切り替えられたためである。病床の変遷を大きく捉えれば、一九五〇年代は結核病床の時代、六〇年代から七〇年代にかけては精神病床の時代、七〇年代以降は老人病床の時代ということになる。

一方、急性期医療に対応する一般病床のほうは一九五〇年代に急増しているが、それでも五五年の段階では結核病床のほうが上回っていた。一般病床は六〇年代前半にかけて伸び悩んでいるが、六〇年代後半からは反転して大幅な増加をみている。それも三〇〇床以上の病院病床において増加が著しく、二〇床以下では減少に向かっている。第二次オイルショックをはさむ七〇年代後半と、地域医療計画による病床規制が打ち出された八〇年代後半にも、一般病床に大きな伸びがみられる。二〇〇九年現在の病院病床数は一六〇万一四七六で、そのうち精神病床の割合が二一・七%、感染症病床が〇・一%、結核病床が〇・六%、療養病床が二一・〇%、一般病床が五六・六%となっている。

高度経済成長期には結核病床の空床を埋めるかたちで精神病床および一般病床が増えたことにより、一九五〇年から七五年にかけて病床総数は四・二倍にまで増加している。精神病床が増えた理由としてこれまで指摘されている点は、医療法施行令第四条において「精神病、結核、癩《らい》その他厚生大臣が定める疾病の患者を収容する病院は、医療法第二一条によって厚生省令で定める従業員の基準によらないことができる」とされたこと、五四年に精神障害者の私宅監置《かんち》を禁止する精神衛生法の改正がなされ、精神病院の設置および運営に要する経費に対して国庫補助を行い、大幅な病床不足を解消させようとしたこと、五八年一〇月の厚生事務次官通知一三二号、医務局通知八〇九号において、人員基準は事情によっては満たされなくてもよいとしたため、精神病院は一般病院よりも低い人員基準でよいとする解釈がなされたこ

表 28　種類別病床数（厚生省「病院報告」）

年	総数	精神病床	結核病床	らい病床	伝染病病床	一般病床
1955	512,688	44,250	236,183	14,095	19,177	198,983
60	686,743	95,067	252,208	14,260	22,713	479,032
65	873,652	172,950	220,757	13,230	24,179	442,536
70	1,062,553	247,265	176,949	13,217	23,144	601,508
75	1,164,098	278,123	129,055	14,020	21,042	721,858

と、五〇年代後半から六〇年代前半にかけて精神病の治療に、電気ショックやロボトミー外科療法に代わる薬物療法（抗精神病薬・抗不安薬・抗うつ薬）が取り入れられ、患者の対応面での負担が軽減されたこと、自傷や他害のおそれのある者を強制入院させる措置入院に対して六一年から大幅な国庫負担が導入されたこと、精神障害者数が今日に至るまで一度も減ることなく増えつづけていることなどである(42)。

一九五四年七月の厚生省による第一回精神衛生実態調査によれば、専門医によって精神障害者と診断される者は一三〇万人、一〇〇〇人あたりおよそ一五人の割合である。そのうち精神病院または精神病室に現在入っている者は二・五%、在宅のまま精神科専門医の指導を受けている者は一・四%、在宅のまま精神科専門医以外の医師または保健所の指導を受けている者は四・八%で、九〇%以上の者は放置されていたとある。精神病院その他の施設に収容を必要とする精神障害者の全国推計は四三万人、在宅のまま専門的治療または指導を必要とする者は三九万人であった(43)。

一九五五年から七五年の間の病床利用率をみると、病床数の急増にもかかわらず利用率が八割を維持している。それは入院患者が激増していたためである。八割を超える利用率は一九八〇年代半ばま

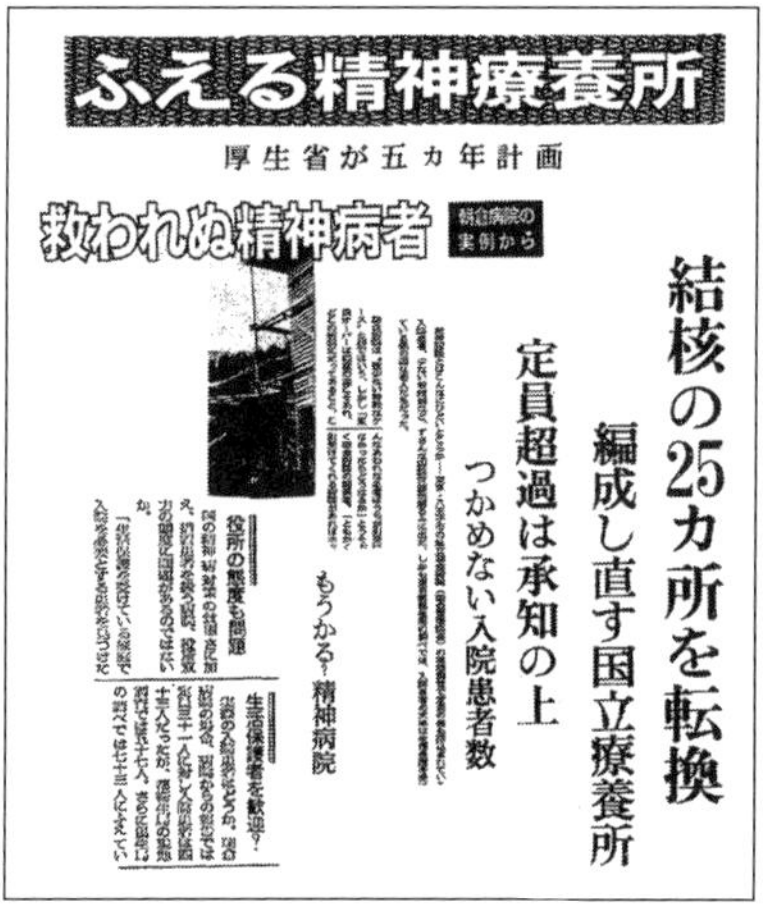
ふえる精神療養所
厚生省が五カ年計画
結核の25カ所を転換
編成し直す国立療養所
定員超過は承知の上
つかめない入院患者数
救われぬ精神病者
もうかる？精神病院

増加する精神病院の見出し（『朝日新聞』1964年10月26日，1966年4月15日）

でつづく。それは家において介護をするのがむつかしい高齢者の受け皿として、病院が利用されていたためである。福祉施設の不足を医療機関が肩代わりする社会的入院である。個別にみると、結核・らい・伝染病の病床利用率が低下しているのに対し、精神病床のほうは常に満床の状態である。一九七〇年には医療扶助による入院患者のおよそ五割が精神病患者であった。精神病は長期入院となることが多いため、患者には生活保護受給者が多い。

平均在院日数は一九六〇年から七五年の間、総数において変化はほとんどない(44)。個別にみると、精神病床の在院は長くなり、結核病床は六五年前後をピークに短縮している。一般病床は七〇年代になってから長くなっている。これは高齢者の入院が増えたためである。

在院日数を減らして病床利用率を高めれば少ない病床で足りることになり、病院数の削減にもつなげられる。近年、在院日数の短縮化が強力に進められているが、病院数を減らしても受け皿となる福祉施設が増えなければ、医療および介護難民が増えることになる。福祉施設の入所には厳しい審査があるため、人びとの目は病院への入院に向きがちである。入院需要を減らすのは容易なことではない。印南一路は病床の過剰が医療専門職のマンパワー不足を招き、その結果、病院が十分なリハビリテーションや看護を行えず、患者に機能回復の遅れや廃用症候群(骨・関節などの萎縮や拘縮)を生じさせ、そ

表29　病床利用率(厚生省「病院報告」)

年	総数	精神病床	結核病床	らい病床	伝染病病床	一般病床
1955	83.0%	111.1%	91.3%	75.4%	25.5%	73.7%
60	80.7	106.2	78.1	75.3	26.4	79.7
65	82.6	108.0	75.4	75.3	16.6	80.6
70	81.6	104.3	66.2	68.3	6.1	80.3
75	80.4	101.8	60.3	66.1	3.5	78.5

れが在院日数を長期化させたことになったという(45)。精神病床においては、症状が軽減緩解《かんかい》した患者が地域や家に帰ることができず、そのまま在院をつづけていることが多い。一九六〇年の精神薄弱者福祉法、七〇年の心身障害者対策基本法が入所施設の整備に力点を置いてきたためである。二〇〇六年施行の障害者自立支援法では、障害者が自ら選択した場所に居住できるよう必要な給付を行うとされており、施設入所定員が削減されている。

開設者別の病床では一九五五〜七五年の間、在院日数を一貫して増やしていたのは医療法人立病院、個人立病院、国立病院であり、公立病院は七〇年代以降、減少に向かっている。同時期における病床総数の平均在院日数は五八日、病床回転率でいえば年六・三回に相当する。二〇〇九年現在の病院の平均在院日数は三三・二日、病院数は八七三九、一般診療所数は九万九六三五である（厚労省「医療施設調査・病院報告」）。

(1) 社会保障研究所編『戦後の社会保障　資料』五七－五八頁、至誠堂、一九六八年。
(2) 『茅ヶ崎市史　現代4』三一四－三一八頁、茅ヶ崎市、二〇〇三年。
(3) 家族などによる付添いを廃止したうえで、医療法施行規則第一九条にしたがって患者対看護要員の割合を四対一とし、三交代の勤務制と看護記録の義務を承認基準とするもので、診療報酬は四点加算される。
(4) 看護要員の八割以上を看護婦および准看護婦としたうえで、患者対看護要員の

表30　平均在院日数（厚生省「病院報告」）

年	総数	精神病床	結核病床	らい病床	伝染病病床	一般病床
1955	68	287	383	6,874	19	28
60	57	333	328	7,969	17	28
65	57	434	409	11,733	18	30
70	55	455	385	11,118	18	32
75	55	487	318	14,149	17	35

割合を四対一、五対一、六対一の三類に分け、それぞれに応じて診療報酬を九、六、四点加算するもの。
(5) 室生朝子『晩年の父犀星』一五六頁、講談社文芸文庫、一九九八年。
(6)『朝日新聞』一九六九年三月一六日。
(7) 網野菊『さくらの花』(『現代文学大系』第三九巻所収) 一三三頁、筑摩書房、一九六八年。
(8) 近藤啓太郎『微笑日記』二三三頁、講談社、一九七五年。
(9) 室生朝子『晩年の父犀星』三一頁、講談社、一九六二年。
(10)『続高見順日記』第三巻、勁草書房、一九七五年。
(11)『続高見順日記』第四巻、勁草書房、一九七五年。
(12) 注9同書一八五－一八六、一八八、一九〇－一九五頁。
(13) 注7同書一三四－一三九頁。
(14) 注1同書五三二－五三三頁。
(15) 厚生省医務局『医制八十年史』二六五－二六六頁、印刷局朝陽会、一九五五年。
(16) 注1同書九四－九七頁。
(17) 川上武『日本の医者』七八－八三頁、勁草書房、一九六一年。英米日間における病院の違いについては猪飼周平『病院の世紀の理論』二二一－二二三、二五六－二五八頁(有斐閣、二〇一〇年)に詳しい。
(18) 注1同書五三三－五三四頁。
(19) 厚生省『厚生行政要覧』一九五二年版、二五一－二五二頁。『厚生白書』一九六〇年版、二五七頁。
(20) 杉山章子『占領期の医療改革』一九三－一九四頁、勁草書房、一九九五年。
(21) 菅谷章『日本の病院』一五二－一五九頁、中央公論社、一九八一年。
(22) 坂田期雄『地方自治演習講座』第六巻『地方公営企業』五六－六一頁、第一法規出版、一九七〇年。
(23) 全国保険医団体連合会『戦後開業医運動の歴史』五七八、七三八－七三九頁、労働旬報社、一九九五年。注

20同書二〇三―二〇四頁。

(24)「医療法の一部を改正する法律の施行に関する件」の疑義照会回答・通知による。医療法制研究会監修『健康政策六法』所収、四四三―四四四頁、中央法規出版、二〇〇一年。

(25) 宇沢弘文・鴨下重彦編『社会的共通資本としての医療』はしがき、東京大学出版会、二〇一〇年。

(26) 菅谷章『日本医療政策史』三〇八頁、日本評論社、一九七七年。ただ事業の継続性といっても、複数の出資者が共同で運営する社団法人医療機関にあっては、内部留保した利益や資産に対する財産権を所有している社員が死亡などによって退社する際、遺族などから出資金の時価計算による返済を求められた場合、法人として立ちゆかなくなるケースも生じる。

(27) 福武直ほか編『明日の医療』第三巻『経営』一五頁、中央法規出版、一九八五年。

(28) 特定医療法人には出資持ち分が認められていないため、法人を解散しても財産が個人に戻ることがなく、残余財産は国、地方公共団体または同種の法人に帰属させることになる。公共性の高い法人となるため相続税はかからず、軽減税率が適用される。原則四〇床以上の救急告示の専門病院が対象で、医業収入のうち社会保険診療報酬の金額が八〇%以上であることが要件となっている。

(29) 社会医療法人は公益性の高い救急医療、災害時の医療、僻地医療、周産期医療、小児医療を行い、社会保険診療が収入の八〇%以上の医療法人であって、同族経営でないことが法人取得の要件となっている。医療保健事業は非課税（法人税・固定資産税・都市計画税など）、それ以外の収益事業（介護福祉施設の経営や配食サービス業などの付帯事業）には二二%の軽減税率が適用される。

(30) 角瀬保雄監修『日本の医療はどこへいく』六八―八一頁、新日本出版社、二〇〇七年。田中滋・二木立編『保健・医療提供制度』第三章「医療と非営利性」（遠藤久夫）、勁草書房、二〇〇六年参照。

(31) 藤井誠一『医療経営の税務と会計』九六―一〇六頁、医歯薬出版、一九六二年。

(32)『シリーズ日本近現代史』第四巻二四一頁、岩波書店、一九九四年。

(33) 西岡幸泰『現代日本医療政策論』二八‐一二〇頁、労働旬報社、一九八五年。
(34)『厚生の指標』一九七三年版、一八一頁。
(35) 注1同書六五五頁。
(36) 注25同書三〇八頁。川上武『現代日本医療史』五一五頁、勁草書房、一九六五年。
(37) 川端康成『川のある下町の話』四七〇‐四七一頁、新潮社、一九五四年。
(38) 井伏鱒二『本日休診』四四頁、新潮文庫、一九五五年。
(39) 北原龍二「高度経済と開業医」、間宏編『高度経済成長下の生活世界』所収、文真堂、一九九四年。
(40) 注27同書一七三‐一八〇頁。
(41) 注27同書八頁。
(42)『厚生白書』一九六一年版、三六九‐三七〇頁。八木剛平・田辺英『日本精神病治療史』一五〇‐一五九、一七〇‐一七三頁、金剛出版、二〇〇二年。川上武編著『戦後日本病人史』四〇六‐四〇七、四一〇‐四一二頁、農山漁村文化協会、二〇〇二年。
(43)『厚生の指標』一九五五年版、四八‐四九頁。
(44) 平均在院日数とは病院に入院した患者の一回あたりの平均的な入院日数のこと。算出法は〔調査期間中の新入院患者数＋退院患者数〕を二で除した数値を分母にして、分子を〔調査期間中に在院した患者の延べ人数〕とする。
(45) 印南一路『社会的入院の研究』六‐七、一二、七八、八八、一二〇‐一二一、二四六、二七六頁、東洋経済新報社、二〇〇九年。

第八章　変化する開業医と患者の関係

神奈川県南部の中核都市である茅ヶ崎町（現茅ヶ崎市）の開業医であった森晃は、一九五〇年ごろの診療風景を次のように語っている(1)。「その当時は茅ヶ崎病院は町立病院だったんですけれども、救急車なんてものないですから、みんな開業医が往診するんですね……自転車で。自動車なんてのはあんまりなかったですからね。自動車は東海道なんて、五、六時間に一台とかしか通らないですもんね……守屋先生なんて往診っていうと、リヤカーにこうもり傘くくって、うちの親父は人力車乗ってましたね」という。往診は昼夜、休日を問わず行われていた。医師は患家からの求めがあれば、正当な事由のないかぎり応召しなければならないという医療法の規定に忠実であったのである。

対症療法が中心となっていた戦前から一九五〇年代ごろまでは、井伏鱒二が五五年に発表した小説『本日休診』のなかで(2)、「隔日または三日おきに往診すべき患家がある。一週間に一度往診する患家もある。月に一回往診する邸宅もある。この邸宅は豪勢な構えである。必ず看護婦を連れて行くことになっている」と記しているような、あるいは室生朝子の六二年発表の小説『晩年の父犀星』において(3)、「平常かかりつけの後藤先生へ、軽井沢の坂本先生からの手紙があり、毎日午後、注射の往診が続いていった」と書かれているような、「かかりつけ医」による往診はありふれたものであった。

農村部では信州の佐久総合病院の医師が、「もう死にそうだとなると、一度医者を呼ぶのです。そして二、三日たってほんとうに死ぬと、家族が死亡診断書だけとりにくるのです。往診に行くと、診察が終わると必ず卵をだしてくれるんですね。そこで生卵を飲んで帰ってくるのです。もちろん当時は、卵は非常に貴重品で、卵一つ飲ませてくれることは、患者さんの家族の、往診した医者に対する唯一の、そして心からの接待でしたね」といっているような情景もみられた(4)。往診カバンのなかには血圧計、聴診器、打腱器《だけんき》(ハンマー)、懐中電灯、舌圧子《へら》、体温計、注射器、包帯、湿布、絆創膏《ばんそうこう》、薬などが詰め込まれていて、診察を終えると金盥《かなだらい》で手を洗い、「薬を診療所に取りに来るように」と家族に伝えて立ち去る姿が、私の記憶のなかにも残っている。

その往診が一九六〇年代に入って急速に後退し、病院の外来や入院医療に取って代わられることになった。医療技術の革新によって病院での診断治療のレベルが上がったこと(5)、乗用車が普及して病院へ行きやすくなったこと、救急車の利用が増えたこと、六一年および七四年の診療報酬改定で往診料が大幅に引き上げられて患者負担が増えたこと、八五年の診療報酬改定で病院の初診料・再診料が安くなったこと(二〇〇六年に病院と診療所の初診料が統一される)、開業医が高齢化したことなどのためである。乗用車は五五年に一五・三万台であったものが、七五年には二三・六万台にまで増え、七〇年にはすでに四世帯に一台という「マイカーの時代」に入っている(6)。また六三年に改正された消防法によって、患者の搬送は市町村の消防機関に義務づけられている。

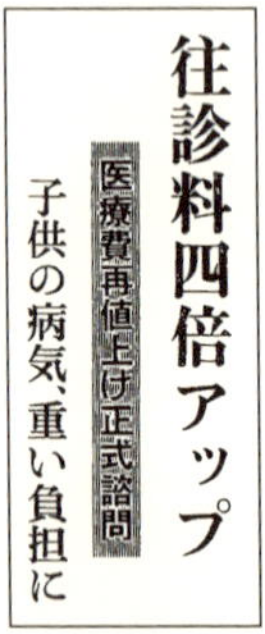
往診料四倍アップ
医療費再値上げ正式諮問
子供の病気、重い負担に

(『朝日新聞』1974年9月8日)

日本医師会の「医療経済実態調査」によれば(7)、一九六三年には三〇歳以下の開業医が全体の二五・一%を占めていたが、七五年には五・二%にまで落ち込んでいる。四〇歳代は六三年の二八・八%が、次第に上昇をつづけて六九年にピークを迎え、七五年には三四・三%に後退し、五〇歳代においては緩やかな上昇カーブを描きつづけ、七五年には三二・一%に達し、六〇歳代は六三年以来、一貫して上昇をつづけていた。開業医の平均年齢は六三年の四九・四歳が、七五年には五二・四歳となり、一二年間で三歳の上昇をみている。高度経済成長期に開業医の高齢化が進んだのは、医師の養成が抑制されていたためでもある。

武見太郎が日本医師会長職にあったのは、高度経済成長とその後の低成長にまたがる一九五七年四月から八二年四月までの二五年間である。厚生省が開業医の診療収入を制限して医療費の抑制を図ろうとしたのに対し、開業医を擁護するための政治手腕を発揮したことで著名であるが、ちょうどその時期は人口の流動化

表 31　外来総数に占める往診の割合
（厚生省「患者調査」）

年	往診の割合
1953	6.31 %
55	5.88
60	3.86
65	2.72
70	1.95
75	1.48

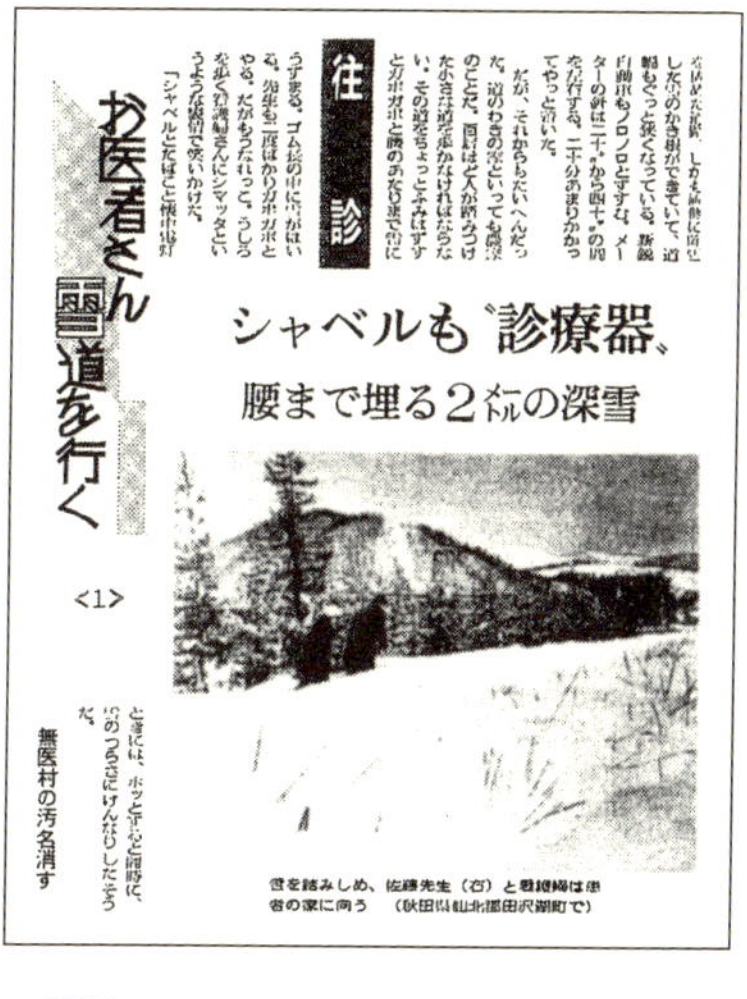
お医者さん雪道を行く
<1>
往診
シャベルも"診療器"
腰まで埋る2メートルの深雪
無医村の汚名消す

（『朝日新聞』1969 年 1 月 22 日）

が進み、長年の顧客であった患家との人間関係にも大きな変化が生じていた(8)。日本医師会が六三年から七五年にかけて行った「医療経済実態調査報告」によれば、その間の一施設あたりの患者数の伸びは無床診療所において一・八八倍、一～一〇床規模の診療所において一・二八倍、一一～一九床規模では一・五一倍となっている。開業医もまだまだ元気に働いていたといえる。

同期間における一施設あたりの医療従事者数は、無床診療所において一・六人が二・八人となり、一・七五倍の伸びである。一～一九床の診療所では四・一人が七・六人となり、一・八五倍である。なかでも看護職員の伸びが大きい。医療従事者一人あたりの患者数では、無床診療所において二三・四人が二五・一人となり、一・〇七倍の横ばい状態。一～一九床規模の診療所において一三・一人が一七・五人となって、一・三四倍の伸びである。無床診療所よりも有床診療所の伸びのほうが大きく、それを反映するように、医業用の建物面積も無床から一〇床までの伸びは小さく、それに対して一一～一九床規模で伸びが大きい。かなりの増築が行われている。六三年には木造の建物が五割を占めていたが、七五年にはそれが二割以下になり、代わって鉄筋コンクリート造りが急増して三割を占めるに至っている。高度経済成長期を通して診療所の半数は木骨モルタル造りであり、残りの半数は木造から鉄筋コンクリート造りへ移行する途上にあった。

また同期間における医業関係の実収入は四八万二六四〇円から三六二万四八七円にまで上昇している。七・五倍である。それに対し実支出のほうは三四万一二五円が二四六万九九八三円になり、七・三倍増である。実支出の内訳では薬品費、人件費、設備費が一九七一年以降で著しい伸びを示している。七五年時における薬品費の占める割合は三六・二%、人件費は二〇・二%、設備費は一〇・三%、諸経費は一九・七％、減価償却費は九・九％などとなっている。七五年一〇月分の診療報酬請求の状況をみると、一施設あたりの診療報酬が総額で四〇二万九〇〇〇円、内訳は社会保険五五・〇％、国民健康保険三四・七％、自費四・八％、公費負担三・四％、労災・自賠責二・一％であった(9)。

一九五五年の勤務医なども含めた全医師数は九万四四四二人、それに対して入院患者数は四七万四〇〇人で、医師一人あたりの入院患者数は五・〇人。外来患者数は二四七万七〇〇〇人で、医師一人あたりの外来患者数は二六・二人であった。七五年になると医師数は一三万二四七九人、入院患者数は一〇三万八五〇〇人で、医師一人あたりの入院患者数は七・八人。外来患者数は六八五万二一〇〇人で、医師一人あたりの外来患者数は五一・七人となり、医師の負担が格段に重くなっている（厚生省「患者調査」）。六三年に日本医師会が実施した「医療経済実態調査」結果をもとに、医師の実労働時間を一〇時間とすれば、五五年には医師が外来患者を二三分に一人診ていた計算になる。七五年にはそれが一二分に一人となり、診療従事者と経営者を兼ねる開業医にとってかなりの負担である。一方、金持ち開業医への批判が六〇年代末

表32　年齢階級別医師の全体に占める割合（厚生省「医師・歯科医師・薬剤師調査」，日本医師会編『国民医療年鑑』1977年版，257頁）

年	30歳代以下	40歳代	50歳代	60歳代	70歳代	計
1963	25.1	28.8	25.7	13.5	6.9	100％
65	20.3	32.8	26.2	13.8	7.0	100
67	13.1	39.9	25.5	14.6	6.8	100
69	8.7	43.9	24.7	15.8	6.9	100
71	7.4	43.1	24.9	17.5	7.1	100
73	5.9	40.0	27.4	19.2	7.5	100
75	5.2	34.3	32.1	20.2	8.2	100

から七〇年代初めにかけてマスコミをにぎわせていた。

一九七〇年代前半における医師の年齢階級別にみた勤務場所をみると、病院の勤務医の八割が二五～四九歳で占められている。診療所の勤務医の四割は四〇～五四歳、病院の開設者の六割は四〇～五四歳、診療所の開設者の八割は四〇～六四歳、大学の付属病院の勤務医の八割は二五～三九歳である。要するに、二〇歳代後半は大学付属病院の勤務医として過ごし、三〇歳代は病院の勤務医、四〇歳代後半は病院および診療所の開設者になるというのが医師の典型的なキャリアである(10)。

一九五九年の医療保障委員最終答申には、医師の供給数について相当な過剰感が示されており、「過大な医師数は医療の質を低下」させるものであると記されていたが(11)、医師一人あたりの患者数の推移を追っていくと、病院では六五年をピークに患者数が減少している。これは勤務医が増えたこととも多少は関係している。これに対して診療所のほうは患者が増加の一途をたどっている。高度経済成長期は医療施設の開設者が勤務者数を四～七％上回った状態で推移しており、患者の病院志向はそれほど強いものではなかった。勤務者数が医療施設の開設者数を上回ったのが

表 33　医師 1 人あたりの患者数
（厚生省「患者調査」）

年	病院（一般病院）	診療所
1955	19.1（18.3）	24.3
60	21.0（19.9）	34.0
65	29.4（28.3）	42.6
70	27.1（25.9）	48.8
75	19.3（18.3）	59.6

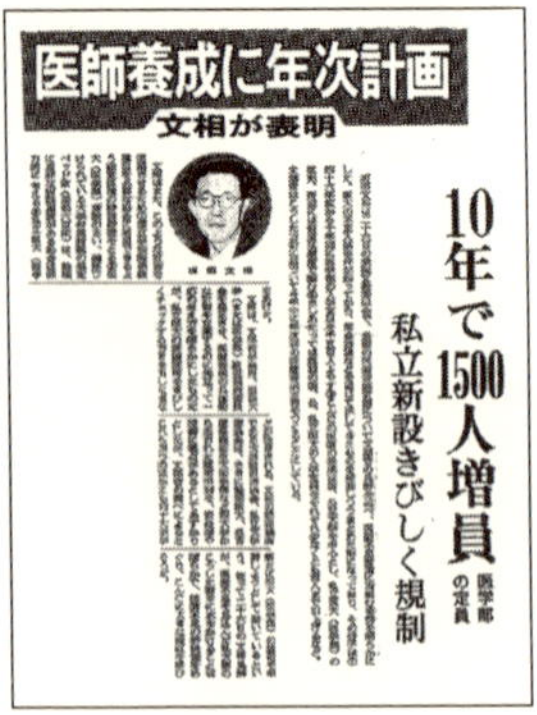
医師養成に年次計画
文相が表明
10年で1500人増員
医学部の定員
私立新設きびしく規制

医学部入学定員増
（『朝日新聞』1971 年 3 月 27 日）

七六年、それ以降、勤務者の増加がつづいている。厚生省「国民医療費」によれば、入院外医療費において一般診療所分がピークを迎えたのが七〇年、それ以降は下降線をたどっている。本格的な病院医療の時代に入ったのは七〇年代半ばであったといえる。二〇〇八年一二月現在、勤務者数は全医師の九五％を占め、その数二七万一八九七人となっている。届出医師数は二八万六六九九人、人口一〇万人あたり二二四・五人である（厚生労働省「医師・歯科医師・薬剤師調査」）。

皆保険がもたらした受診者増は医師過剰から医師不足へ転じさせ、一九六〇年代末には病院が救急患者の受入れを拒み、たらい回しという事態まで引き起こしている。政府はそうした状況の解消をめざして、七〇年には人口一〇万人あたりの医師数一一三人を一五〇人にまで引き上げる目標のもとで医学部の新設を認可し、また七三年には医大のない県の解消をめざす計画が閣議決定されている。人口一〇万人あたりの医師数一五〇人を達成した八三年には一転して、医療費削減策をとりまとめた第二次臨時行政調査会からの答申にしたがい、八四年の厚生省「将来の医師需給に関する検討委員会」は九五年を目途に医学部入学定員の一〇％削減

表34　医師数（人口10万人対）
（厚生省「医師・歯科医師・薬剤師調査」）

年	実数（人口比）	勤務者の割合	医療施設の開設者の割合
1952	85,374（ 99.4）	48.7 %	33.7 %
55	94,442（105.9）	44.3	48.8
60	103,131（110.4）	44.3	48.8
65	109,369（111.3）	42.8	50.5
70	118,990（114.7）	44.1	51.1
75	132,479（118.4）	47.5	47.7
80	156,235（133.5）	53.5	41.7

を提言している。八七年一一月三〇日付の『朝日新聞』朝刊は、全国保険医団体連合会に加入している開業医を対象にした「開業医の診療の実態と意識に関する調査」結果を掲載しているが、それによると現状の医師数を肯定する者四五・七％、削減を支持する者三五・三％、増加を望む者四・九％となっており、開業医の間に医師過剰感が漂《ただよ》っている。

その後、高齢患者の増加、女性医師の増加、医師の偏在、外科系医師の減少などから再び医師不足の局面に転じることになる。二〇〇二年から翌年にかけて北海道や東北地方における医師の名義貸し事件が報道され、地方病院での医師不足が露呈することになった。医療法によって病院の医師定数は決められており、定数未満であれば入院基本料が減額されるため、名義貸しが行われていたのである。現在、一般病院における医師の人員配置は医師一人につき一般病床の患者は一六人、療養病床の患者は四八人、外来患者は四〇人の割合を標準としている。〇六年「医師の需給に関する検討会」は医師不足の状況を認め、翌年以降の入学定員の増員を決めているが、人口のほうは〇七年の一億二七七一万人をピークに減少しはじめているため、将来的には減員が必要になる時期が来るであろう。二〇一一年度の入学定員は最低であった七六二五人の一三％増となっている。

二〇〇八年六月、舛添《ますぞえ》要一厚生労働大臣のもとに立ち上げられた「安心と希望の医療確保ビジョン会議」の報告書には、三つの提言がなされている。第一は「医療従事者等の数と役割」で、医師養成数の増加、コメディカル雇用数の増加、総合的な診療能力を持つ医師の養成、医師の勤務環境の改善、診療科のバランスの改善、職種間の協働・チーム医療の充実を内容としている。第二は「地域で支える医療の推進」で、救急医療の充実、医療機関完結型ではない地域完結型の医療の推進、在宅医療の推進、地域医療の充実、遠隔医療の推進を求め、第三の「医療者と患者・家族の協働の推進」においては、医療従事者と患者・家族における相互理解の必要性、医療の公共性に関する認識と理解、患者や家族の医療に関する理解の支援をうたっている。そして、今後の医療の方向性として「治す医療だけでなく、病を抱えながら生活する患者とその家族の生活を、医療を通じて支援していく」という「支える医療」であると締めくくっている。

これらの提言を生かすには、総合的な診断能力を持って地域医療を推進していく「かかりつけ医」の養成が必要となる。「かかりつけ医」は家庭医、総合診療医、在宅医、一般医、General Practitioner、Family Physician、Family Doctor とも呼ばれているが、一九五九年坂田道太厚生大臣に提出された医療保障委員最終答申は英国の制度を引合いに出して、家庭医の実現を強く求めていた。すなわち、英国では住民およそ二〇〇〇人につき一人の家庭医を登録し、家庭医は登録人数に応じて定額の登録料を国から受け取る。住民が保険証を使って医療を受ける際には、まず登録家庭医に診てもらい、家庭医の紹介が無ければ、病院での治療は受けられない。家庭医と専門医の割合は一対二または三になっているという。この英国の制度を踏まえて、今後の日本の医療のあり方に関して次のように提言している。すなわち、「診療所とは原則として家庭医の医療の根拠であるべきものである。診療所のうち収容施設を有するものを有床診療所とする。患者を診療し収容するために一定の人と設備を有し、専門医による組織的な医療の行われるものを病院とし、その認定は全国各ブロック毎に専門家をもって構成される委員会によって行い、認定の基準等は中央の委員会において決定する」とし、診療所の主体をなす家庭医について「次第に予防衛生的な活動をも、その日常の仕事のうちにとり入れてゆくであろうから、サービス量に応じた報酬に固執することは必ずしも賢明ではない。むしろ家庭医の本来のあり方から考えて、自主性の尊重という点に重点をおいて、必要な医療費の一括払いをなすべきではなかろうか。その際には家庭医に対する適正な所得保障的配慮が必要である」としている(12)。イギリスのベヴァリッジ(W. H. Beveridge)報告書「社会保険および関連サービス」(一九四二年)にみる家庭医制度は、どの医療機関でも自由に受診できるというフリーアクセスを否定し、国民は登録医での受診が強制され、一方、登録医は登録住民数に応じて定額の支払いがなされるという人頭割請負制が基本となっていた。

一九八五年六月に設置された厚生省の「家庭医に関する懇談会」(小泉明座長)は、八七年四月竹中浩治健康政策局長に報告書を提出している(13)。そこでは家庭医機能として初診患者への十分な対応、健康相談・指導、医療の継続性の重視、全人的・包括的医療、医療福祉関係者チームの総合調整、地域住民との信頼関係の確保、インフォームド・コンセントの徹底、地域性を重視した医療をあげ、「家庭医機能は地域医療を担う医師には程度の差こそあれ、具備すべきものとして期待されるのであって、特定グループの医師の機能を示すものではない」とし、家庭医機能の強化のためには卒前教育および卒後研修において家庭医機能を担う医師養成プログラムを整備すること、病院と診療所との間の機能連携とその裏付けとなる診療報酬を設定すること、病院の外来機能を明確にすることなどが求められるとしている。

日本医師会は一九五九年の医療保障委員の最終答申に対しては、家庭医は医療の国営化、人頭割請負いの登録医制につながるものであると批判し、また八五年の懇談会報告に対しては、従来から地域医療を担っている現在の開業医がもつ家庭医機能を一層進展させることこそ肝要であるとして、家庭医の制度化には反対をしている(14)。

高齢社会は高血圧、高脂血症、糖尿病、変形性膝関節症、白内障、前立腺肥大症、心疾患といったいくつもの診療科にまたがる疾患を抱える患者を増やしている。複数の診療科を巡る苦労を解消し、重複投薬の弊害を除くには家庭医の養成が望まれるが、現状の医師がそのままで家庭医としての機能を十分に果たせるわけでもない。医学・医療の細分化と分断化によって生まれた専門医の多くは疾病を臓器の病変と捉え、患者の生活背景や既往歴、精神面の把握がおろそかとなっており、専門医が包括的で継続的な地域の基本的保健医療(プライマリ・ケア Primary Care)を担うことは困難である。ありふれた疾患に対して的確に診断治療し、対応が難しいと思えば専門医に紹介する家庭医になるには、相当な修練が求められる(15)。また保健予防医学の知識も不可欠である。プライマリ・ケアの重要性は一九七八年のアルマ・アタ宣言(WHO・UNICEF)において強調されていることでもある。

二〇〇〇年一二月医師法の改正によって、〇四年四月から二年間の臨床研修を必修とする新臨床研修制度が開始され、研修医は地域保健・医療の研修を受けるとともに、各診療科を回って幅広い基本的な診療能力を身につけることが義務となった。家庭医養成への道が開かれたわけだが、家庭医を専門医のひとつと位置づけるまでには至っていない。日本医師会は二〇一〇年四月から「かかりつけ医」としての診療能力を高め、その質を保証するための新たな認定制度を生涯教育のなかに採り入れている。医学部の教育課程においても「かかりつけ医」・家庭医養成コースを設置し、正課として取り組む必要があると思われる。

（1）「地域医療を語る」、茅ヶ崎市『茅ヶ崎市史　現代4』三〇六－三〇七頁、二〇〇三年。
（2）井伏鱒二『本日休診』七〇頁、新潮文庫、一九五五年。
（3）室生朝子『晩年の父犀星』二〇頁、講談社文芸文庫、一九九八年、初版は一九六二年。
（4）若月俊一・清水茂文『医師からみた農村の変貌』六三頁、勁草書房、一九九二年。
（5）川人明『自宅で死にたい』一七－一八頁、祥伝社、二〇〇五年。
（6）岸康彦『食と農の戦後史』一四六－一四七頁、日本経済新聞社、一九九六年。
（7）日本医師会編『国民医療年鑑』一九七七年版、二五七頁、春秋社。
（8）北原龍二「高度成長と開業医」、間宏編『高度経済成長下の生活世界』所収、文真堂、一九九四年。
（9）注7同。
（10）右同。
（11）社会保障研究所編『戦後の社会保障　資料』六二九頁、至誠堂、一九六八年。
（12）右同書六二七－六三一頁。
（13）厚生省健康政策局編集『家庭医に関する懇談会報告書』九－一八頁、第一法規出版、一九八七年。
（14）日本医師会創立50周年記念事業推進委員会記念誌編纂部会編『日本医師会創立記念誌　戦後五十年のあゆみ』六四、一九二頁、日本医師会、一九九七年。
（15）永井友二郎「疾病初期の医学を育てよう」『日本医師会雑誌』四四巻七号、一九六〇年一〇月。

第九章　社会的関心が高まった高齢者の医療と介護

一　高齢者の受療率を押し上げた国民皆保険

医療の質は大雑把にいって、平均寿命の伸びと乳幼児死亡率の低下を指標としている。同時に、環境に左右されやすい乳幼児においては、その死亡率が衛生水準の指標ともなっている。高度経済成長期をはさむ前後においてそれらは大幅な改善をみているが、それを支えたのは皆保険であった。皆保険は受診者を増やし、医療職員に多忙な勤務を強いたが、その受療率においてもっとも際立《きわだ》っている点は、新生児（出生後二八日未満）・乳児（一歳未満）と高齢者における受療率の急上昇であり、なかでも高齢者のそれは著しいものであった（厚生省「患者調査」）。一五〜二四歳と六五〜七四歳の二つのグループにおける受療率の比を年次別にとってみると、一九五五年が一対〇・八九、六〇年が一対〇・八八で、いずれも青少年のほうが高い。ところが、一九六五年になると両者の関係は逆転して、一対一・七二となる。それが七〇年には一対二・六一、七五年には一対四・三六となり、高齢者のほうが高くなっている。皆保険はそれまで受診を差し控えていた高齢者の受療を促すように作用したのである（1）。

特に、七〇年から七五年にかけては二四歳以下の受療率が低下しているのとは対照的に、六五～七〇歳のそれは急伸の状態にある。これは次章において述べるが、七三年の老人医療費無料化による影響である。当時、無料化の対象者数は人口の三・九％を占めていたが、無料化の導入によって七四年には、老人医療費が前年度比五五・一％の増加、一人あたりの老人医療費も前年度比四六・三％の伸びをみている。七五年には老人医療費が前年度比三〇・三％の増加、一人あたりの老人医療費も二四・五％の伸びとなっている（2）。

皆保険は人生のはじまりと終わりに近い年齢層の生を保障するかたちで機能しはじめたのである。それは国民に大きな安心を与えるものであった。そして、その安心感が働く意欲を生み、高度経済成長に弾みをつけることになったといえる。皆保険による受療率の向上、その後の新薬開発、輸液輸血や麻酔

表 35　年齢別にみた受療率（人口 10 万人対）
（厚生省「患者調査」）

年	0 歳	15-24 歳	65-74 歳	75 歳以上
1955	3,662	3,582	3,172	2,304
60	5,189	4,902	4,317	4,168
65	7,361	4,826	8,310	6,572
70	8,958	8,960	23,400	19,573
75	7,766	7,430	32,365	36,815

表 37　内因死亡率（人口 10 万人対）（厚生省「人口動態統計」）

年	乳幼児死亡	結核	肺炎	脳血管疾患	老衰	胃・十二指腸潰瘍
1950	1,989.2	146.4	65.1	127.1	70.2	23.2
65	523.4	22.8	30.4	175.8	50.0	9.3
75	260.5	9.5	27.4	156.7	26.9	6.2

技術の進展、生活水準の向上は平均寿命の伸長という目に見える数値となって現れた。特に一九六〇年代前半と七〇年代前半において平均寿命は著しく伸び、六〇年代前半には男二・四二歳、女二・七三歳、七〇年代前半にも男二・四二歳、女二・二三歳伸びている。

平均寿命を押し上げることになった要因を内因死亡率（人口一〇万人に対する割合）からうかがうと、乳幼児（〇〜四歳）死亡、結核、肺炎、脳血管疾患、喘息《ぜんそく》、胃・十二指腸潰瘍《かいよう》、老衰において死亡率の著しい改善がみられる。いずれも乳幼児期・青少年期・老年期の死亡を大きく支配していた疾患である。妊産婦の死亡率（出産一〇万人に対する割合）も第一章でふれたように大幅な減少をみている。それは妊娠二二週から生後七日までを対象とする周産期医療が進歩したこと、母子健康センターの設置（一九五八年）、母子保健法（六五年公布）にもとづく母子保健対策、妊産婦健康診査の公費負担制度（六九年）といった政策に負うところが大きい（厚生省「人口動態統計」）。

乳幼児死亡率の減少は多産を回避する方向に働き、高度経済成長期を通して合計特殊出生率はほぼ二・〇で変わらず、夫婦と子ども二人の四人家族が一般化している(3)。そのマイホーム家族も教育費や住居費の高騰、親の手助けが得られない核家族化の進行、一九七〇年代後半にはじまる未婚率の上昇などから七〇年代半ば以降、合計特殊出生率が二・〇を割って少子化へと向かった。

表 36　平均寿命
（厚生労働省「完全生命表」）

年	男	女
1950–52	59.57	62.97
55	63.60	67.75
60	65.32	70.19
65	67.74	72.92
70	69.31	74.66
75	71.73	76.89
80	73.35	78.76
85	74.78	80.48
90	75.92	81.90
95	76.38	82.85
2000	77.72	84.60
05	78.53	85.49
08	79.29	86.05

寿命が伸びて高齢者が増えれば、社会は医療、介護、年金など社会保障面で大きな問題を抱えることになる。川端康成は一九五四年に発表した小説『川のある下町の話』において、「医者の技術よりも、もう新薬のおかげだね。死亡は少ない、病気は悪化しない。老人の肺炎も助かる。しかしね、狭くて痩《や》せた土地に、人ばかりふえる日本で、老人の寿命が延びるというのも、国の悩みを増すかもしれないんだ」と指摘している(4)。

高度経済成長によって雇用が確保され、人びとの暮らしは豊かになったが、他方で、人びとは生産と消費の両面から産業社会にからめとられ、多くの者が無個性な大衆の一員と化してしまった。自己の存在証明、生きてきたことの証《あかし》を立てることのむつかしい世の中に放り出されたのである。居場所をなくして医療と介護を受けるだけの身となった高齢者のなかには、自分は何のために生きてきたのか、生きてきたことに意味があったのか、といった実存の悩みを訴える者も少なくなかったと思われる。老いて役立たずといわれ、尊厳を踏みにじられるようなことに出会えば、その思いは強くなる。皆保険のおかげで寿命は延びても、喜び半分といったところである。

高齢者の受療率が高度経済成長期に伸びたのは、老いに対する見方が変化したからでもあった。老いにともなう心身の衰えを治しようのない、ただ見守っているしかないといった観念が薄れ、病という文脈において心身の衰えを理解しようとする人びとが増えたのである。老いを病と捉《とら》えれば、治ることを期待した治療の手立てや進行を遅らせるための工夫を考えなければならない。その結果、老人性の何々と名づけられる病名が増えていくことになる。元気で猛烈に働くことが求められた高度経済成長期に強まった、老いを病と捉える、あるいは捉えたいとする観念が高齢者を受療に駆り立てたのである。
老年医学への関心は戦前の早い時期から持たれていたが(5)、組織的な研究がはじまったのは一九五〇年代後半で、五九年には日本老年学会が発足している。克服すべき対象となった老人性の疾患は医療産業を活気づけることになる。これまで厄介者視《やっかいものし》されがちであった高齢者に熱い視線がそそがれ、高齢者の病院への囲い込みが七〇年代に本格化し、精神病院を中心に空きベッドが高齢者で埋められていった。患者が増えるにつれて病院の医療従事者数も六〇年の三六・七万人が、七〇年には一・七倍の六三・六万人となっている。二〇〇八年には一七七・一万人である（厚生労働省「医療施設調査・病院報告」）。高度経済成長に歩調を合わせて拡大していった病院は無資格の派出家政婦・付添い婦を含め、大きな雇用を生み出す場となったのである。

一方、入院を強いられた高齢者のほうは、自分のおかれている状況を理解する余裕もなく、早々におむつをあてがわれて行動の自由を奪われ、「ぼけた人」と呼ばれる認知症（老年性痴呆）への道をたどらされることになった。認知症とは身体に刻み込まれた記憶をそぎ落とし、発達途上の少年や幼児のようになることである。子どもは成長の過程で人や社会との距離のとり方、振る舞い方、常識や規律をしつけられて社会的な身体となっていくが、認知症はその逆の過程をいくのである。排泄物に対して下半身にまつわりつく快と不快の感覚はあっても、清潔と不潔を見分ける文化的な目は弱まっていく。「子ども返り」といわれてきた認知

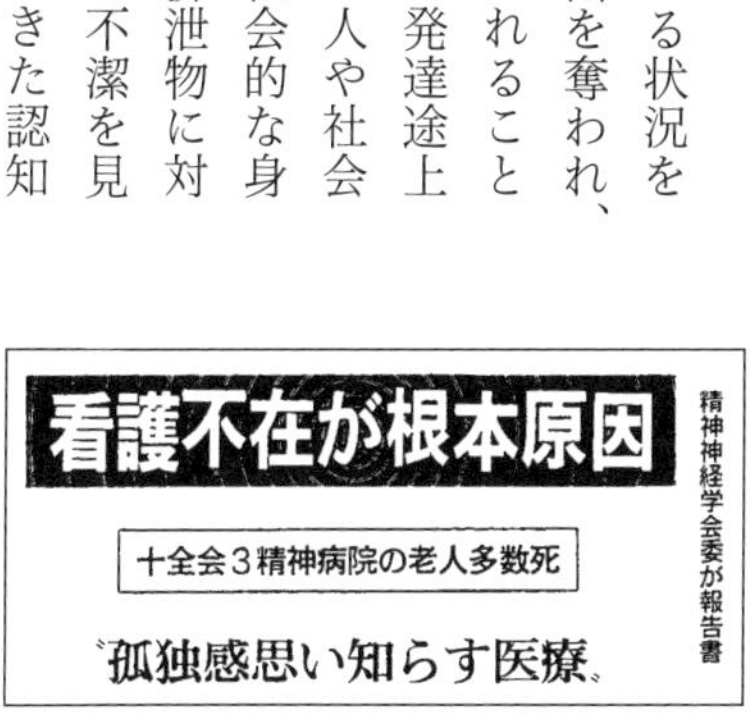
看護不在が根本原因
十全会3精神病院の老人多数死
〝孤独感思い知らす医療〟
精神神経学会委が報告書

看護不在の精神病院で多数の老人死亡
（『朝日新聞』1974年9月12日）

症においては、介護者は清潔感との葛藤《かっとう》に苦しみ、自己防衛のために発する認知症高齢者の虚言に振り回されることになる。介護に疲れた家族は病院に頼ろうとするが、その受け入れ先といえば、一九八〇年代までは精神病院であった。

一九五九年に発表された安岡章太郎の小説『海辺《かいへん》の光景』は、「身体の各部は健全なのに、脳細胞だけが老衰する。医学が発達して人間の寿命がのびるにしたがって、この種の患者が多くなった」といわれている「老耄《ろうもう》性痴呆症」の母を精神病院に自費入院させ、そこで最期を看取ることになった話を綴《つづ》っているが、「鉄格子のはまった両側の小窓」を通して、病人のさまざまな姿態をながめながら廊下を歩き、母の病室に入った息子に、医師は「とにかく戦後、増えましたな、こういう病人が」と話しかけている(6)。認知症高齢者で埋まった精神病院のなかには、身体症状の治療をほとんど行わず、寝かせきりにしているところもあった。

一九八三年老人保健法の施行とともに、認知症高齢者を受け入れる老人病院や特別養護老人ホームも増えていく(7)。八六年には長寿社会対策大綱が閣議決定され、介護の社会化に向けた取り組みが動き出すことになった。また五一年制定の社会福祉事業法が二〇〇〇年五月に社会福祉法となり、福祉サービスを利用する者の権利が前面に打ち出されている。同年四月施行の介護保険法は商品化された介護サービスを、利用者が一割の受益者負担をもって購入する仕組みとなっており、世話に明け暮れていた介護者に一時の余裕がもたらされることになった(8)。

総人口に占める六五歳以上人口の割合、すなわち、高齢化率は一九六〇年代から徐々に高まり、七〇年には高齢化社会に突入している。その後の四〇年間で高齢化率は三倍となり、二〇一〇年九月現在で二三・一%である。また六五歳以上人口は二九四四万人（男一二五八万人、女一六八五万人）、そのうち七五歳以上人口は一四二二万人と推計されている（総務省「国勢調査」）。高度経済成長期はやがて来る高齢社会に向けての、いわば助走期にあたっていた。人口問題研究所が六〇年に出した将来推計人口によれば、七〇年の高齢化率を七・〇%、九〇年九・六%、二〇〇〇年一一・八%、二〇一〇年一五・六%と見込んでいたが(9)、現実は予測をはるかに上回るスピードで進んだのである。

高齢化は一九七〇年代に入って加速し、団塊の世代のすべてが高齢者になる二〇一五年まで、その状態はつづく。そして、二〇二〇年ごろから高齢化の伸びは緩やかなものに変わり、やがて二〇四〇年代後半より高齢者数が減少しはじめる。しかし、高齢化率のほうは少子化が同時に進んでいる関係から、依然として高い状態がつづく。医療や介護の必要度の高い後期高齢者数は二〇年ごろから前期高齢者数を追い越し、五〇年ごろには前期高齢者数の一・七倍に達すると見込まれている(10)。高度

表38　総人口・老齢人口・高齢化率
（総務庁「国勢調査」）

年	総人口	老齢人口	高齢化率
1940	7,250 万人	345 万人	4.8 %
50	8,320	416	4.9
55	8,928	479	5.3
60	9,342	540	5.7
65	9,827	624	6.3
70	10,312	739	7.1
75	11.125	887	7.9
80	11,632	1,065	9.1

表39　総人口に占める従属人口の割合
（総務庁「国勢調査」）

年	従属人口総数	年少人口	老年人口
1950	67.5 %	59.3 %	8.3 %
55	63.1	54.4	8.7
60	55.7	46.8	8.9
65	46.8	37.6	9.2
70	44.9	34.7	10.2
75	47.6	35.9	11.7
80	48.4	34.9	13.5

経済成長期は年少人口と老年人口の和である従属人口の総人口に占める割合が低く、国民の社会保障負担も抑制されていたが、低成長の時代に入った七〇年代以降、社会の高齢化とともに社会保障負担は増えつづけ、経済活動にも影響が及ぶようになった。

高度経済成長を担った世代は現在、後期高齢者となっている。経済成長がはじまった一九五五年の総人口に占める戦後世代の割合は二五%、それが高度経済成長の終わるころには五〇%に達し、生産年齢人口(一五~六四歳)に占める戦後世代の割合も三七%にまでなっていた(総務庁「国勢調査報告」)。しかし、高校や大学への進学率の上昇もあって働き手の中心はまだ戦前世代であった。当時は五五歳定年が一般的であり、五八歳定年に向けて企業努力がつづけられていたときである。生産年齢人口に対する高齢者人口の比は八・九、すなわち、生産年齢人口九人で高齢者一人を支える構造であり、男の平均寿命は六〇歳代後半、女のそれは七〇歳代前半であった。

高齢者を扶養する社会的余力がまだ十分にあったとはいえ、その問題に対する国の懸念は強かった。すでに一九六〇年版『厚生白書』は副題に「福祉国家への途《みち》」と付け、国民年金の拠出制老齢年金に関する問題を取り上げ、第一部第三、四章では所得の再分配機能を持つ社会保障が経済振興の担い手になりうるのであるから、その拡充に努めなければならないと論じている。翌年七月の「厚生行政長期計画基本構想」でも、「所得倍増計画の進行に伴って、将来大家族形態の源泉となっていた農村人口の絶対的減少や、個人主義的生活意識の比較的高い都市人口の増大がいちじるしくなる」ことが予想され、また「家族規模の縮小は親族扶養の減退への道につながる」と考えられることから、これからの時代には公的な社会保障の充実、家族機能を肩代わりする福祉国家が求められると記している(11)。

社会保障に関心が集まっていたのは、高度経済成長にともなって上昇してきた物価が資産価値を引き下げ、老後不安を引き起こしていたこと、平均寿命の伸びが定年後の再就職を促していたものの、就職難や低収入という状況にあったことなどが要因となっている。

二　不足する老人福祉施設を補った医療法人

一九二〇年に一一二二万世帯あった総所帯数は、五〇年に一六五八万世帯、八〇年に三六〇二万世帯、そして二〇一〇年には四八六四万世帯となり、ここ九〇年ほどの間に四・三倍の増加をみている（厚生労働省「厚生行政基礎調査」「国民生活基礎調査」）。この間の総人口の伸びは二・三倍であるから、世帯数の増加は家族の核分裂、特に第一次産業世帯に多くみられた「その他の親族（おもに三世代同居の親族世帯）」の解体、次三男の分家独立が大きな原因である。六〇年の厚生省による「高齢者実態調査」によれば、六五歳以上の高齢者が子どもと同居している割合は八一・六％、それが七四年の総理府による「老後の生活と意識に関する調査」(12)では七四・七％、二〇一〇年の厚生労働省による「国民生活基礎調査」では四〇・六％にまで下がり、高齢者の単独あるいは夫婦のみの世帯が増えている。そのため高齢者扶養や介護を同居家族に期待することがむつかしい状況にある。

特に、介護の大きな担い手となっている女性が外で働き、共稼ぎが増えているところから、介護力はますます低下している。女性の就業上の地位の変化をみると(13)、自営・家族従業に占める女性の割合が一九五五年に六六・八％であったものが、七五年には四〇・一％にまで減り、代わって雇用のほうは三三・二％から五九・七％に増えている（総務庁「国勢調査報告」）。女性が雇用労働に向かったのは、技術革新が進んで熟練労働や重労働の現場が減ったこと、サービス業が増えたこと、家事労働の外注化という家族代行の環境が整ってきたこと、自己実現への期待が膨《ふく》らんできたこと、そして医療機関が増えたことによるものである。いつ起こるかわからない非日常的な病人看護や高齢者の介護は、医療機関や専門家に任せたほうがよいという気持ちである。

公的な扶助よりも親族による扶養を優先すべきであるという考え方は民法や生活保護法のなかにうかがわれるが、高度経済成長期の核家族化と高齢化、実質的な家制度の解体（均等相続制）は、その規定を意味のないものにさせてしまったため、これまでの生活保護法にもとづく貧困高齢者の扶助に代わるべき新たな仕組み、家族・親族による扶養・介護を前提としない仕組み作りが求められることになった(14)。その第一弾は、厚生省設置の中央社会福祉審議会の要請によって第二次池田勇人内閣が一九六三年七月に、「老人は、多年にわたり社会の進展に寄与してきた者として敬愛され、かつ、健全で安らかな生活を保障されるもの」と規定した老人福祉法の制定である。翌年四月には厚生省社会局内に老人福祉課が設置され、「国及び地方公共団体は、老人の福祉を増進する責務を有する」とした同

表 40　家族類型別世帯（厚生省「国民生活基礎調査」「厚生行政基礎調査」）

年	世帯総数	1 世帯あたり世帯員	単独世帯	核家族世帯	その他の世帯
1955	1,812万	4.97 人	10.8 %	45.4 %	43.5 %
60	2,086	4.52	17.3	44.7	37.9
65	2,429	4.08	17.8	54.9	27.3
70	2,809	3.73	18.5	57.0	24.5
75	3,214	3.48	18.2	58.7	23.1

法第四条にもとづく老人福祉行政がはじまっている。

具体的には、「ひろく国民が老人の福祉についての関心と理解を深め、かつ、老人が自らの生活の向上に努める意欲を高めるような行事」を実施する「老人の日」の制定、老人福祉に関する専門的技術を持った社会福祉主事の福祉事務所への配置、疾病予防と早期発見および早期治療のため六五歳以上を対象とする健康診査（公費負担の一般検査と自己負担の精密検査）の実施、居宅介護および施設入所にかかわる措置の総合的な実施、老人居宅生活支援事業の実施、老人福祉施設の設置である。事業の多くは地方公共団体か、その委託を受けた社会福祉協議会（戦前からあった社会事業関係の団体が合併して生まれた全国社会福祉協議会連合会を、一九五五年四月に改称して発足）がみずからの判断で法を適用して行う措置《そち》行政であった。

同法にもとづいて新たに設けられることになった老人福祉施設であるが、一九六三年の時点では養護老人ホーム（救護法のもとでの養老院、生活保護法のもとでの養老施設から発展した福祉施設）数は六七三、収容定員は四万七〇二四名、特別養護老人ホーム数は一施設のみで、収容定員は八〇名、軽費老人ホーム数は一六施設で収容定員は一〇八二名であった。その五年後、養護老人ホーム数は七六九、収容定員は五万七五八二名、特別養護老人ホーム数は八一で五八〇一名、軽費老人ホーム数は四七で二九九七名となっており（厚生省「社会福祉施設調査」）、伸びはきわめて緩やかなものであった。それは国や地方自治体にとって建設費や運営費、社会福祉法人への措置委託費（行政処分にかかわる公費）の負担が大きかったからである。その老人福祉施設の不足を補うように医療法人は病床を増やしつづけていたのである。

老人福祉法は在宅での介護を支えるために、今日のホームヘルパーの前身ともいうべき老人家庭奉仕員制度を設けていた。同制度は「身体上または精神上の障害があって、日常生活を営むのに支障がある老人の家庭に対して、老人家庭奉仕員を派遣し無料で老人の日常生活の世話を行わせ、もって老人に健全で安らかな生活を営ませること」を目的としたもので（「老人家庭奉仕事業運営要綱」）、派遣対象は老衰、心身の障害や傷病などのために臥床していて、日常生活を営むのに支障がある、おおむね六五歳以上の低所得者（世帯の生計中心者が非課税）であって、その家族が高齢者の養護を行いえない状況にある場合とされており、派遣を希望する者は民生委員や福祉事務所に申し出ることになっていた。派遣費用については国・都道府県・市町村がそれぞれ三分の一を負担し、実施主体は市町村となっている。

奉仕員の枠はきわめて少なく、一九六四年度に厚生省が二〇〇〇人分の補助申請をしたのに対して、認められたのは五〇七人分にすぎず、また事業に参加していた市町村数も一三二にとどまっていた(15)。八二年になって派遣対象者の所得要件が撤廃され、代わって負担能力に応じた費用負担が求められるようになったが、制度の認知度は低いままであった。要介護者が望んでいるのは自尊心を失わず、自分のできないところを支えてもらい、住み慣れた場所で過ごすことにあるが、費用負担はそれへの大きな制約となった。

高齢者向けの施設として、自弁のできる健康者であることが入居の条件となっている有料老人ホームが一九六〇年代初めに建設されている。六二年に行われた全国調査によれば(16)、有料老人ホームの入居者は七〇歳代が五一%、八〇歳以上が一四%、そして入居者の七一%を女性が占め、有配偶者は一三％。当時としては高学歴の者が多く、入居の動機には「将来が不安だから」「家族関係の煩わしさからの逃避」をあげる者が多い。ホームで日常していることとして、読書が半数を占め、以下、編み物、花作り、映画、囲碁・将棋の順となっている。ラジオの所有者が九〇％、テレビのそれが二三％とある。前にみた福祉施設の実態とは違い、恵まれた環境にあったといえる。

高齢化社会元年となった一九七〇年、中央社会福祉審議会の答申を受けて厚生省は社会福祉施設の「緊急整備五カ年計画」を立てている。同年の『厚生白書』は副題に「高齢者問題をとらえつつ」と付け、高齢者問題への取り組みに意欲を示していたが、老人福祉施設の供給は需要に追いつかない状況となっていた。同年の生産年齢人口に対する老齢人口の比は一〇・二、すなわち、生産年齢人口一〇人で高齢者一人を支えるという段階にあった。

一九七〇年の総理府「国民生活に関する世論調査」をみると、政府に対して力を入れてほしい政策の第二位に「社会保障の充実」が躍り出ている。そして、その後も第二位を占めつづけることになる。高度経済成長が終わるとともに、国民の意識は現在の生活を充実させることよりも、将来への備えのほうに移ってきたようである。七五年の『厚生白書』の副題は「高齢社会の入口に立つ社会保障」、八〇年のそれは「高齢化社会への軟着陸をめざして」となっていて、厚生行政の課題は高齢者の医療や年金問題であった。実際、それらに対する支出が生活保護費、失業対策費、保健衛生対策費を圧して大きく伸びていった(17)。

戦後、なんとか生きていくための必要最低限の生活保障にはじまった福祉は、高度経済成長期には成長の果実による予算的な裏付けを得て、西欧福祉国家をモデルに拡充をつづけることができた。加えて労使協調路線のもとに発展を遂げていた会社による労務管理的な企業内福祉も進展しており、それらが社会保障の補完的な役割を果たしていた(18)。高度経済成長期における社会保障給付費の推移をみると、一九五五〜六〇年の伸びは二八・六%、六〇〜六五年は六六・〇%、六五〜七〇年は五五・三%、七〇〜七五年は七〇・四%で、六〇年代前半と七〇年代前半に高い伸びがあった。国民所得が増大しつづけていたことにより、社会保障給付費の増加分は国民所得の伸びのなかに吸収され、国民所得に対する社会保障給付費の比率は四〜五%、医療は三・五%前後、年金・その他は二・五%前後での推移であった(19)。当時の社会保障は高度経済成長にもかかわらず底辺から浮き上がれなかった者、労働能力の失われた者など、まだ少数の国民を対象にしておればよい時代であったが、七〇年代後半、低成長の時代を迎えると、国民所得に対する社会保障の比率は急上昇する。社会保障の対象は高齢者も含めた全世代へと拡大していったのである。

表41　社会保障給付費（対国民所得費）・医療費（構成比）
（国立社会保障・人口問題研究所「社会保障給付費」）

年	社会保障給付費		医療費	
1955	3,893 億円	(5.58%)	1,919 億円	(49.3%)
60	6,553	(4.86)	2,942	(44.9)
65	16,037	(5.98)	9,137	(57.0)
70	35.239	(5.77)	20,758	(58.9)
75	117,693	(9.49)	57,132	(48.5)

三　低成長がもたらした福祉の見直し

医療・福祉の社会化は高度経済成長期において進展をみたが、それは経済企画庁の一九六三年版

『経済白書』が掲げている副題「先進国への道」が示しているように、社会資本の拡充や文教・社会保障の充実を図る、いわゆる「大きな政府」を志向した政策として打ち出されたものであった(20)。しかし、高度経済成長は六四年版『経済白書』や同じく経済企画庁の六五年版『国民生活白書』において、「〔経済の〕活況の反面で消費者物価の上昇、生活関連社会資本の立ち遅れ、都市の過密化と農村福祉の遅れがしだいに顕在化……経済や技術の進歩にかくれてややもすれば人間の存在と生活が忘れられがちになった」と記されているように(21)、さまざまなひずみを生み出していた。

一九六四年一一月、佐藤栄作内閣は高度経済成長のひずみの是正と安定成長という課題を背負って登場することになった。しかし、政策はその課題とは裏腹に、より一層の高度経済成長をめざし、ひずみを増幅させる結果をもたらしている(22)。その象徴が公害の続発である。豊かさをもたらすはずの経済成長への懐疑が六〇年代後半、公害の深刻化とともに国民の間に広がっていった。六五年二月アメリカはベトナムやその周辺国の共産化(ドミノ理論)を恐れて北ベトナムを爆撃する。佐藤内閣はそれをいち早く支持し、日本はB52戦略爆撃機の出撃や物資の補給を支え、それが「いざなぎ景気」を下支えすることにもなった。

一九六〇年代後半はベトナム反戦闘争を契機に、既成の制度や価値観を否定し精神の自由を求めたヒッピーと呼ばれる若者が生まれ、大学の学費値上げ反対、インターン制度の廃止、学生自治の樹立をめざす学生運動が大きな盛り上がりをみせた。学内には「産学協同を粉砕せよ」「企業は帝国主義の手先だ」といった看板が林立していたが、そうした若者たちの動きはやがて来る高度経済成長の内部崩壊を予告するものとなった。

一九七一年日本の外貨準備高は西ドイツ、アメリカに次いで世界第三位となり、円切り上げの圧力が強まる。一ドルを三六〇円とする固定為替相場はブレトンウッズ体制のもとで四九年にはじまったが、七一年八月アメリカのニクソン大統領は金とドル流失による国際収支の赤字を食い止めるため、金とドルとの交換の停止、物価や賃金の凍結、一〇％の輸入課徴金を課すといった新経済政策を発表。そこから一ドルを三〇八円とするスミソニアン体制に移り、七三年二月には変動為替相場制に切り替わって、日本は急激な円高に見舞われることになった(23)。

その激動の年、老人医療費の無料化と高額療養費償還制が導入され、同時に、健康保険の被扶養者に対する給付率が五〇％から七〇％に引き上げられている。また厚生年金給付額の大幅な増額と年金額を毎年の消費者物価にスライドさせて引き上げる仕組みも作られている。さらに生活保護の扶養基準も引き上げられたことから、同年は福祉元年と呼ばれる

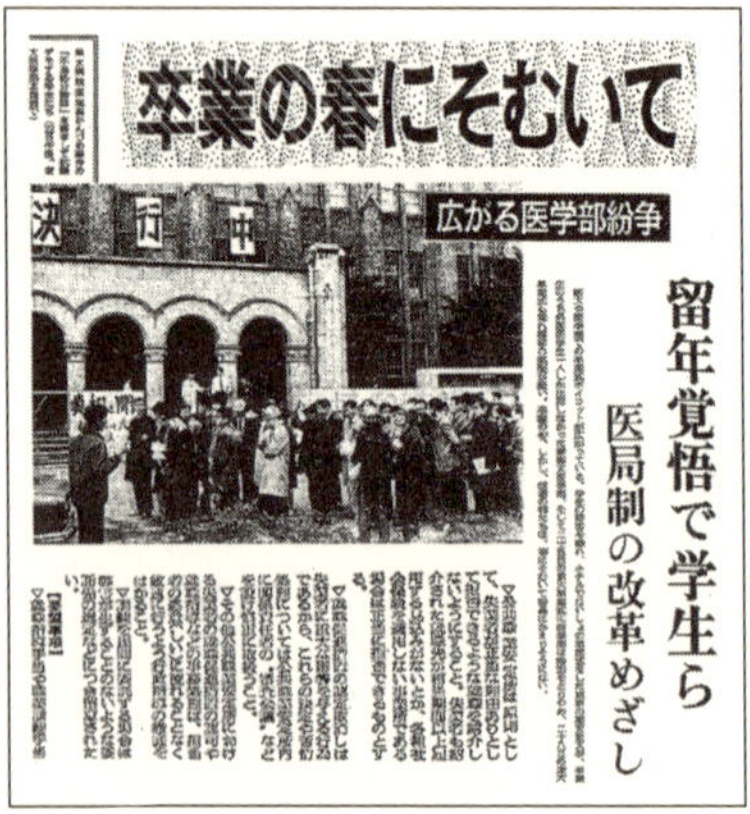
卒業の春にそむいて
広がる医学部紛争
留年覚悟で学生ら
医局制の改革めざし

大学紛争の発端（『朝日新聞』1968年3月24日）

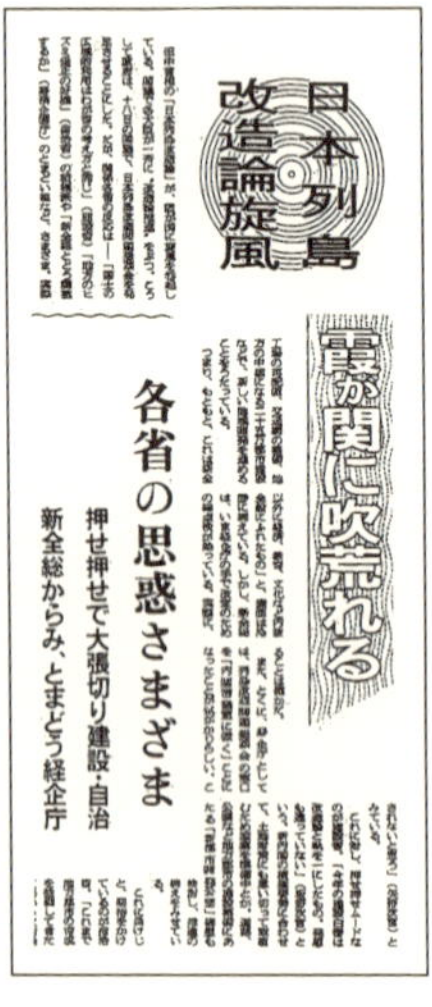
日本列島改造論旋風
霞が関に吹荒れる
各省の思惑さまざま
押せ押せで大張切り建設・自治
新全総からみ、とまどう経企庁

列島改造ブーム（『朝日新聞』1972年7月19日）

ことになった。これには前年に行われた総選挙で社会・共産両党の議席数が大幅に増え、自民党のなかに危機感が生まれていたこと、反公害および反開発の市民運動の盛り上がりがあったこと、革新系の知事や市長が台頭していたことなどが背景にあった(24)。

しかし、一九七三年一〇月、第四次中東戦争をきっかけに原油価格が急騰し、加えて田中角栄内閣が過密過疎の解消と工業地域の分散化をめざした「日本列島改造」を推し進めた結果、土地投機による「狂乱物価」とスタグフレーション(景気が停滞し失業率が上昇するなかでの物価上昇)が生じて、福祉政策は出鼻をくじかれた格好となった。七四年には実質経済成長率がマイナスに落ち込み、「家計心理がインフレ・マインドからデフレ・マインドに変わり、大量消費、使い捨て型から資源を大切にする節約型に変貌」する「節約の一年」となったと、七五年版『国民生活白書』は総括している(25)。

国民経済は高度成長から安定成長へと大きく舵《かじ》が切られるなかで、福祉政策は大きく姿を変えていくことになった。労働省の一九七四年版『労働白書』は西欧諸国の経済不振を記すとともに、社会保障のモデルとして西欧諸国をいたずらに追いかけてきたことへの反省を示したうえで、財政赤字と少子高齢化が進行するなかで、わが国が今後も福祉国家(Welfare State)をめざすということであるならば、完全雇用への努力と高福祉・高負担は避けられないと論じている(26)。厚生大臣の諮問機関として七三年五月に発足した社会保障長期計画懇談会(有沢広巳座長)は、七五年八月「今後の社会保障のあり方について」を発表し(27)、今後は医療中心の社会保障から年金中心のそれに移行すべきこと、国民医療費に占める患者負担の割合を一〇%にまで引き上げること、医療費削減のために予防と健康増進対策を進めること、医療供給体制のあり方を見直すことなどを提言している。

だが、老人医療費の無料化によって医療需要は急増。一九七四年には春と秋の二回、診療報酬の大幅な引き上げもしている。当時のセーフティネット（国民生活の安定を支える社会的な安全装置）は医療を中心に張られていたため、高度経済成長期に仕組みが作られた皆保険体制は、低成長期に入って困難な局面を迎えることになった。国会は政府管掌健康保険や日雇健康保険の財政悪化とその累積赤字の処理の問題から、医療保険制度改革についての論議をつづけていた。

一九七〇年代半ば、革新自治体は福祉の偏重と行政の非効率、バラマキ財政、高い人件費などを批判され衰退していくことになる。景気はさらに低迷し、企業は合理化・スリム化に走った。消費は美徳と踊らされていた国民も節約の美徳に転じる。七八年版『厚生白書』、そして七九年八月大平正芳内閣において閣議決定された経済企画庁「新経済社会七カ年計画」は次のように述べている。すなわち、民間経済の活力ある自由な展開のもとで経済成長を確保し、税負担の公平性と負担水準の適正化を進めて財政収支の不均衡を是正していくことが求められる。また公的な救済に対する過度な依存が国民の自立性や自発性を失わせるのであるから、これからの福祉政策は過大な社会保障負担と勤労意欲の低下している「先進国病」に悩む西欧諸国に追従するのではなく、個人の自助努力と日本古来の家族がもつ「福祉の含み資産」を活用し強化した日本独自の福祉社会を作っていかなければならない。それは家族や近隣、そして職場などにおいて連帯と相互扶助が十分に行われていて、自由経済社会のもつ創造的活力を原動力とした中福祉・中負担の社会であると(28)。

財政運営上、大きな負担となっている社会保障給付費を切り詰めて景気の回復を企図した政府は、一九七五年度補正予算から七九年度予算にかけて大量の特例公債（赤字国債）を発行し内需拡大を図っているが、公債の利払いが急増したことによって財政はますます硬直化していった。加えて七九年一月のイラン革命（パーレビ王政の倒壊）を契機とする第二次オイル・ショックが襲い、企業は物が売れず過剰設備に苦しむことになった。そうしたなかで一九八一年三月、鈴木善幸内閣のもとに発足した第二次臨時行政調査会（土光敏夫会長）は活力ある福祉社会の建設、国際社会に対する積極的貢献、公債発行の抑制、増税なき財政再建を打ち出す。活力ある福祉社会を建設するには、福祉分野への参入規制を緩和して民間の自由な企業活動を保障すること、官僚の既得権を排除してコスト意識の徹底と効率化を図ること、個人の自立自助と家庭・近隣・職場・地域社会における連帯を基礎とする「小さな政府」をめざすこと、肥大化した公共部門を見直し政府の役割を最小化させることが必要であるとしている。これらの提言を受けて政府はその後、新自由主義の考えにもとづく政策を推し進めていくことになった(29)。

一九八〇年代、アメリカは財政と貿易の双子の赤字が定着し、発行された大量の国債によって金利が上昇し、世界の資金はアメリカへと向かった。一方、日本は八五年の先進五カ国によるドル高是正のプラザ合意によって円が急騰し、景気は後退をつづけていた。八五年一月、高齢者福祉のあり方を検討していた社会保障制度審議会は「老人福祉の在り方について」と題する建議書を第二次中曽根康弘内閣に

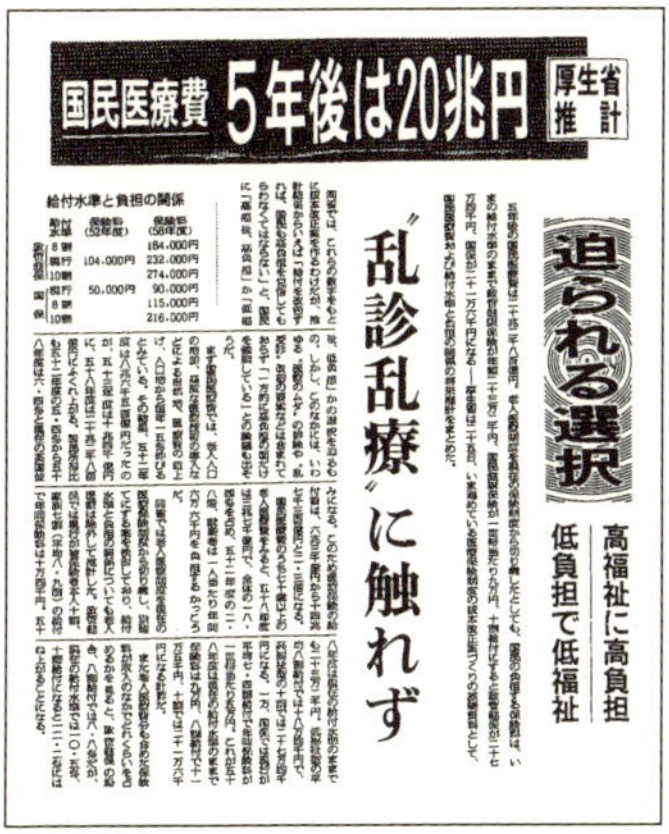
国民医療費 5年後は20兆円 厚生省推計
迫られる選択
高福祉に高負担 低負担で低福祉
〝乱診乱療〟に触れず
給付水準と負担の関係

国民医療費の重圧
（『朝日新聞』1978年2月26日）

提出し、今後の老人福祉対策について、たんに低所得者に限られることなく、ニーズを有するすべての老人を対象にすべきこと、その際、負担能力のない老人には減免措置を設けたうえで「すべての老人に対して受益者負担を求める」こと、福祉における国家負担を削減し、規制緩和を図るべきことを提言している。当時の世論調査をみると(30)、高齢者の意識は老後を子どもに依存しない生活へと大きく傾斜している。貯蓄を子どもに残すことよりも、自分の老後の生活費に充てたいというのである。受益者負担が強調されれば、生活防衛のため自前の蓄えが必要になってくる。

社会保障制度審議会が村山富市首相に提出した一九九五年七月の「社会保障体制の再構築――安心して暮らせる二一世紀の社会をめざして」と題する勧告には、今日の社会保障の性格を、最低限度の生活を支えるものではなくなっているとし、今後は財源も公的財政支出に頼るのではなく、自立と社会連帯によってそれぞれが健康で安心の生活を確保していくべきであると述べている。この勧告を受けて、福祉サービスの不足分を各自が市場を通して選択的に購入するシステムが作られていく。

二〇〇〇年四月介護保険法の施行とともに、長い間、社会福祉事業法のもとで福祉サービスを現物給付してきた措置制度は廃止され、また〇三年四月には利用者が必要に応じて市町村から情報提供を受け、そのうえで利用サービスをみずから選択し、事業者とサービス利用について契約をする支援費制度が、そして〇六年四月には障害者自立支援制度がはじまっている。これらの制度は特定の事業者および機関に措置費や補助金を渡すのではなく、利用者個人に直接給付し、購買力を得た利用者が福祉サービスを自分で選ぶ方式となっているが、所得に応じて利用料を負担する応能負担から、所得に関係なく定率一割の応益負担に変えられたことによって、利用者の経済負担は重くなっている(31)。

少子高齢化、雇用の流動化、景気の低迷に直面して、二〇一〇年度の国の一般会計（一般歳出）五三・五兆円に占める社会保障関係費の割合は五割を超え、国債および借入金・政府保証債務の現在高は一一年六月末に九四四兆円となっている。将来世代への負担となる借金の残高は国内総生産の一二倍である。一〇年度の内閣府『経済財政白書』は第二章第二節において、高齢者ほど貯蓄に手をつけず、収入の範囲内でしか消費をしていない。景気の立て直しのためにも、若者よりも貯蓄の多い高齢者にお金を使わせる必要があるが、それには社会保障制度への信頼を高めなければならないと述べている。年金や失業保険金を充実させて高齢者に購買力を付与し、消費需要を上向かせるとともに新たな産業と雇用機会を生み出せ、というわけである。高度経済成長期の末期にも起きていたが、経済至上主義から離れることも選択肢のひとつとして考えるべきであろう(32)。

（1）宇沢弘文編『医療の経済学的分析』五〇頁、日本評論社、一九八七年。
（2）『厚生の指標』二〇〇九年版、二二七頁。
（3）三浦展『家族と幸福の戦後史』一三四頁、講談社、一九九九年。
（4）川端康成『川のある下町の話』四七五頁、新潮社、一九五四年。
（5）新村拓『痴呆老人の歴史』一〇九頁、法政大学出版局、二〇〇二年。
（6）安岡章太郎『海辺の光景』三九頁、新潮文庫、一九八八年。
（7）川上武編著『戦後日本病人史』五四六頁、農山漁村文化協会、二〇〇二年。
（8）注5同書一一－一二頁。堤修三『社会保障の構造転換』一二五－一二七頁、社会保険研究所、二〇〇四年。
（9）『厚生の指標』一九六一年版、五頁。

(10) 内閣府『高齢社会白書』二〇〇九年版、四頁。
(11) 社会保障研究所編『日本社会保障　資料』第一巻、四〇一-四〇二頁、至誠堂、一九八一年。
(12)『国民生活白書』一九七五年版、一四三頁。
(13) 総務省統計局『日本長期統計総覧』第一巻三三八頁、日本統計協会、一九八七年。
(14) 岡本多喜子『老人福祉法の制度』四四-四八頁、誠信書房、一九九三年。山路克文『医療・福祉の市場化と高齢者問題』五〇頁、ミネルヴァ書房、二〇〇三年。
(15)『朝日新聞』一九六四年四月二〇日朝刊。
(16)『厚生の指標』一九六三年版、一六-二一頁。
(17) 藤村正之『福祉国家の再編成』九一-九五頁、東京大学出版会、一九九九年。
(18) 新川敏光『日本型福祉の政治経済学』一四-一五、七八頁、三一書房、一九九三年。野口悠紀雄『1940年体制』九二-九五頁、東洋経済新報社、一九九五年。宮本太郎『福祉政治』八〇-八二頁、有斐閣、二〇〇八年。
(19)『厚生白書』一九七五年版、六-七頁。
(20) 高度経済成長を考える会編『高度成長と日本人』パート3『列島の営みと風景』二〇-二四頁、日本エディタースクール出版部、一九八六年。
(21)『国民生活白書』一九六五年版、四三頁。
(22) 渡辺治編『日本の時代史』第二七巻『高度成長と企業社会』七三-八二頁、吉川弘文館、二〇〇四年。
(23) 中村隆英『日本経済　その成長と構造』二一四-二一五頁、東京大学出版会、一九九三年。
(24) 注18新川同書八五、九五、一〇八-一〇九頁。
(25)『国民生活白書』一九七五年版、一頁。
(26) 労働省『労働白書』一九七四年版、第二部「高度成長からの転換と今後の課題」。

(27)『社会保険旬報』一一五四号、一九七五年八月。

(28)『厚生白書』一九七八年版、九一-九三頁。

(29) 注18新川同書一二七-一三一、一五八-一六三頁。注23同書二四四-二四五頁。中央社会保障推進協議会編『人間らしく生きるための社会保障運動』一八二-一八三頁、大月書店、二〇〇八年。歴史学研究会編『戦後五〇年をどう見るか』一九三-一九六頁、青木書店、一九九五年。福井典子編『どうする日本の福祉』一六-三五頁、青木書店、二〇〇〇年。佐和隆光『資本主義は何処へ行く』一四〇-一四六頁、NTT出版、二〇〇二年。竹内章郎『哲学塾――新自由主義の嘘』九四-一〇一頁、岩波書店、二〇〇七年。

(30) 読売新聞社世論調査部『日本の世論』一三三-一三七頁、弘文堂、二〇〇二年。

(31) 藤村正之編『福祉化と成熟社会』四〇-四七頁、ミネルヴァ書房、二〇〇六年。伊藤周平『権利・市場・社会保障』一八五-一九二頁、青木書店、二〇〇七年。

(32) 広井良典『日本の社会保障』六、二五頁、岩波書店、一九九九年。京極高宣『社会保障と日本経済』四-七、六四-六七頁、慶應義塾大学出版会、二〇〇七年。

第一〇章　増えつづける医療費の重圧

一　曲折する高齢者医療

皆保険への移行にともなって、高齢者の受療率が他の年齢層に比して格段と高まったことについては前章でふれたが、有病率（有訴者率）の年齢別推移を示す表をみてもわかるように(1)、一九五五年から七五年までの二〇年間における有病率の増加割合は、〇歳が三・四倍、一五～二四歳が二・〇倍、二五～六四歳が二・一倍、六五～七四歳が三・六倍、七五歳以上が四・六倍、全年齢の平均が一・四倍となっている。六五歳以上での上昇が目立っており、それが受療率の押上げに大きくかかわっている。

当時、高齢者の受診時における自己負担分は、健康保険の被扶養者であれば五割、国民健康保険の世帯主の場合であれば三割であった。その負担分を軽減し家族給付率を引き上げること、予防と早期発見・早期治療に努めること、医療と保健福祉を一体的に提供して高齢者にかかわる医療費の上昇を抑えることが求められていたが、その試みは脳卒中や肺炎による死亡が多かった岩手県の和賀郡沢内村（現西和賀町）にはじまり(2)、横浜市、秋田県、東京都とつづき、一九七〇年代初めには全国的な展開となっている。

一九六七年一一月、厚生省は老人保健医療に関する施策を医療保険制度改革試案のなかに含ませているが、自民党の医療基本問題調査会（鈴木善幸会長）はそれを土台にして「国民医療対策大綱」を六九年四月に発表(3)。そこには次のように記されている。すなわち、「西欧諸国において一世紀の長期間を要して形成されてきた人口老齢化が、わが国においてはここ二〇年の間に現出」しようとしており、「十年ないし十五年先である昭和五十五年ないし六十年の時期には、老齢人口の増加数は青壮年人口の増加数を追い抜き、わが国ではかつて見られなかった重大な人口構成の逆転期を迎える」ことになる。そのため「将来の老齢人口の増加を見据《みす》えた抜本的改革」が必要であり、そこにおいて求められるのは「国民の一人一人が自分の健康は自分で守るという自己責任原理と、家族、近隣の者、職場を同じくする者等がお互いに注意し合い、相扶《たす》け合う相互扶助の自覚」である。「その自覚の上に立って社会保険方式を中核とする健康保険方式を考えなければならない」とし、現行の保険を三つに再編する案を提出している。

一つめは七〇歳未満の一般国民および被用者保険の家族を対象とする国民保険（地域保険）で、市町村が運営を担い、都道府県に新設の国民保険公社が財政調整を行うもの。二つめは被用者保険本人および被用者保険の退職者であって五五歳から七〇歳までの者を対象とし、運営を勤労者保険

表42　年齢別にみた有病率（人口千人対）
（厚生省「国民健康調査」）

年	0歳	15–24歳	25–64歳	65–74歳	75歳以上
1955	28.6	20.0	55.7	86.3	70.8
59	41.0	26.7	64.4	97.5	95.4
65	56.7	28.1	88.8	177.8	177.5
70	87.9	33.2	117.6	257.0	249.5
75	96.5	40.4	118.6	312.6	328.1

公社が担う勤労者保険（職域保険）。三つめは新たに創設する老齢保険である。

ここでいう老齢保険とは、二〇〇八年施行の高齢者医療確保法にもとづく後期高齢者医療制度（医療費負担は公費五割、現役世代の保険料四割、都道府県ごとに設定される七五歳以上の後期高齢者の保険料一割）と同じように、老人医療を別建てとするもので、その仕組みは事業主を勤労者保険公社とし、七〇歳以上で勤労者保険制度の被保険者を除く高齢者を対象に、入院医療費の給付率を七割、外来医療費のそれを一〇割（初診・再診の一部負担を除く）とするものであった。財源は国民保険および勤労者保険からの拠出金とするが、国民保険負担分の二分の一は国庫負担とし、七〇歳以上の高齢者には負担を求めないとしている。課題は七〇歳未満の被保険者の保険料が上がること、行政コストが増えること、社会連帯の意識が薄れることであった。一九七一年社会保障制度審議会および社会保険審議会が現行の保険制度内で高齢者給付率を高め、高齢者の加入数に応じて国庫補助を行うとする答申を出したことによって、この老齢保険創設の話は立ち消えとなった(4)。

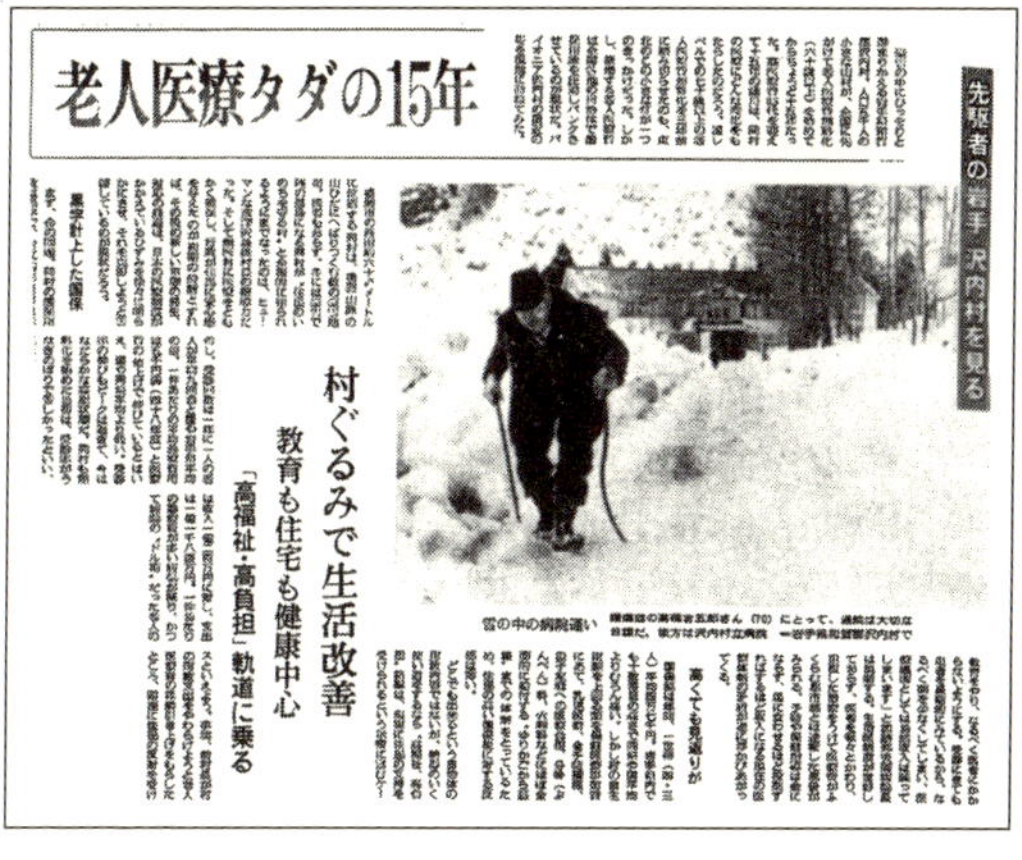
老人医療タダの15年
先駆者の岩手 沢内村を見る
村ぐるみで生活改善
教育も住宅も健康中心
「高福祉・高負担」軌道に乗る
雪の中の病院通い
寒くても見送りが

老人医療費無料化の先駆けとなった沢内村（『朝日新聞』1975年2月6日）

厚生省はその後、「扶養意識の減退、年金制度の未成熟という状況の下で医療費の自己負担能力の十分でない老人に対し、福祉の措置の一環として経済給付」を行う老人医療費支給制度の導入に向けて、老人福祉法の改正に取り組むこととなる(5)。高度経済成長にともなって生じた物価の上昇が高齢者の持っている資産価値を減らし、医療費の支払いにも困る人たちが増えてきたからである(6)。一九七二年六月、第二次佐藤栄作内閣は老人福祉法を改正し、同法の「老人健康診査」の規定を根拠とする老人医療費支給規則(厚生省令)を制定することになった(7)。

その翌月「国土の均衡ある発展を図るための列島改造」と「活力ある福祉社会の実現」をめざした田中角栄内閣が誕生。一九七三年一月には老人医療費の無料化がはじまり、公共事業費と社会保障給付費が大幅な増額となっている。同年一〇月からは健康保険の家族給付率が七割に引き上げられ、政府管掌健康保険に定率の国庫補助が導入されている。高度経済成長を前提とした福祉充実策である。その結果、被扶養者の医療費が対前年度比で二倍近くに達し、また高齢者の医療費も急増して国民健康保険医療費の四分の一を占めるに至っている。そんなところから老人医療別建て論が息を吹き返すことになった。七一年八月調査の総理府広報室による「老人問題に関する世論調査」によれば、低成長への移行という状況のなかで、老後の生活に不安を感じている者の割合が四二%、健康と経済に関する不安がそれぞれ五〇%を占めていた。

老人医療費の無料化については前にふれたが、沢内村にはじまって一九六〇年代から七〇年代にかけて多くの市町村が先行的に取り組み、六三年からは六五歳以上の高齢者に対する無料の健康診査も行われていた。国の老人医療費支給制度はそうした下地のうえに発足したもので、国の機関委任事務として市町村を実施主体としていた。患者負担分を公費（国が三分の二、都道府県と市町村がそれぞれ六分の一を負担）で肩代わりするのは、七〇歳以上（寝たきりなどの場合は六五歳以上）の国民健康保険の被保険者または被用者保険の被扶養者であった。被用者保険の被保険者は七〇歳以上であっても一〇割給付のため除外され、また一定以上の所得のある者も対象から外されている。七三年二月現在、老人医療費受給者証を交付されている者は七〇歳以上人口の七九％を占めていた。なお、七〇年の厚生省社会局「老人実態調査」によれば、寝たきり老人は一五万人、同じく七二年の調査では六五歳以上高齢者の三六％が不健康で、半年以上床に就いている寝たきり老人が三・八％、三二万人とある（8）。六八年の全国社会福祉協議会による「居宅ねたきり老人実態調査」では、寝たきり老人は四・三％、三四万人となっている。

老人医療費の無料化によって財布を持参しなくても受診が可能となったため、制度の開始とともに老人医療費は急増することになった。一九七四年度の国民医療費は前年度比三六・二％の大幅な増加、七五年度は二〇・四％の増加となっている。厚生省の「患者調査」によって受療率をみると、七三年は七二年に比べて七〇〜七四歳で三九・四％、七五〜七九歳で三五・一％、八〇歳以上で三

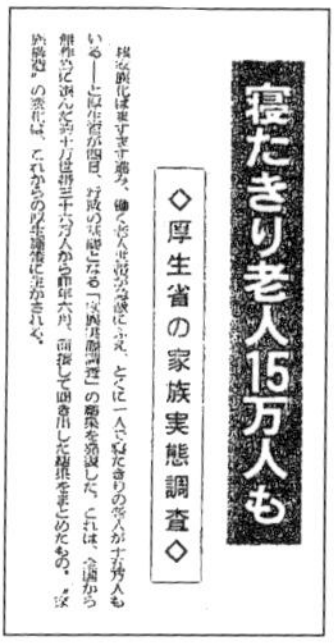
寝たきり老人15万人も
◇厚生省の家族実態調査◇

寝たきり老人の実態
（『朝日新聞』1970年12月5日）

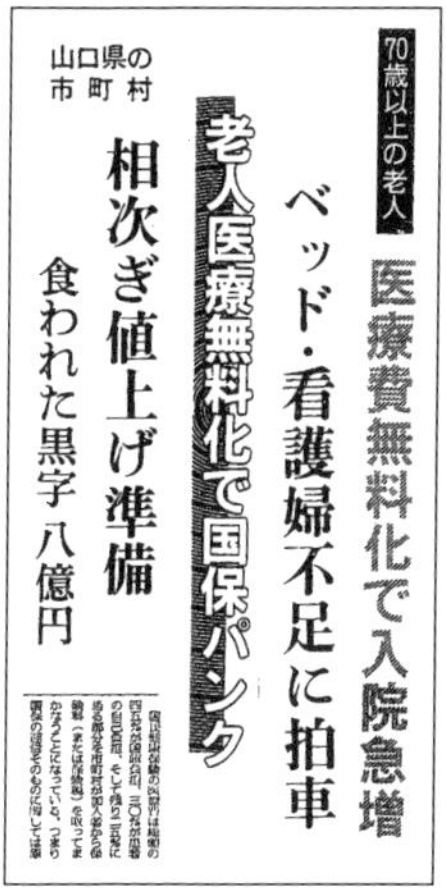
70歳以上の老人
医療費無料化で入院急増
ベッド・看護婦不足に拍車

老人医療無料化で国保パンク
山口県の市町村
相次ぎ値上げ準備
食われた黒字 八億円

見出しにみる老人医療費無料化の波紋
（『朝日新聞』1973年2月21日，6月10日）

一・七％の大幅な増加をみている。
しかし、七四年は七三年に比べ七〇～七四歳で八％、七五～七九歳で一四・二％、八〇歳以上で一六・七％の伸びにとどまり、七五年は七四年に比べてさらに小さな伸びとなっている。伸びは小さいものの七二年に比べて受療者が大幅に増えたことにより、高齢者の加入の多い国民健康保険財政は圧迫され、それが皆保険システム全体を危機にさらすことになった。老人医療費の無料化は診療報酬請求事務を煩雑化させただけでなく、高齢者による病床占拠が進んで急性期患者の入院に支障を生じさせ、また看護婦不足を深刻化させて医療の質的な低下を招いた。

高齢者の受療が増えた直接の理由は、病院にいれば食費も居住費も医療費も無料であり、福祉施設に入所するよりも世間体がよかったからである。給付と負担の分離がもたらしたモラル・ハザードの発生である。高齢者の社会的入院がつづいた背景には、中小病院による空きベッド対策や検査・薬づけによる医療費稼ぎ、お世話料という名の保険外負担を求める増収策に高齢者が利用されていたこと、生活保護法の医療扶助に占める高齢者の割合が増え、医療機関にとって彼らの入院は取りはぐれのない安定収入となっていたことなどがあり(9)、医療における積年のひずみが集約されている。

一九七五年社会保障制度審議会は、経済が減速している状況のもとでは高福祉・高負担は避けられないとし、それに向けた国民的合意が必要であるとした「今後の老齢化社会に対応すべき社会保障のあり方」と題する建議を三木武夫内閣に提出している。同年に出版された『生涯設計計画――日本型福祉社会のビジョン』のなかで、村上泰亮《やすすけ》は「北欧型の福祉社会はもはや模範にはならない。日本独自のイエの役割を冷静に再検討しなければならない。疑似《ぎじ》イエとしての企業の機能を客観的に評価する必要がある。日本人特有の持家主義についてもその意味を考えてみる必要がある……われわれの提案する生涯設計（ライフサイクル）計画は、生涯にわたる生活的安定を保証し市民としての自己教育の機会をつねに与え、老齢者も含めた世代間連帯のあり方について一定の方向を示唆《しさ》」するものであって、「自助の精神で努力し、自己責任による創意工夫を進めつつ、新しい生き方を追求」していく「強い安定した個人を生み出すことを第一の目標とするもの」であると述べ、施設収容主義の福祉サービスを脱して家族による居宅介護への回帰が打ち出されている(10)。

一九七〇年代後半、企業の減量経営が進むなかで社会保障給付費の伸び率は低下していく。八〇年七月に発足した鈴木善幸内閣は行政改革を推進するために、前章でもふれた第二次臨時行政調査会を八一年の三月に立ち上げ、同年七月には第一次答申が出されている。そこには老人医療費無料

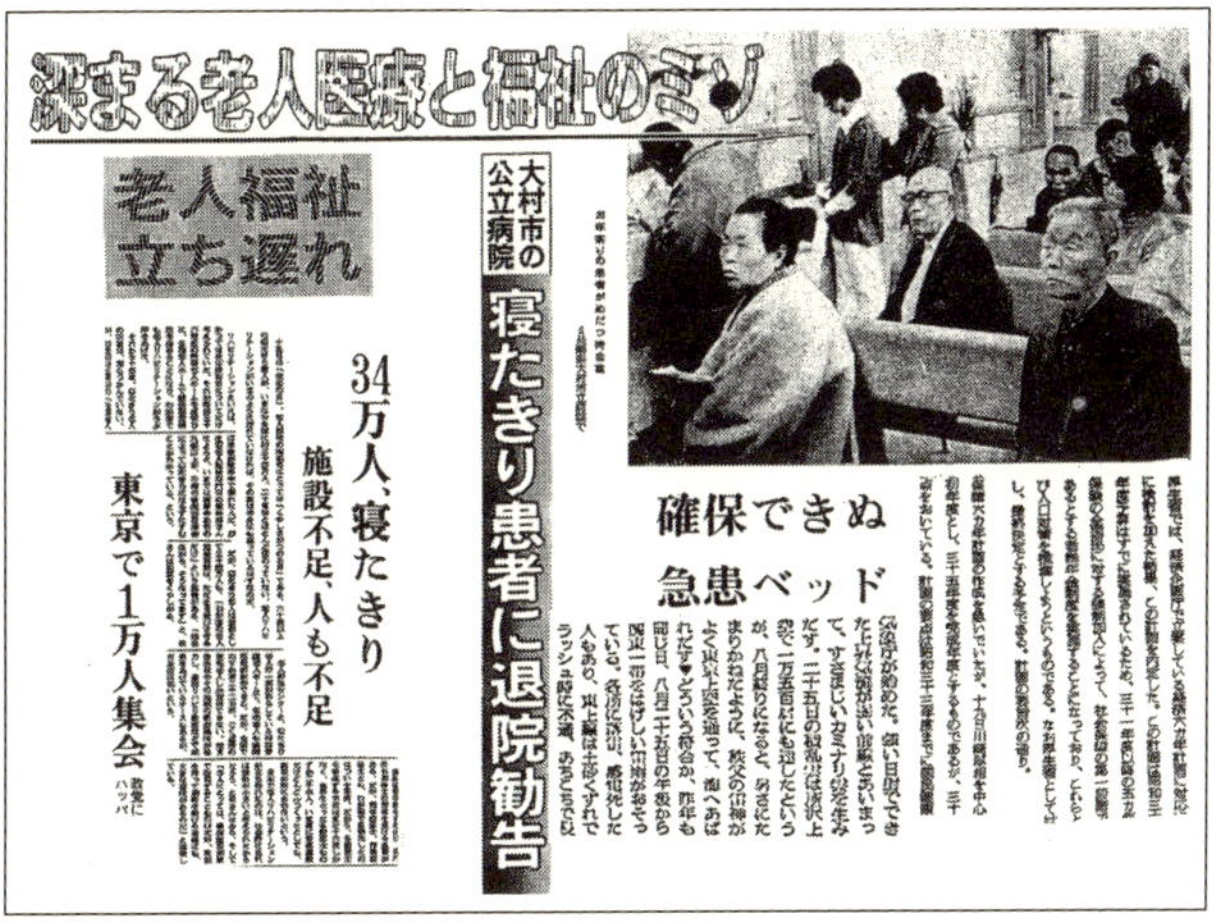
深まる老人医療と福祉のミゾ

老人福祉立ち遅れ

34万人、寝たきり

施設不足、人も不足

東京で1万人集会

大村市の公立病院

寝たきり患者に退院勧告

確保できぬ急患ベッド

老人福祉の立ち後れを指摘する見出し
（『朝日新聞』1975年9月15日，1979年3月29日）

化の廃止が盛り込まれている。それを受けて八二年八月「国民の老後における健康の保持と適切な医療の確保を図るため、疾病の予防、治療、機能訓練等の保健事業を総合的に実施し、もって国民保健の向上及び老人福祉の増進を図ることを目的」とする老人保健法（「高齢者の医療の確保に関する法律」）が制定されている。同法にもとづく老人医療の仕組みは、七〇歳以上の者および六五歳以上七〇歳未満で市町村長により一定の障害状態にあると認定された者を対象に、保険料についてはそれぞれが加入する保険者に支払い、そのうえで市町村から医療給付を受け、財源については国・都道府県・市町村が三割を負担、残りの七割を各保険者間の負担調整にもとづく拠出金でまかなうとなっている。拠出金の算定については、各保険における一人あたりの老人医療費に老人加入者数を乗じたものを基本としていた。

老人保健法の特徴は高齢者にも一部負担を求め受診の抑制を図っていること、「自助と連帯の精神」にもとづく世代間扶養をうたっていること、四〇歳以上の者を対象に市町村が医療以外の保健事業を実施し、疾病予防を打ち出していること、高齢者の加入割合が高い国民健康保険に対して負担の軽減を図っていることであるが、高齢化の進展にともなう拠出金の増加によって被用者保険は大きな負担を背負うことになった。

老人医療費の無料化の終結と同時に、高齢者の診療報酬を出来高払い制から部分的包括制に移行させ、また入院期間に応じて入院時医学管理料を逓減《ていげん》させるといった医療費抑制策を進めている。出来高払い制のもとで検査づけや薬づけが横行し、社会的入院や差額ベッド代などの保険外負担が増えていたためである。差額ベッドは七四年三月、厚生省保険局通知によって全病床数の二〇％以下に抑えるよう指導されていたが、病院の大きな収入源となっているため抑制は思うように進まなかった。

また一九八三年には高齢患者の増加などに対応するため、特例許可老人病院が創設されている。これは入院患者のおよそ六割以上が老人慢性疾患の患者であって、六五歳以上の慢性疾患患者と一般のそれとの合計が七割以上になる病棟を有する病院において、入院患者八人につき一人の介護職員を配置した場合、医療法で定められている医師・看護職員数の減員が認められ、特別な診療報酬が設定されている病院である。

一九八六年の老人保健法改正では高齢患者の社会的入院を是正することを目的に、老人保健施設の新設が盛り込まれている。これは症状が安定期に入った高齢者のなかで、日常生活動作が不自由であってリハビリテーションを必要とする者を対象に、介護や機能訓練などを提供し、自立を支援して家庭への復帰をめざす医療施設である。そこは包括制の診療報酬となっており、一般病院と比べて医師・看護職員数は少なく、食費などを除いた療養費は市町村負担となっている。九〇年の同法改正では、定められた施設基準に合致し介護職員の増員を図った特例許可老人病院を介護力強化病院とし、特例許可老人病院入院医療管理料が設定されている。このように八〇年代半ばから九〇年代にかけて高齢患者対策は急速に進められている。

かつて老人福祉対策といえば、少数の低所得者を対象としたものであった。それが高齢化の進行によって、ハンディキャップを持ってなんらかの援助を必要とする高齢者が増えたところから、老人福祉対策の対象は大きく広がっていった(11)。しかし、広がった対象者のなかには必ずしも貧困といえない者もいるため、高齢者といえどもサービスを享受する者から応分の経費を徴収するという受益者負担の考えが打ち出され(12)、新たな老人医療制度が模索されることになった。一九九三年七月非自民の細川護熙《もりひろ》内閣が成立し、五五年体制は崩壊する。その後、短命の羽田孜《はたつとむ》内閣を経て、九四年七月に生まれた村山富市内閣のもとで、その制度設計についての議論がはじまった。九六年六月老人保健福祉審議会の答申を受けて、九七年一二月には医療と介護を分離する介護保険法が成立。医療に関しては、二〇〇三年に示された老人保健制度・医療保険制度改革についての基本方針において、老人医療の対象年齢を段階的に七五歳まで引き上げること、公費負担を三割から五割に引き上げて保険者の拠出金負担を引き下げること、高齢者の自己負担を定率一割とすることなどが定められている。そして、二〇〇八年四月、後期高齢者だけを集めた独立医療保険制度が立ち上がり、都道府県単位での広域連合による運用がはじまっている。

二〇〇八年一〇月、政府管掌健康保険は全国健康保険協会管掌健康保険(協会けんぽ)となり、都道府県別に全国健康保険協会が運営にあたる仕組みとなった。職域保険から地域保険への切り替えである。職域保険として残っている組合管掌健康保険や共済組合保険なども、雇用が流動化して派遣型労働者が増加していること、被用者保険に加入できないパート労働者が国民健康保険に入っていること、社会の高齢化にともなう退職者・無職者が増えていることなどから、いずれは地域保険に移行し、保険が一元化されることになるかもしれない(13)。そうなれば後期高齢者医療保険制度が抱えている保険者の拠出金負担、財政調整をめぐる問題も整理されることになるが、現状は保険構成員の属性、所得の捕捉率、事業主負担の違いから、保険者分立の解消はまだ先のことになりそうである。

一九八〇年代後半以降、社会福祉の民営化、国庫補助率の引き下げ、地方自治体への権限委譲が進んでいるが(14)、自治体の財政規模の格差によって医療・福祉に格差が生じないような、また世代間のあつれきを生まないような公平公正な仕組み作りが求められる。国民健康保険の都道府県単位化は保険財政の安定化と格差是正には有効な案である。現在、国民医療費の半分を総人口の四分の一の高齢者が消費する構造となっているが(厚生労働省「国民医療費」)、だれがどのようなかたちで高齢者の医療費を負担していけばいいのか、公費負担のあり方も含めて議論が必要である。

二　医療費の削減に向けた動き

皆保険の施行とともに受療者は急増し、医療財政を圧迫していくことになったが、そうした状況は今後もつづくと、一九六五年三月の「厚生省医療費基本問題研究員研究報告」は記している(15)。医療費増加の要因は研究員研究報告もふれているように、人口の増加、高齢者の増加、慢性疾患の増加、医療普及にともなう潜在患者の顕在化、医療技術の進歩、医療機器・設備の高度化、診療単価の上昇、新薬開発費の上昇、医療の専門分化、人件費の上昇、物価の上昇、医療施設の増加、福祉施設の不足にともなう社会的入院といったことのほかに、生活・労働環境の悪化、農薬・食品添加物の広がりによる健康被害の増加、健康水準の上昇と国民の健康志向、消費生活の高度化にともなう医療への多様な欲求などさまざまである。

医療費は安心と生活の質を高めるための必要経費となっているが、医療費が突出して他の支出項目とのバランスを欠くようになると、医療費抑制の唱和がはじまる。その声は一九六〇年代から次第に大きくなり、八〇年代初めの第二次臨時行政調査会での議論において集約されることになった。同調査会の設置は七〇年代半ばに国内需要の拡大促進をめざして発行された赤字国債、その累積によって生じた財政のゆがみを是正する処方箋《せん》を書かせるためであった。八三年に出された調査会の最終答申には、医療費の適正化（総医療費の抑制）、医療保険制度の合理化、医療供給の合理化、医療における規制緩和の項目があげられている。

答申を受けて政府は前にふれた老人医療費無料化の廃止、老人医療費拠出金制度の導入のほか、予防・リハビリテーションの強化、医学部入学定員の削減、医療における規制の撤廃と競争原理の導入、医療情報の開示、病院の増床抑制、早期退院と在宅医療の促進、国立病院の統廃合、現業部門の民間委託化、薬価の切り下げ、診療報酬の定額化、受益者負担の強化といったことを決めている。

医療費削減に向かって大きく舵《かじ》が切られようとするとき、一九八三年、厚生省保険局長の吉村仁は「医療費をめぐる情勢と対応に関する私の考え方」と題して、次のようなことを述べている。今や国民医療費の急激な増加により医療財政は破綻《はたん》しかかっている。現今の医療サービスの状況をうかがうと、供給が過剰であり、費用対効果も好ましいものではない。そのことは医療費の増加が健康の増進に直接つながっていないことによって証明されている。今後も国民負担が増えていくと、国民の消費行動は抑制され、結果として国民の活力は低下し亡国への途をたどることになる（医療費亡国論）。治療に多くのお金を使うよりも、予防に力を入れるほうが医療費の抑制に効果的であると(16)。

医療費の抑制は需要と供給の両面で進められていくことになった。需要抑制とは患者負担を増やすことによって受診抑制を図ろうとするものである。一九八三年老人医療費の無料化廃止、八四年には被保険者の一割負担の導入と特定医療費の創設、九七年には被保険者の二割負担、外来薬剤費の一部負担の導入、二〇〇一年には老人の定率一割負担、〇二年には所得の高い高齢者の二割負担、〇三年には被保険者の三割負担、被用者保険総報酬制の導入、〇六年には現役並みの所得がある高齢者の三割負担、療養病床に入院している高齢者に食費・居住費を負担させるといった、健康保険法の改正がつづいている。受診の抑制は重症化を招き、かえって医療費を増やすことにもなりかねない。また保険料の未納者を増やし、保険システムが機能不全に陥る恐れも生じてくる。

後者の供給抑制と医療機関の再編に関しては、一九八五年第一次医療法改正によって、医療資源の最適配分と医療費増加の抑制を目的とする地域医療計画・病床規制が導入されたことにはじまり、九二年の第二次改正では特定機能病院、療養型病床群といった病院の機能分化と広告規制の緩和がなされている。九七年の第三次改正ではさらに地域医療支援病院、診療所療養型病床群が設けられ、病院の付帯業務が拡大（医療法人において業務に支障がないかぎり有酸素運動施設などの設置が可能となる）。二〇〇〇年の第四次改正では急性期病院と慢性期病院、療養病床と一般病床の区分、介護保健施設の設置がなされ、〇六年の第五次改正では医療機関の機能分化と連携、五年ごとに五年を一期とした全国医療費適正化計画の策定、在宅療養支援診療所の創設(17)、医療法人制度改革、医療情報提供の推進が図られ、〇八年には在宅療養支援病院が創設されている。

病院を機能分化させることによって、個々の病院では機能に応じた設備や職員をそろえるだけでよくなり、重装備から解放されて医療費は軽減される。しかし、患者にとってそれが必ずしも最適とはならない。病態の変化のたびに機能分化した病院間を移動させられて落ち着けないからである。脳卒中で倒れた場合を想定すると、病人を乗せた救急車が向かう先は、集中治療室などの設備や医療機器が整っている急性期病院である。治療を受けて病態も安定してくるころには、患者は地域連携クリティカルパス（診療計画表）のもとで亜急性期病院に移される。その後、回復期リハビリテーション病院へ、さらに医療療養病床か介護療養病床、あるいは介護老人保健施設へ移動することになる。しかし、そこも長くはいられない。運が良ければ介護老人福祉施設（特別養護老人ホーム）が見つかり、そこが終《つい》の住処《すみか》となる。脳卒中の再発や合併症が生じれば急性期病院への再入院となり、また同じ順路をたどることになる。

認知症が出て、入所する施設が見つからないという事態になれば、在宅療養とならざるをえない。さまざまな規制のある病院にいるよりも、自宅で過ごすほうがいいわけだが、医療や介護職の人に来てもらい二四時間の態勢をとるには費用がかかる。その費用の負担ができなければ、家族に介護負担が重くのしかかる。特に人工呼吸器や胃瘻《いろう》（腹壁から胃を穿刺《せんし》してチューブを挿入し栄養を供給する処置）などの管理が必要な病人の場合、福祉施設での対応は困難であり、入所を拒否されることもある。重度な病人ほど在宅に向かい、「在宅とは政治から見放された患者たちの吹き溜《だ》まり」といった厳しい現実も存在する(18)。

病院機能を分散化させるかたちの在宅医療を促す動きが、一九八五年の診療報酬改訂から顕著となっている。病院と診療所との連携を評価した診療情報提供料、在宅酸素療法・在宅中心静脈栄養法の管理料の新設にはじまり、その後も在宅医療を評価する改訂がつづいている(19)。九一年には老人保健法の改正によって老人訪問看護制度が創設され、九二年には「居宅等を医療提供の場」とする医療法の改正、そして、九四年には健康保険法の改正によって訪問診療・訪問看護が健康保険の適用となっている。

二〇〇七年六月厚生労働省の通知「地域ケア体制の整備に関する基本指針の策定について」には、次のように記されている。すなわち、医療や介護を必要とする状態となっても、介護を受けたいと希望する高齢者の意向を最大限に尊重すること、住み慣れた自宅や地域において、高齢者が二四時間安心して暮らせるようにするため、安否確認、緊急時の対応、生活相談、配食サービスなど多様な見守りサービスの提供が必要なこと、昼夜を問わない診療・看護を地域で確保すること、在宅におけるターミナルケアを推進することなどを掲げ、高齢者の尊厳の保持という観点から在宅医療の基盤整備を図る必要があるとしている。

在宅医療の推進に連動して、療養型病床群（医療保険適用二五万床、介護保険適用一三万床）に入院する七〇歳以上（二〇〇八年四月からは六五歳以上）の高齢者の食費・居住費を患者負担とし、介護療養病床の大幅な削減を打ち出している。また一般病床では九〇日を超える長期入院患者を特定患者とし、その患者を抱える病院の入院基本料の減額と診療報酬の包括化を行っている。療養病床がなくなり、一般病床からも退院を迫られることになれば、患者は在宅へと向かわざるをえないが、在宅療養を支える人的システムは不足しており、医療保険と介護保険との連携も十分ではない。予防と早期発見・早期治療で長生きできても、肩身の狭い思いをするだけのように感じられる。

（1）　一九七一年までは調査期間前から期間中に繰り越してきた繰り越し傷病件数の人口一〇〇〇人に対する割合

を示す。それ以降は調査の二日目から三日目に繰り越した傷病件数の人口一〇〇〇人に対する割合である。調査期間は六五年までは一カ月、七〇年は一五日間、七五年は三日間となっている。これは本人が申告し調査員が確認した自覚症状の調査であって、主観的な要素を含んでいる。

(2) 菊地武雄『自分たちで生命を守った村』、岩波書店、一九六八年。前田信雄『岩手県沢内村の医療』、日本評論社、一九八三年。

(3) 全文は『社会保険旬報』九三〇号、一九六九年四月二一日に掲載。

(4)『厚生白書』一九六九年版、二五四−二五六頁。

(5)『厚生白書』一九七三年版、四四四頁。

(6) 印南一路『社会的入院の研究』八六頁、東洋経済新報社、二〇〇九年。

(7) 岡本多喜子『老人福祉法の制定』七頁、誠信書房、一九九三年。

(8)『厚生白書』一九七五年版、四二〇頁。

(9) 和田努『老人で儲ける悪徳病院』、エール出版社、一九八二年。山路克文『医療・福祉の市場化と高齢者問題』一六二−一六三頁、ミネルヴァ書房、二〇〇三年。

(10) 村上泰亮ほか『生涯設計計画――日本型福祉社会のビジョン』九二−一〇四頁、日本経済新聞社、一九九五年。

(11) 社会保障制度審議会「老人福祉の在り方について」一九八五年一月、『社会保険旬報』一四九四号、一九八五年二月。

(12) 注9山路同書一〇八−一一一頁。

(13) 結城康博『国民健康保険』五九頁、岩波書店、二〇一〇年。

(14) 藤村正之『福祉国家の再編成』一四六−一四七頁、東京大学出版会、一九九九年。

(15) 社会保障研究所編『戦後の社会保障　資料』六五八−六五九頁、至誠堂、一九六八年。

(16) 吉村仁「医療費をめぐる情勢と対応に関する私の考え方」『社会保険旬報』一四二四号、一九八三年三月。

有岡二郎『戦後医療の五十年』三八四－三八五頁、日本医事新報社、一九九七年。吉田あつし『日本の医療のなにが問題か』五九－六〇頁、NTT出版、二〇〇九年。

(17) 二四時間訪問診療および緊急入院の受入れが可能な体制を確保した診療所に対して在宅末期医療総合診療料などを加算。

(18) 向井承子『患者追放』一一八－一二二頁、筑摩書房、二〇〇三年。

(19) 全国保険医団体連合会編『戦後開業医運動の歴史』六二〇－六二一頁、労働旬報社、一九九五年。

第一一章　注視される医療倫理と医師患者関係の転換

近年は医療訴訟が増え、患者による医療者への暴力も後を絶たない。モンスター・ペイシェント（monster patient）という言葉まで生まれている。それらは医療サービスに対する要求度の高さと、患者が抱えている不安の大きさの裏返しでもある。その医療サービスの特徴としていえることは、医療評価は実際に医療を受けてみなければわからないという点である。病気の多くは放っておいても治るといわれているが、治るまでの不快な状態を早く取り除いてほしいとか、自然治癒を待っていては仕事や勉学に差し支えるとか、いろいろな理由があって受診するのである。

ところが、治療されても回復が思わしくないということになれば、「この医師で大丈夫か」という気持ちもわいてくる。医療サービスが本当に適切であったのかどうか、検査や薬が多すぎたのではないか、医療費が高すぎるのではないか、医師の説明はただの弁解にすぎないのではないか、などといった疑念が生じる。しかし、患者にできることといえば、インターネットを駆使《くし》して情報を集めるか、本を読むか、セカンド・オピニオンを求めるぐらいなもので、獲得できる情報量は医療者のそれに比べて圧倒的に少ない。情報の非対称性と一般にいわれていることである。

保険医療は公定価格（医療機関が受け取る診療報酬は健康保険法にもとづき、厚生労働大臣が中央社会保険医療協議会に諮問し決定をみた告示価格で支払われる）であり、診療行為のひとつひとつが点数化（一点一〇円）されて公開されているものの、診療行為の組み合わせや診療期間は医師の裁量となっている。そのためはっきりとした予算も日程もたてられない。また傷病は突発的に生じて対応に緊急を要することも多く、医療機関や医師を選んでいる余裕はあまりない。苦痛を抱えている身では電車や飛行機に乗って遠くの病院にまで行くこともできず、不本意であっても患者主導というわけにはいかない。

一九五〇年代前半までの感染症の時代にあっては、緊急な医療処置を必要とする場合が多く、延命第一のパターナリズム（paternalism　医師が患者の幸福や利益になることだと考えて、父親的な立場から保護すべき患者の自己決定に干渉し否定すること）に徹した医師主体の医療が当たり前であった。患者が自立的にかかわれる場面は少なく、それゆえ告知もされなかった。たとえ告知があったとしても、それはほとんど医師から家族に一方的に伝えられるだけの、ムンテラと呼ばれるものであった。

詩人であり作家でもあった室生犀星（一九六二年没）の最期を看取った娘の記録によれば(1)、「『絶対に御本人には言ってはなりません。あなたは素振《そぶ》りにも出してはいけません。』私は、はたと困った。青野季吉《すえきち》氏が亡くなられる前、私は父の代わりとしてお見舞いに伺った。そのあと父は、お葬式に参列し、私に言った。『いやしくもペンを持って、三十年四十年生活して来た者が、癌《がん》という病気を周囲の者達だけが皆承知していて、本人だけが知らずに死ぬということは、文学者には許されることではない。もしもわしがそのような病気になったらば、君は忘れずに、そして遠慮せずに言ってくれ。』……私は素直にこのことを本間先生に、おはなしした。『悟りを開ききった高僧ですら、自分の命の期間を知らされれば、動揺します。たとえ疑問が本人にあったとしても、第三者から打ち消されれば、それを信じます。あなたが親不孝という本心でなくとも、これだけはいけません。口が曲がっても言ってはならない。私の言葉を、どうぞ守って下さい。これは医者として、あなたに厳重に言わなくてはならぬことです。』」と医師は娘に厳命し、それを守った娘は感懐して「父は病気の名前を、まだ知らない、よかった。入院している以上、今から耳に入ることはまずないであろう。私のまる三ヶ月のお芝居は失敗ではなかった」と、父に何も知らせず平静を保ってきた芝居がうまくいったことに安堵《あんど》している。

患者本人の了解を得ないで家族にのみ告知することは、厳密にいえば患者のプライバシー権（自分の秘密を漏示《ろうじ》されない権利、自分自身に関する情報を自分でコントロールできる権利、個人情報保護法第二三、二六条）を侵害することになるが、高度経済成長期の一九六〇年代にはそれが問題とされることもなく、そもそも医師の守秘義務（刑法第一三四条秘密漏示の罪）の名のもとに、情報は医師に握られ、家族にも詳細な説明はなかった。患者から得られた情報の秘密を守ること、患者にも教えないことが患者との信頼関係を保つことになると、医師は勘違いをしていたのである。

市村光恵は一九〇六年刊行の『医師ノ権利義務』において(2)、医師と患者との間には委任契約に準ずる準委任契約が成立するとして、患者から診察や治療の依頼を受けた医師は善良なる管理者の注意をもって委任事務を処理するとともに、患者に対して委任事務処理の状況を報告する義務があると記している。その考え方は民法第六四四、六四五、六五六条にもとづくものであるが、準委任契約という考え方に対しては、「そもそも当事者の対等性を基本とする契約観念は医師・患者関係についてはあてはまらず……また病院医師は契約当事者ではなく履行《りこう》補助者か病院の代理人とされるが……それについても専門家たる医師には一定の裁量が認められているとし……医師を病院の利益を代理する存在とすること」にも疑問があると、樋口範雄はいっている(3)。

患者への情報提供が行われるようになったのは一九七〇年代のことである。六〇年代末にはじまるアメリカにおける人種差別撤廃運動、黒人の公民権獲得運動、ベトナム反戦運動、消費者の権利(安全を求める権利、知る権利、選択する権利など)保護の運動、ウーマンリブ(女性の妊娠中絶の権利、ピルの自由化を要求)運動が従来の医師と患者との関係を突き崩したのである。医療という商品を購入する患者には、消費者としての権利が保障され尊重されなければならないとして、医師に診断や治療の内容などに関して十分な説明を求め、医師のほうも患者への不十分な説明で裁判に負けるようなことがあってはならないとして、告知を推し進めたのである。

さらに、生活習慣の改善や自然治癒力を生かすようなかたちでのセルフ・ケアが求められる慢性疾患の時代を迎え、医師は患者に病との二人三脚を勧める必要から、患者に対して病状、治療の目的と方法、治療がもつ危険性、治療法の選択肢についての十分な情報を提供したうえで、すなわち、インフォームド・コンセント(informed consent)と憲法第一三条が規定する幸福追求の権利としての自己決定権を保障したうえで、治療への参加を促す協働的医療を選ばざるをえなくなっている。また侵襲的な検査やリスクを伴う医療や治療法の選択肢が増えたこと、一九四七年の「ニュールンベルグ綱領」の制定以来、患者の権利を保障する宣言や章典がいくつも作られていたことが、その動きを後押ししている(4)。七〇年代半ば以降、健康雑誌と称される多数の大衆誌が発行され、患者が医者から聞いた病名、検査、治療法、薬などに関する話を解説した記事が満載となっているが、これはインフォームド・コンセントの流れを意識した出版界の対応であったといえる（5）。

ところで、医師法第二三条には「医師は診療をしたときは、本人又はその保護者に対し、療養の方法その他保健の向上に必要な事項の指導をしなければならない」とある。患者に対する説明指導は義務とされているが、それは条文にもあるように、必ずしも患者本人にしなければならないというものではない。家族への説明だけでもよいといえるが、一九七〇年代後半になると、患者の承諾を得ないで行う医師の専断的な治療行為は傷害罪にあたるとし、患者の自己決定権をたんなる倫理としてではなく、法的にも保障されなければならないとする動きが高まってくる。

一九七七年五月一一日熊本地裁は、心臓の僧帽弁《そうぼうべん》置換《ちかん》手術を受けようとする患者に対して医師が十分な説明をせず、危険な手術を行って死亡させるに至った事件について、きわめて不適切な説明では患者から手術の承諾を得たことにならないとし、被告医師に対して慰謝料の支払いを命じる判決を下している（6）。家族が生活単位として機能し、意思決定に個人よりも大きく関わっていた時代が過ぎ、説明を聞いてくれる家族がなかなか得られない核家族化と個人主義が進行した高度経済成長後、医療のあり方、告知のあり方にも変化が訪れていたことを、この裁判は示している。

患者に当事者能力があると判断されるとき、医師は病状や治療法、予後などについての十分な情報を提供したのち、患者に選択肢のうちから

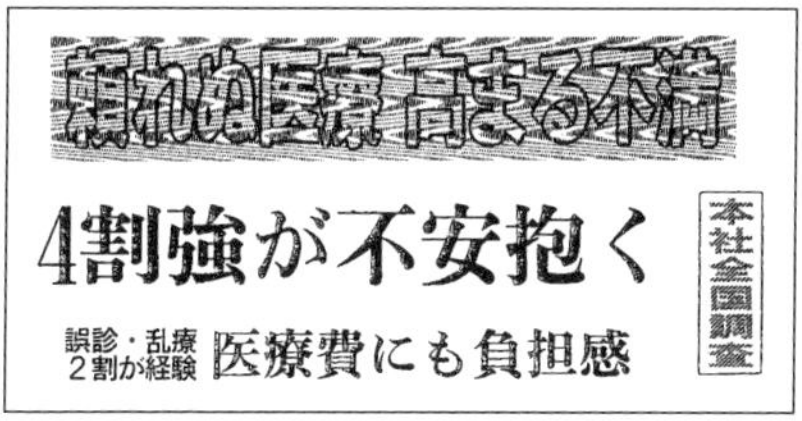

高まる医療への不満
（『朝日新聞』1971年10月18日）

一つを選んでもらうことになるが、それは死に方においても患者に選択権を与えるものでなければならない。一九六五年八月、食道がんにより死亡した作家の高見順は前年の一二月三〇日の日記で、「相手が理不尽なガンだとしても、こっちは人間として、臆病な卑怯《ひきょう》な取り乱し方はしたくない。人間としての誇りを保って、いさぎよさをたっとびたい」と記し、また六五年二月三日には「人間はどうして死ぬときに苦しまねばならぬのか……苦しい生ののちに、せめて、死だけはラクに死ぬわけにいかぬものか」と、末期がんの痛みからの解放を願い、「安楽死がどうして許されないのか……人は、死よりも死の恐怖におびやかされていると言う。ちがう。死の恐怖ではなく、死の苦痛だ」といい、苦痛がつづく生よりも安らかな死を望んでいる(7)。

イギリスのシシリー・ソンダース（C. Saunders）が、近代的な緩和医療・ケアをセント・クリストファー・ホスピスではじめたのが一九六七年である。日本でその先駆的な試みがなされるのは七〇～八〇年代であり、高見が経験した苦痛が緩和されるのは、まだ先のことであった。

耐えがたい苦痛と格闘し、心身をすり減らした高見順に死の選択権は与えられなかった。しかし、妻が記した一九六五年八月一七日の記録によれば、血圧が低下して測定不能になったのち、病人の脈を取りつづけていた医師たちのいる病室に龍沢寺の中川宋淵老師が入って来られ、「老師は『こんなものは取りましょう』と独りごちしながら、それ迄《まで》ゴボゴボと小さな音を立てていた酸素吸入のパイプをさっとはずしてしまい、あっ気に取られている先生方に軽い会釈をすると、書棚の置いてある、狭いベッドの向こう側に廻って、細長い高見の右の手首をお取りになり、小さいが力のこもった声で経文を唱えられた……それから凡そ二時間半。脈を取る左手を先生に、右手は老師に預けた形で、既に光を失った瞳は自ら閉じる力も失せたのか、見開いたままで高見はその生涯を閉じた」とある（8）。老師が高見順の望みを叶《かな》えさせて終わらせたのである。

その行為は安楽死とも受け取られるが、安楽死の概念については、高見順が死ぬ三年前の一九六二年一二月、名古屋高裁は山内事件（嘱託殺人）判決のなかで安楽死を構成する六要件を示している（9）。同判決では六要件のうち、医師の手によることをなしえなかった場合、その行為を首肯するに足る特別な事情が認められなかったこと、その手段が病人に飲ませる牛乳に有機燐《ゆうきりん》殺虫剤を混入させるという倫理的に許容しがたい方法を取ったことの二点において、同事件は安楽死の要件を欠いており、違法性を阻却《そきゃく》するに至らないとして有罪の判決を下している。

六要件は高度経済成長期後も参照されたが、一九九五年三月横浜地裁における東海大学安楽死事件の判決では、六要件が四要件に集約されている（10）。積極的な安楽死として許容される、すなわち、違法性が阻却される場合の要件として、第一に患者に耐え難い肉体的苦痛があること。第二に死が避けられず、その死期が迫っていること。第三に患者の肉体的苦痛を除去し緩和するために方法を尽くし、他に代替手段がないこと。第四に生命の短縮を承認する患者の明示の意思表示があること。これらの要件の一つでも欠いた場合には、執行者である医師は法的責任を負わなければならないとされている。

積極的な安楽死が認められる理由として、判決文は「苦痛から免れるため他に代替手

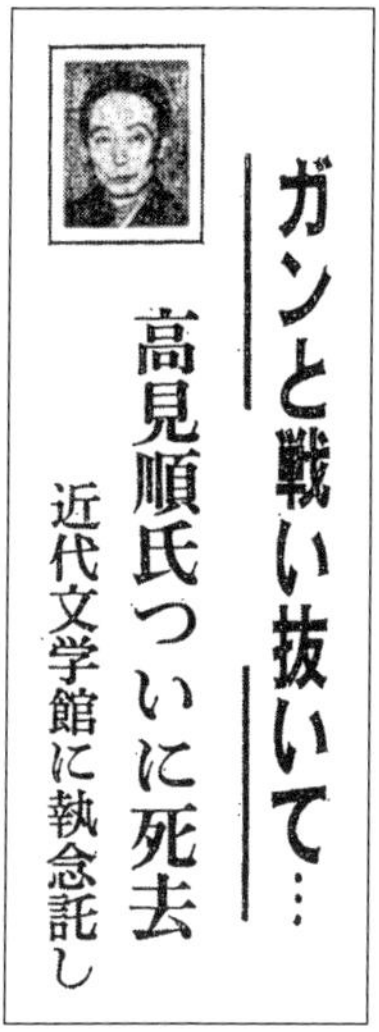
ガンと戦い抜いて…
高見順氏ついに死去
近代文学館に執念託し

高見順の死亡を伝える見出し（『朝日新聞』1965年8月18日）

段がなく、生命を犠牲にすることへの選択も許されてよいという緊急避難の法理と、その選択を患者の自己決定にゆだねるという自己決定の理論」を掲げている。ここでいわれている緊急避難の法理とは、肉体的苦痛という危難を回避させるために、死を選択すること以外に取るべき手段を持たなかった場合、その行為は認められるというものである。

一般に、安楽死は耐え難い苦痛をともなう死期の迫った患者に、その苦痛を取り除くことを目的として、患者の自発的な意思にもとづく要請により、医師が意図的に死期を早める処置をすることである。これに対して尊厳死は、一九五〇年代から六〇年代にかけて急速に進歩した人工呼吸器や心肺蘇《そ》生《せい》・栄養補給・薬物投与・輸血などの装置をかねた生命維持装置の開発によって、患者が回復の見込みのないままに、尊厳もなくただ生かされていると思われる状態が出現したことに起因して生まれた考え方で、患者にとって利益のない治療を差し控え、自然な経過による死を許容すること(11)、患者の生命維持装置の中断、あるいは最初から生命維持装置の不使用を求めるものである。

尊厳死の対象となる患者の多くは、死期が切迫した状態に置かれているわけでなく、意識はまったくないか、判断力が喪失した状態にあり、その場での患者の自己決定を尊重する状況にはない。また肉体的苦痛を緩和し除去することの客観的な利益もなく、医療費を含む社会的な負担のみがつづいている状態であるわけだが、この尊厳死が一般の人の注目を浴びるようになるのは、アメリカのニュージャージー州において一九七四年、事故で植物状態になったカレン・クインラン（K. Quinlan）さんに対して、栄養点滴を維持したままレスピレーター（人工呼吸器）のみの取り外しを父親が求めた裁判が契機となっている。

一九七六年、「人間の名誉を保ちながら死ぬことは人間の一つの権利」であるとした尊厳死を容認する最高裁の判決が下されたが、これは従来の医療習慣である医師のパターナリズムを否定し、患者や家族の意向に医師は従わなければならないという原則を明確にしたものであった。この事件をきっかけに尊厳死および死の自己決定権を求める動きが大きな広がりを持つようになり、日本では七六年に日本安楽死協会が設立され、八三年には日本尊厳死協会と名前を変えて、尊厳死の意思表示をするリビング・ウィル（living will）を普及させる運動が展開されることになった(12)。

しかし、人格の主体者は他者に危害を及ぼさないかぎり、他者から強制されることなく、自分が私的に所有する自分の身体や生命や能力についての処遇を自由に決定できる、という自己決定や自立性の尊重、自己の生命に対する処分権（自殺権）を声高に唱えることには問題がある。社会的弱者を死の自己決定に追い込むことにもなりかねない(13)。小松美彦は自己決定権というものについて、他人の介在を阻止する他者排除の理念、勝手主義の正当化と呼び、死は死んだ者のみに帰属するのではなく、死によって感情を揺すぶられる者たちと共有し共鳴しあうものであるから、生命を自分のものとして勝手に断つことはできないという(14)。死んだ人は共鳴する人の心のなかに宿るのであれば、われわれは今を大事に生きていかなければならない。

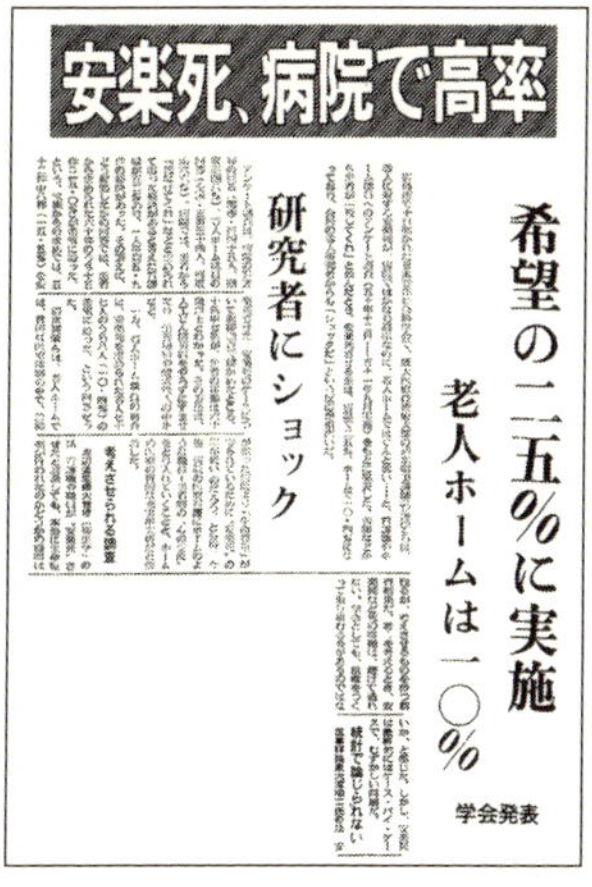
安楽死、病院で高率

希望の二五％に実施

老人ホームは一〇％

学会発表

研究者にショック

老人を安楽死させる病院
（『朝日新聞』1976年10月11日）

尊厳死は生命維持装置の取り外し、あるいは最初から取り付けないことを求めるものであるが、生命維持装置によって呼吸や血液循環を人為的に行っていても、いずれ脳幹の働きが不可逆的に停止する脳死のときが来る。血液循環の停止にともなう心拍や脈拍の停止、呼吸の停止、瞳孔《どうこう》が散大《さんだい》して対光反射が消失する、といった三徴候で示される心臓死への過程で誰かが何かをする、その作為性をおもな論点としていた安楽死・尊厳死問題に、新たに脳死の取り扱いという問題が加わり、高度経済成長期の医療は倫理的な課題への取り組みに追われることになる。

　脳死とは一九七四年に日本脳波学会の脳死委員会が発表した基準にしたがえば、全脳髄の不可逆的な機能喪失状態と定義され、深昏睡《しんこんすい》、両側瞳孔散大、対光反射および角膜反射の消失、自発呼吸の停止、急激な血圧降下とそれに引きつづく低血圧、平坦脳波の五つの条件が揃《そろ》った時点より六時間後まで、継続的にこれらの条件が満たされることとされている。その脳死が問題とされるのは、移植医療の進歩が臓器移植を可能にさせたものの、臓器の生着率や移植後の機能再開の点から、なるべく酸欠による損傷の少ない臓器が求められていること、昏睡状態がつづく植物状態、あるいは脳死状態の出現が高額な医療費を生み出していること、有限な医療資源の効率的な配分が求められていることなどがあるためである。

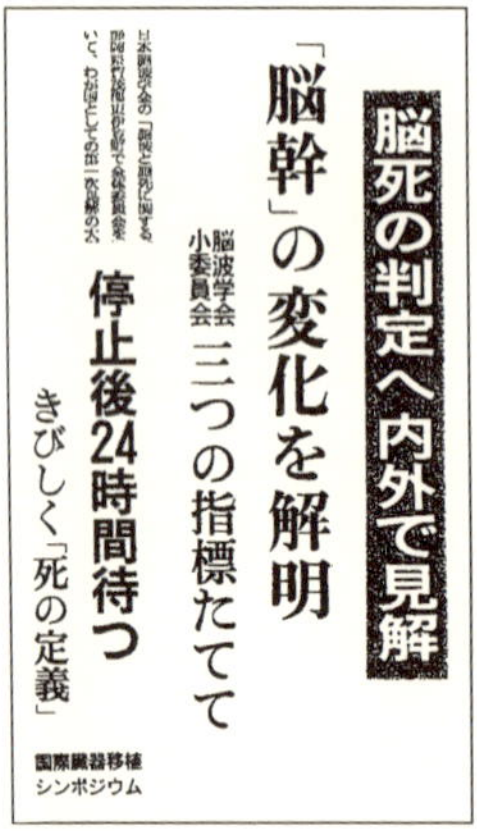
脳死の判定へ内外で見解
「脳幹」の変化を解明
脳波学会小委員会　三つの指標たてて
停止後24時間待つ
きびしく「死の定義」
国際臓器移植シンポジウム

脳死判定基準をめぐる議論
（『朝日新聞』1969年7月20日）

　世間の目を脳死に釘付けにさせた事件が一九六八年八月八日に起きている。それは前年、南アフリカで行われた世界初の心臓移植に刺激された札幌医科大学第二外科の和田寿郎教授が行った日本初の心臓移植である。当時、ドナー（臓器贈与者）となったのは海水浴中に溺《おぼ》れた二一歳の大学生で、レシピエント（移植を受ける者）は心臓弁膜症との診断を受けていた一八歳の高校生であった。はじめは移植を賞賛していたマスコミも、レシピエントが術後八三日目に死を迎えると、今回の移植に至る過程において生じた和田教授の行動に対する疑惑を取り上げるようになり、論調は非難へと変わっていった。

疑惑は溺水《できすい》者に適切な蘇生措置をとらなかったこと、最初に運ばれた病院から溺水者を医科大学に転院させなければならなかった理由が不分明なこと、レシピエントは移植ではなく僧帽弁を人工弁に置換する手術の適応患者であったこと、脳波測定（深昏睡判定）がなされていなかったこと、レシピエントの死後に取り出された心臓が行方不明となり、後日、戻された心臓は同一人のものでない可能性があったことなどである。

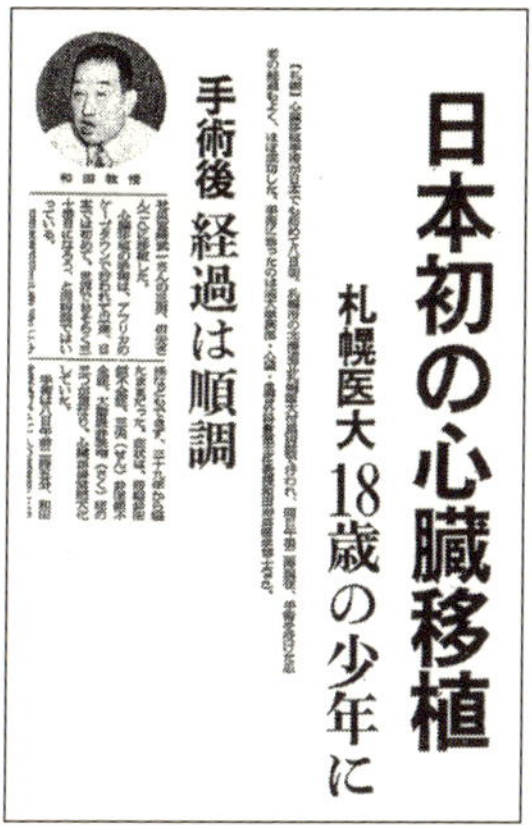
日本初の心臓移植
札幌医大 18歳の少年に
手術後 経過は順調
和田教授

和田心臓移植
（『朝日新聞』1968年8月8日）

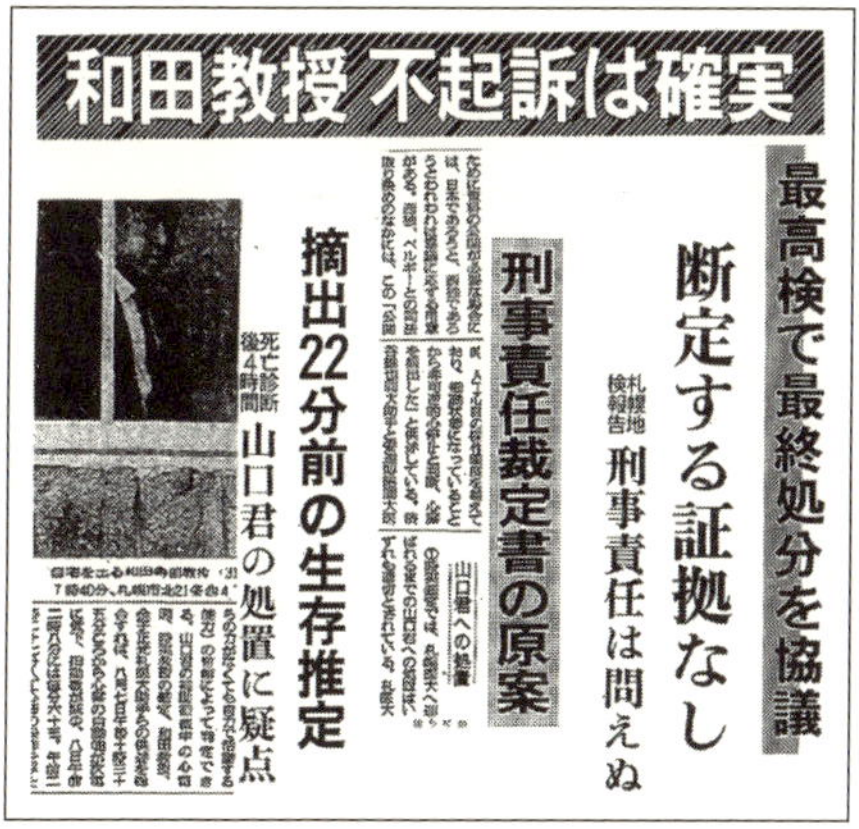
和田教授 不起訴は確実
最高検で最終処分を協議
断定する証拠なし
札幌地検報告 刑事責任は問えぬ
刑事責任裁定書の原案
摘出22分前の生存推定
死亡診断後4時間 山口君の処置に疑点

疑惑の心臓移植
（『朝日新聞』1970年8月31日）

このため同年一二月、大阪の漢方医らは殺人・業務上過失致死・死体損壊の罪で和田教授を刑事告発したが、一九七〇年八月、嫌疑《けんぎ》不十分により不起訴となっている。七三年三月、日本弁護士連合会は二つの命が生体実験にかけられて奪われたとして和田教授に警告を発している(15)。この和田移植は脳死判定基準の検討を促す起爆剤となったが、多くの疑惑を残したまま幕引きされたことによって、移植医療に対する世間の不信、医師不信を招くことになった。

和田移植の前後、国会は医療問題で議論が沸騰《ふっとう》していた。一つは大幅な赤字を抱える政府管掌健康保険の財政再建の件である。この問題をめぐって与野党が厳しく対立し、そのため政府は一九六七年四月、政府管掌健康保険の保険料率と患者負担を引き上げるとともに、国庫負担の導入を柱とする健康保険特例法を六九年八月までの時限立法として提出し、六九年までの二年間のうちに医療保険制度の抜本的改革案を国会に出す約束をしている(16)。赤字の背景には、皆保険となってもそれに対応した医療機関の整備や制度改革がなされてこなかったこと、特に問題になるのは自由開業医制の維持と医療機関の適正配置の問題、自由開業医制と医療の非営利性の問題、病院の機能分化、病院外来と診療所との棲《す》み分けの問題である。皆保険は低い診療報酬と出来高払いを骨格としていたところから、医療機関は収益を上げるために粗診粗療と大量の投薬・検査に走りがちとなっていた(17)。

その結果、医師はインフォームド・コンセントの余裕もない三分診療となった。保険点数稼ぎと医療費の不正請求が横行し、医療事故と医事紛争、薬づけによる薬害が生じることになった(18)。医療不信が高まるなかで開かれた一九七一年四月の第一八回日本医学会総会は、「医学の進歩と医の倫理」をスローガンに掲げ、医療倫理の確立を提起している(19)。

もう一件は、戦後に生まれた数多くの医療関係法を統括する医療基本法の制定をめぐる議論である。基本法に求められていたものは医療の理念、医療の範囲、医療者の権限と責務、患者の権利と義務、医療供給体制の整備とそのための財政措置、予防重視の医療体系、医療倫理などであった。それらについては一九六〇年四月、厚生大臣の諮問機関として発足した医療制度調査会（川西実三会長）が、六三年三月に提出した「医療制度全般についての改善の基本方策に関する答申」のなかで、すでに論点が整理されていた。

答申はまず「すべての国民は、その生命を尊重せられ、健康な生活をいとなむ権利を有する」とうたい、医療制度の基本的目的は「国民のこの権利の実現に奉仕し、すべての国民に高い水準の医療をたやすく十分に享受せしめること」にあるとする。そして「人を対象として、健康時の健康擁護および健康破綻からの回復を目的とした医学の実践面に要求される機能」と定義される医療は、「健康の増進から更生医療を中心とした社会復帰（リハビリテーション）までを一連の体系とする包括的医療として展開」されなければならないという。医療の正しい実践を望むためには「医師・歯科医師と患者とのよい人間関係を前提とした医療の主

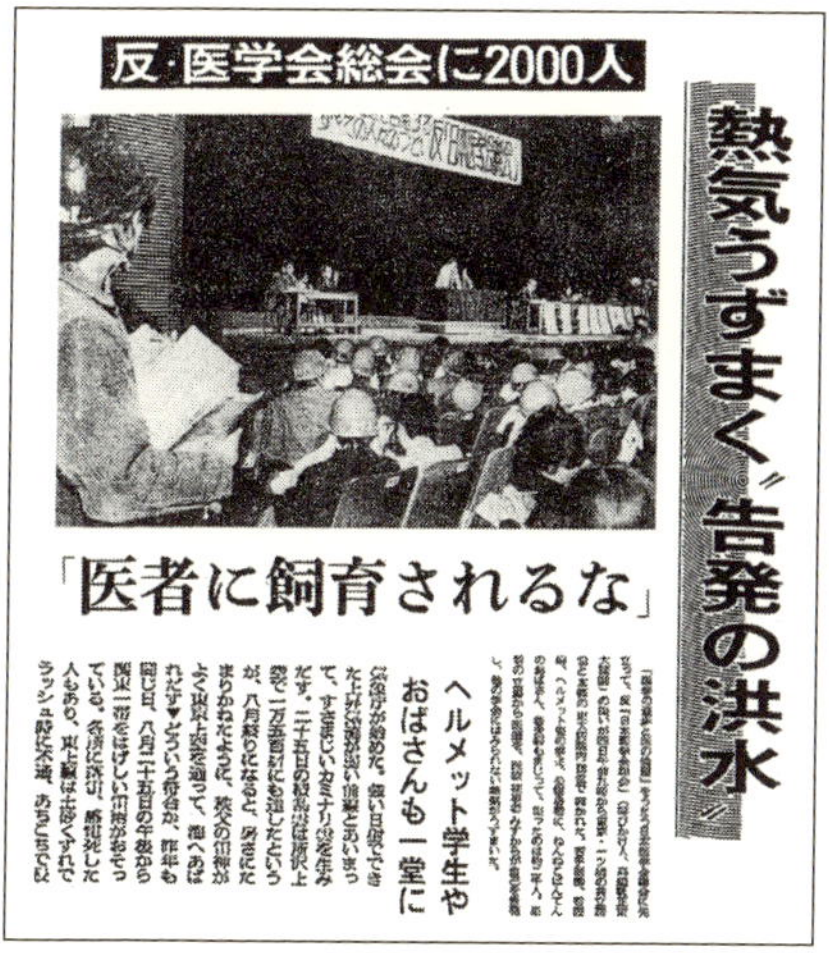
熱気うずまく〝告発の洪水〟
反・医学会総会に2000人
「医者に飼育されるな」
ヘルメット学生やおばさんも一堂に

問い直される医の倫理
（『朝日新聞』1971年4月5日）

体性（相互信頼関係、秘密保持、医療の非画一性、医師選択の自由等）が十分に確保されなければならない。このため、医療倫理の昂揚《こうよう》は、いかに強調しても強調しすぎることはなく、すべての医療関係者について、それぞれの使命に応じた倫理の実践が要請」されると論じている(20)。

これらを踏まえて、一九六八年に日本医師会法制委員会が医療基本法第一次案を、七一年には日本社会党が医療基本法要綱を、同年日本医学協会（吉田富三会長）が医療基本法案を、七二年厚生省事務局が医療基本法案要綱（第一、二、三次案）をそれぞれ発表し、同年、社会・公明・民社の三野党による共同提案の医療保障基本法案が発表されるに至っている(21)。

「医療が国民の健康の保持増進に果たすべき重要な使命にかんがみ、医療の普及向上を図るため、医療に関する政策の目標を示すとともに、これを実現するために講ずべき施策の基本を定める必要がある」として、政府が一九七二年五月、国会に上程した医療基本法案は、「医療の目的は、健康な生活の享受という国民共通の念願にこたえることにある」にはじまる前文と、第一章総則、第二章医療計画等（施策の大綱）、第三章医療計画審議会等から成っていた。

前文では「医療は、生命の尊重を旨とし、医学に基づき、及び医療のにない手と医療を受ける者との信頼関係に立って行われるもの」「医療は医師及び歯科医師が中心と成って行うものであり、それゆえ、医師及び歯科医師の職責は、極めて重大である」と規定し、第一章総則第四、第六では「医療は、医療を行う者と医療を受ける者との人格的な交流を基盤として行われなければならない」、「医療関係者は、医の倫理に則って、医療を行うとともに、学問及び技術の進歩に即応して常に研さんを重ねるよう努めなければならない」とし、医の倫理が強調されている。国に医療供給施策を、都道府県に医療計画と地域医療協議会の設置を求めた医療基本法案は、同年四月より審議のはじまっていた健康保険法改正案が、与野党間の合議が得られずに廃案になったあおりを受け廃案となっている。

皆保険体制ができて一〇年、医療供給および保健システムの構造的な欠陥が国民の医療不信や医師不信を生み、それが医の倫理を叫ばせる背景となっていた。その状況は高度先進医療の進んだ今日においてもあまり変わっていない。

（1）室生朝子『晩年の父犀星』六一－六二、一六〇頁、講談社文芸文庫、一九九八年。
（2）市村光恵『医師ノ権利義務』第一巻第三篇第一章、宝文館、一九〇六年。
（3）樋口範雄『医療と法を考える』一二－一三頁、有斐閣、二〇〇七年。棚瀬孝雄編『非契約法理と契約慣行』、弘文堂、一九九九年参照。
（4）J・アナス、上原鳴夫・赤津晴子訳『患者の権利』二〇七－二二〇頁、日本評論社、一九九二年。江口研二編『がん治療・臨床試験のインフォームド・コンセント』一－三、七四頁、南江堂、一九九七年。池永満『患者の権利』六六－七〇頁、九州大学出版会、一九九七年。伊藤真・川端一永『法律を知ると患者の権利がみえてきた』一二三－一三七頁、メディカ出版、二〇〇三年。ホセ・ヨンパルト、秋葉悦子『人間の尊厳と生命倫理・生命法』七三－七四頁、成文堂、二〇〇六年。
（5）滝沢利行『健康文化論』七八－七九頁、大修館書店、一九九八年。
（6）判例時報刊行会『判例時報』八六三号、六二－七三頁、一九七七年一一月一一日、日本評論新社。江口研二注4同書七六頁。
（7）『高見順闘病日記』上巻、岩波書店、一九九〇年。『続高見順日記』第五巻、勁草書房、一九七六年。
（8）『続高見順日記』第六巻、勁草書房、一九七六年。

（9）注6同書三二四号、一一一一四頁、一九六三年二月二一日。

（10）注6同書一五三〇号、二八一四二頁、一九九五年七月二一日。新村拓『痴呆老人の歴史』一七〇一一九七頁、法政大学出版局、二〇〇二年。

（11）李啓充『続アメリカ医療の光と影』六一頁、医学書院、二〇〇九年。

（12）坂井昭宏編『安楽死か尊厳死か』北海道大学図書刊行会、一九九六年参照。

（13）注4ホセ・ヨンパルト同書一五八頁。竹内章郎『哲学塾――新自由主義の嘘』一一二一一一四頁、岩波書店、二〇〇七年。

（14）小松美彦『対論　人は死んではならない』春秋社、二〇〇二年。小松美彦・土井健司編『宗教と生命倫理』七一八頁、ナカニシヤ出版、二〇〇五年。

（15）共同通信社社会部移植取材班編著『凍れる心臓』、共同通信社、一九九八年。

（16）菅谷章『日本医療政策史』三一九一三二〇頁、日本評論社、一九九七年。有岡二郎『戦後医療の五十年』二六二一二六九頁、日本医事新報社、一九九七年。

（17）福武直ほか編『明日の医療』第三巻『経営』三五二頁、中央法規出版、一九八五年。

（18）『朝日新聞』一九七一年五月二九日、七月九日、八月一六日。

（19）『朝日新聞』一九七一年四月五日。

（20）社会保障研究所編『戦後の社会保障　資料』六三九一六四〇頁、至誠堂、一九六八年。

（21）『社会保険旬報』一〇〇二、一〇二二、一〇三〇、一〇三一、一〇三五、一〇四三号、一九七一年四月二一日～七二年六月一一日。

あとがき

私の母は「死ぬのは嫌いだ」という。「そろそろお迎えが来てもいい頃だがなあ」といえば、「そんなお迎えなんか、蹴っ飛ばしてやる」と口だけは威勢がいい。間もなく九六歳、第一次大戦中の一九一五（大正四）年の生まれである。その母が記憶していることといったら、少女期を少し過ぎた頃までである。ひどい認知症であった夫を看取ったことも、そもそも結婚したことすらすでに忘れている。住み慣れた家での独居生活、それを兄と私が交替で泊まり込むことで支えている。

私は仕事と介護の両立を強いられてきたが、勤め仕事のほうはそろそろ終わりである。高校教諭、大学教授として四〇余年も教壇に立ってきた。大学の講義では死とか病とか老とか、一般にはマイナスと思われているものをテーマとしてきたが、それは学生さんに生きることの意味について考えてもらうためである。

私が人生に対して懐疑の念を抱き、生きることに意味を求めるようになったのは少年時代である。周りの大人たちを見て、「何であくせくと働き、たいして楽しそうにも思えない暮らしをしているのだろう」と思ったことにはじまっている。自分もいずれはこんな人生を送るのかと思ったら、勉強に身が入らなくなった。図書館にこもって読書に明け暮れ、乱読の末にたどり着いたのが『旧約聖書』、それも紀元前八世紀ごろのユダ王国の預言者イザヤの書に魅せられた。

イザヤは次のようにいう。「主よ、あなたは我らの父、わたしたちは粘土、あなたは陶工、わたしたちは皆、あなたの御手の業《わざ》」である（第六四章七節）。その「御手の業」である陶器、そして粘土が陶工に向かって何を造ろうとするのかと問うことはできないという。陶工のほうは自分の意思を粘土に盛り込むことができても、造られる陶器のほうは自分がどんなふうに造られ、またどんな仕事を自分にさせようとしているのか、陶工に問うことはできない。あるいは自分のことを何もわかっていないといって、陶工に不満をぶつけることもできない。我らは陶工の意思にもとづいて造られたのであれば、陶器は陶工に優越するものではありえない。仮にも陶工の意思を無視することになれば、その身は破滅することになろう。陶器はただ陶工の用を果たしていればよいのであると（第二九章一六節）。

また陶工である神は「光を造り、闇を創造し、平和をもたらし、災いを創造する」ともいう（第四五章七節）。「イザヤ書」に先立つ「箴言《しんげん》」も紀元前一〇世紀ごろのイスラエル国とユダ王国の王ソロモンの言葉として、「主は御旨《みむね》にそってすべての事をされる。逆らう者をも災いの日のために造られる」と記している（第一六章四節）。神が災いを創造し悪者をも造られたのは、審判の日にその者を罰して、他の者を教え導くためであるというのである。神の意思を知り得ない者にとって、それは大きな不安である。

仮に神というものが存在し、すべてのものを造られたとするならば、私には何をさせようとしているのであろうか。陶器である私に込められた陶工の意思、それは何なのか、その答えをぜひとも知りたいと思った。知ったうえでその意思に従うならば、私の持てる能力は十二分に活かされ、満足のいく人生が送れるはずであると考えたからである。

それならば、神の意思はいかにして知り得るのか。神の家とされる教会を訪ねて牧師さんに聞けば、祈ることしかないといわれる。祈りについての手ほどきを受けたものの手応えはなく、祈りに対して確信が持てない。牧師さんがいわれるには、信仰の内側の世界に飛び込まなければ、祈りの真実はわからないと。そういわれても、そんな未知の世界に飛び込むほどの勇気はない。逡巡しつつ『聖書』についての勉強を進め、やっと「箴言」の「あなたの業を主にゆだねれば、計らうことは固く立つ」(第一六章三節)の言葉に支えられて、その道を歩むこととした。

かつて中世ヨーロッパの学者たちは、すべての出来事の背後において働く神の意思を知ろうとして、さまざまな自然現象や物体を分解し、そのなかから普遍的なものを抽出しようと努めて今日につながる科学や技術を生み出すに至っているが(村上陽一郎『近代科学と聖俗革命』新曜社、一九七六年)、私はたくさんの人の日常生活の積み重ねである歴史という領域において、同様な操作をしてみようと思った。

すなわち、人の営みにおいて普遍的に見られるもの、そのなかには必ず神の意思が表出されているはずであると考え、誰にでも訪れる死の周辺を探ることにした。人は死に臨んで何を考え、何をしようとしたのであろうか。人は重篤な病の床において人生を振り返り、何について後悔し、何について幸せと感じたであろうか。死を回避し生き延びることができたならば、今度はどんな人生を送ろうと考えたであろうか。人生の瀬戸際において人びとが考えたこと、そのなかに神が人にさせようと思っていた意思が表出されているのではないかと考えた。

私は卒業論文において、重い病という人生の危機に直面した人びとが自分の生き方にどんな評価を下し、さらには危機を脱することができた人びとが、その後の人生をどう過ごしたのか、それを平安中期の公家の日記（古記録）のなかから抽出することに努めた。

卒業後、定時制高校教諭をしながら大学院に通うことになった私は、卒業論文を発展させるために医学史や医療史の領域に近づいていった。死を前にした人の心理や行動を理解するためには、それぞれの時代における病や死についての観念、医療の実態についての知識が不可欠であると感じたからである。一〇余年にも及んだ大学院生活はなかなかたいへんであったが、古代・中世の医療官人に関する基礎的研究と、社会史の視点からみた医療の実態に関する研究をまとめることができた。その基礎研究のうえに老病死に向き合う人びとの意識や感性、死の作法や臨終観といったものを数冊の本にまとめ、それらが幸いにも評価されてサントリー学芸賞を受賞することになった。

私の研究は生きることの意味を求めるという主題からはじまったが、この年齢に達してその主題になんとか整理が付けられたかなと思っている。研究では実証性を重視し、たくさんの史料を提示するスタイルを貫いてきた。それぞれの時代における史料の書き手の琴線に触れ、対話しているような気分にひたれるときがもっとも楽しい。それがあるから今日まで研究がつづけられたともいえる。収集してきた史料の多くはまだ使われないままであり、研究も日暮れて道遠しといった感がある。

本書は生存権の保障となる国民皆保険体制に移行した一九六一年から数えて今年で五〇年になることを意識して、移行後の六〇、七〇年代の高度経済成長期における医療の普及過程や人びとの老病死に対する意識の変化、その変化を促した生活の変容についてまとめたものである。執筆のきっかけのひとつは国立歴史民俗博物館での共同研究「高度成長と生活変化」（主幹新谷尚紀、二〇〇七－九年）への参加であった。私は途中から公私ともに忙しくなって脱落してしまったが、共同研究は楽しいものであった。私の研究に対しても多くの方から有益な助言をいただいた。

もうひとつのきっかけは二〇〇八年六月、舛添要一厚生労働大臣のもとに立ち上げられた「安心と希望の医療確保ビジョン会議」への出席である。意見をまとめるために戦前・戦後の医療を振り返る作業を進めた結果、さまざまな課題が見えてきた。人びとの安心を支えてきた国民皆保険の意義を検証することもそのひとつであった。国民皆保険五〇年の歴史を踏まえ、これからの医療や介護の保障をどう進めていけばいいのか、本書がその議論の参考になれば幸いである。

最後になったが、前著に引きつづき法政大学出版局の秋田公士氏には大変お世話になった。感謝申し上げる。

二〇一一年九月

新村　拓

索　引

あ　行

か　行

さ　行

た　行

な　行

は　行

ま　行

や　行

ら　行

わ　行

新《しん》 村《むら》 拓《たく》

1946年静岡県生．早稲田大学大学院文学研究科博士課程修了．文学博士（早大）．専攻は日本医療社会史．公立高校教諭，京都府立医科大学医学部教授を経て，現在は北里大学教授，副学長．著書に『古代医療官人制の研究』(1983年)，『日本医療社会史の研究』(85年)，『死と病と看護の社会史』(89年)，『老いと看取りの社会史』(91年) —以上の４書にてサントリー学芸賞を受賞（92年)．『ホスピスと老人介護の歴史』(92年)，『出産と生殖観の歴史』(96年)，『医療化社会の文化誌』(98年)，『在宅死の時代』(2001年)，『痴呆老人の歴史』(02年)，『健康の社会史』(06年) —いずれも法政大学出版局刊．編著に『日本医療史』(06年) —吉川弘文館刊．

国民皆保険の時代
1960, 70 年代の生活と医療

2011年11月15日　初版第１刷発行
2012年４月20日　　　第２刷発行

発行所　財団法人法政大学出版局
〒102-0073 東京都千代田区九段北 3-2-7
TEL. 03（5214）5540
振替・00160-6-95814
整版／緑営舎　印刷／平文社　製本／ベル製本
Printed in Japan

ISBN 978-4-588-31211-3